临床外科疾病诊治与微创技术应用

杨东红　主编

中国纺织出版社有限公司

图书在版编目(CIP)数据

临床外科疾病诊治与微创技术应用／杨东红主编
. -- 北京：中国纺织出版社有限公司，2021.12
　　ISBN 978-7-5180-9096-9

　　Ⅰ.①临… Ⅱ.①杨… Ⅲ.①外科—疾病—诊疗
Ⅳ.①R6

中国版本图书馆 CIP 数据核字(2021)第 219869 号

责任编辑:樊雅莉　　　责任校对:高　涵　　　责任印制:王艳丽

中国纺织出版社有限公司出版发行

地址:北京市朝阳区百子湾东里 A407 号楼　邮政编码:100124

销售电话:010—67004422　传真:010—87155801

http://www.c-textilep.com

中国纺织出版社天猫旗舰店

官方微博 http://weibo.com/2119887771

三河市宏盛印务有限公司印刷　　各地新华书店经销

2021 年 12 月第 1 版第 1 次印刷

开本:787×1092　1/16　印张:13

字数:291 千字　定价:88.00 元

编 委 会

前　言

外科学是一门自然科学和社会科学的交叉学科，也是一门理论性和实践性很强的学科。随着现代科技与当代医学的结合，外科领域从理论到实践发生了巨大的变化，对临床外科医生的素质要求也越来越高。然而外科学本属经验性科学的格局仍未改变，长期积累的经验是宝贵的，由经验总结出来的基本原则也是循证医学的重要内容。医学科技发展，帮助我们进一步了解疾病，更多更新的手术治疗方法、技巧、设备等伴随而来，逐渐应用于临床治疗中。鉴于临床外科的飞速发展，编者结合自身多年临床工作经验，结合比较权威的文献资料编写本书，希望为广大外科一线临床医务人员提供借鉴与帮助。

本书共分为五章，介绍了外科常见疾病的临床诊断、手术技巧及进展，具体包括心胸外科疾病、神经外科疾病、胃肠外科疾病、肝胆外科疾病及泌尿外科疾病。全书对于各种疾病均进行详细介绍，包括疾病的病理生理、病因、发病机制、临床表现、辅助检查方法、诊断、鉴别诊断、手术方法与技巧、手术并发症的防治等，尤其突出微创技术在外科疾病中的应用。

本书在编写过程中，借鉴了诸多外科相关临床书籍与资料文献，在此表示衷心的感谢。由于各位编者均身负外科临床治疗工作，故编写时间仓促，书中难免有错误及不足之处，恳请广大读者见谅，并给予批评指正，以更好地总结经验，起到共同进步、提高外科医务人员诊疗水平的目的。

编　者

2021 年 9 月

目　　录

第一章　心胸外科疾病 ……………………………………………………………………（1）

第一节　房间隔缺损 …………………………………………………………………（1）

第二节　室间隔缺损 …………………………………………………………………（3）

第三节　动脉导管未闭 ………………………………………………………………（6）

第四节　胸壁畸形 ……………………………………………………………………（7）

第五节　胸壁肿瘤 ……………………………………………………………………（22）

第六节　胸腔积液 ……………………………………………………………………（30）

第七节　电视胸腔镜技术在胸外伤诊治中的应用 …………………………………（34）

第二章　神经外科疾病 ……………………………………………………………………（47）

第一节　原发性脑损伤 ………………………………………………………………（47）

第二节　外伤性颅内血肿 ……………………………………………………………（50）

第三节　自发性蛛网膜下腔出血 ……………………………………………………（58）

第四节　脑血管介入溶栓术 …………………………………………………………（61）

第五节　颈动脉颅外段狭窄支架血管内成型术 ……………………………………（63）

第六节　动脉瘤的介入治疗 …………………………………………………………（65）

第三章　胃肠外科疾病 ……………………………………………………………………（72）

第一节　胃十二指肠溃疡 ……………………………………………………………（72）

第二节　胃癌 …………………………………………………………………………（84）

第三节　急性胃扭转 …………………………………………………………………（89）

第四节　胃肠道异物 …………………………………………………………………（91）

第五节　急性肠梗阻 …………………………………………………………………（97）

第六节　炎性肠病 ……………………………………………………………………（102）

第七节　短肠综合征 …………………………………………………………………（108）

第八节　腹腔镜辅助胃切除术 ………………………………………………………（111）

第四章　肝胆外科疾病 ……………………………………………………………………（119）

第一节　肝囊肿 ………………………………………………………………………（119）

第二节　肝脓肿 ………………………………………………………………………（121）

第三节　胆囊结石 ……………………………………………………………………（130）

第四节　胆总管结石 …………………………………………………………………（136）

第五章　泌尿外科疾病 ……………………………………………………………………（142）

第一节　泌尿系及男性生殖系损伤 …………………………………………………（142）

第二节　泌尿系及男性生殖系非特异性感染 ………………………………………（157）

第三节　泌尿系结石 …………………………………………………………………（165）

第四节　微创泌尿外科 ………………………………………………………………（177）

参考文献 …………………………………………………………………………………（197）

第一章　心胸外科疾病

第一节　房间隔缺损

一、概述

房间隔缺损（ASD）从发生学上分为原发孔型和继发孔型两大类，原发孔型 ASD 属于心内膜垫缺损范畴。继发孔型 ASD 是由于继发房间隔发育不良或原发房间隔组织吸收过多，第二房间孔不能闭合所致。

ASD 虽然其分流量可达体循环的 50％以上，但是由于右心房、右心室代偿性肥厚、扩张，其临床症状出现较晚并且较轻，表现为缓慢进展的心衰症状和肺动脉高压，部分患者甚至终身没有症状。ASD 一旦出现症状，即提示全心功能衰竭，最常见的是劳力性呼吸困难和心悸。死亡原因主要为肺循环高压、心功能衰竭和心律失常。

二、诊断

（一）症状与体征

多数患者无症状，仅于查体时发现。典型的心脏杂音为：心底部（胸骨左缘第 2、第 3 肋间）柔和的喷射样收缩期杂音，伴第二心音固定性分裂，以及胸骨左缘吸气时舒张中期隆隆样杂音。

（二）X 线检查

如左向右分流量大，则表现为肺血增多，心脏不同程度增大。

（三）心电图

多见电轴右偏，不完全性右束支传导阻滞。

（四）超声心动图

可显示房间隔连续中断，彩色多普勒可显示房水平的彩色分流束。

（五）右心导管检查

对于合并明显肺动脉高压的患者，应行右心导管检查。以确切测定肺动脉压力及肺血管阻力，确定有无手术指征。

三、治疗

（一）手术指征

（1）1 岁以上患儿 ASD 自然闭合率很低，一经确诊均应考虑手术治疗。理想的手术年龄为 4～5 岁。

（2）成年患者有明确的左向右分流者，无论年龄大小都可行手术治疗，文献中有 60 岁以上房间隔缺损手术治疗的报道。

（3）安静时肺/体循环血流量之比小于 1.5；肺/体循环收缩压之比大于 0.8，由右向左分流，临床出现发绀的患者不宜行手术治疗。

(二)手术概要

1. 体外循环下心内直视修补

一般采用胸部正中切口,也有采用右前外第4肋间、右胸骨旁或腋下切口。

(1)ASD缝合术:较小的中央型及下腔型ASD,左室发育好的儿童患者,可采用这种直接缝合术式。需注意:①ASD的上、下角应确切关闭,以免术后残余分流。上角不宜缝合过深,以免伤及位于右房壁上端深部的主动脉。②ASD缝合后不应有张力。③避免损伤冠状窦与三尖瓣环之间的Koch三角的心脏传导系统。④左房血液不要过分吸空(不停跳情况下),闭合ASD前应充分排出左心气体。

(2)ASD补片修补术:适用于缺损较大、合并肺静脉畸形引流、左心发育偏小的病例,以及大部分成年患者。

补片修补术利于减少术后心律失常的发生,远期再通率低。需注意:①补片应稍小于ASD大小,起针时先用双头针无创伤线褥式缝合固定补片,然后可连续缝合。②对于合并肺静脉畸形引流的病例,有时需扩大ASD范围,用大补片修补,以免引起肺静脉回流障碍。③对于上腔型ASD,置上腔静脉阻断带时,位置应向上,以避免损伤异常的肺静脉。④下腔型ASD应仔细辨明房间隔下缘与下腔静脉瓣,一旦疏漏,便有可能造成术后残余漏或下腔静脉引流入左心房等严重后果。⑤修补时注意避免引起肺静脉回流受阻。⑥必要时还应注意右房切口上部延展扩大、横向缝合或加补片扩大,保证上腔静脉回流通畅。⑦左室发育差的患者,补片时应适当扩大左房容积。

(3)疗效评价:ASD的手术效果良好,死亡率低于1%,术后症状消失,心功能明显改善。

2. 外科微创封堵

在气管插管全麻下,经右侧胸骨旁第3或第4肋间,于胸壁上做一切口,长约2~5 cm,进入右侧胸腔,挡开肺叶,打开并悬吊心包。静脉注射肝素0.5~1 mg/kg,于右心房壁上用4-0 prolene双头针带垫片缝内外两个荷包,在荷包中心打孔,经食管超声引导,置入经肝素处理的封堵器及外鞘管并穿过ASD。先于左心房内释放左房伞,回拉左房伞使其与房间隔左房面紧密相贴,然后于右心房内打开右房伞,反复推拉封堵器使两个伞叶对合,紧附于ASD四周的房间隔组织上,闭合ASD。食管超声鉴定房水平无分流,二尖瓣及三尖瓣功能完好,封堵器打开的形状良好,则表明封堵成功,可撤除鞘管,结扎荷包,止血关胸,无须鱼精蛋白中和肝素,也无须安放引流管。

3. 导管介入治疗

在局麻下穿刺右股静脉放置7F鞘管后经静脉注射肝素100 IU/kg。沿鞘管放入右心导管分别测量右房、右室及肺动脉压力,操纵右心导管使之通过ASD直接进入左上肺静脉,再沿导管送入加硬交换导丝,更换测量球囊并将其置于ASD处,注入稀释造影剂,使球囊出现压迹时记录稀释造影剂量,同时用食管超声观察ASD封堵情况,如封堵完全、无残余分流,则退出测量球囊,体外测量ASD大小,并按较ASD测量直径大4~6 mm的原则选取Amplatzer封堵器,并固定在传送器上。沿导丝推送鞘管至左心房,再经传送鞘管将封堵器推送至鞘管顶端,并缓慢将左侧盘推出鞘管外,同时后拉传送器,使左侧盘与房间隔左房面紧密相贴,然后固定传送器而后撤鞘管,使右侧盘释放至鞘管外,可见左、右双盘固定在ASD两侧,心脏超声检查证实 ASD 封堵完全、无残余分流、不影响二尖瓣活动时,完全释放 Amplatzer 封堵器,拔出鞘管,加压包扎。

4. 导管介入封堵术和外科微创封堵术的比较

(1)导管介入封堵术。①适应证较窄,而且不适用于 3 岁以下的儿童(因血管较细)。②操作技术难度大,导管行径长,可控性差,封堵伞往往与房间隔呈垂直位,位置摆放困难。因此不适用于较大的 ASD,也不适用于边缘缺如的 ASD。③在导管室进行,一旦出现血管、心脏破裂或封堵器脱落等紧急情况,处理起来非常困难。

(2)外科微创封堵术。①利用短而直的输送系统取代内科介入细长弯曲的鞘管,更有利于操控,从而提高了手术的精确性和安全性。②适应证较广,在治疗大型缺损或边缘缺如的缺损时,成功率更高。③在手术室进行,有利于突发情况的处理。并且如果放置失败,可回收封堵器,改用体外循环手术补救,使手术的安全性更有保障。④术中一般用肝素抗凝,0.5 mg/kg,ACT 维持在 250～300 秒即可。如封堵操作时间超过半小时,则再追加一次肝素0.5 mg/kg。此外,封堵器及鞘管等在进入心脏之前,均用肝素水浸泡。操作结束后,充分止血,无须用鱼精蛋白中和肝素,也无须安置引流管,手术当天可不必再用任何抗凝药物。从术后第一天开始口服阿司匹林,每天 100 mg,共服用半年。

第二节　室间隔缺损

一、定义及分类

(一)定义

室间隔缺损(VSD)是由于先天性室间隔发育不全造成的左右心室之间的异常交通,产生心室水平左向右分流。长期的动力性肺高压可发展成为器质性肺高压,肺血管阻力升高,最终可导致艾森门格综合征。直径<5 mm 的膜部 VSD 在 1 岁以内自然闭合率高达 30％左右。在 1 岁以后自然闭合率逐年减低,5 岁以后基本无自然闭合。

(二)根据其解剖部位分类

分为单纯膜部、膜周部、肌部、圆锥部和嵴下部。

(三)按其大小与主动脉的比例分类

1. 大型

VSD 口径与主动脉瓣口大小相当,较早出现肺动脉高压。

2. 中型

中型又称限制型,VSD 口径为主动脉口的 1/3～2/3。

3. 小型

小于主动脉瓣口 1/3,右室收缩压无明显增高,肺/体循环比小于 1.75。

二、诊断

(一)症状

视其缺损大小及部位而不同。小 VSD 可无症状,仅在查体时发现,大 VSD 出现症状早,婴儿期即可引起心力衰竭。

（二）体征

典型的心脏杂音为肋骨左缘第 3、第 4 肋间收缩期杂音，第二心音分裂，当其变为单一时，常提示肺血管阻力升高。无肺动脉高压时可有显著的第三心音及心尖部的舒张期隆隆样杂音，提示大量血液通过二尖瓣。

（三）X 线

肺血多，心影增大并有肺动脉段凸出。

（四）心电图

可以正常，随心室的分流量增加，表现为左心室肥厚和双心室肥厚。

（五）超声心动图

为过隔血流和间隔回声中断，可明确显示 VSD 的大小及位置。

三、治疗

（一）手术指征

（1）VSD 大而且伴有顽固的充血性心力衰竭的婴幼儿应尽早手术治疗。

（2）有大量左向右分流（肺/体循环比例大于 2∶1）患儿，应在 2～3 岁时行手术治疗。

（3）2 岁左右的幼儿，无症状或症状轻，肺/体血流量比例在 2∶1 左右，无肺动脉高压，可择期手术。手术年龄越小，手术风险相对越高。

（4）小的 VSD，无肺动脉高压，可暂时不予手术。若合并细菌性心内膜炎，在感染控制后仍未闭合者，即便是小 VSD，也应手术治疗。

（5）成人 VSD，合并肺动脉高压，肺血管阻力升高，如果肺/体分流率大于 1.5，仍有手术机会。

（6）明显的肺动脉高压表现，临床出现发绀、缺氧，心导管检查示全肺阻力大于 10 个 wood 单位/m^2，肺/体循环阻力比值大于 0.75，肺/体血流量比率小于 1.3 均不宜手术。肺活检显示肺小动脉内膜增生，广泛纤维化，管腔变细甚至闭塞，出现血管丛样表现或发生坏死性动脉炎。

（二）手术概要

1. 体外循环下心内直视修补术

适用于各种类型的 VSD。手术于低温体外循环下施行。手术切口以右房为多，嵴上、嵴内缺损以右室流出道切口暴露较好，干下缺损以肺动脉切口较好，肌部缺损依其部位可行肺动脉或右室甚至左室切口。因此，在术中暴露心脏后、建立体外循环前，心表震颤部位的探查十分重要。另外防止传导束损伤和避免缝及主动脉瓣是手术安全操作的基本要求。对于不同部位的缺损，手术要点各有不同。

（1）膜周部 VSD：小的膜部 VSD，四周为纤维边缘，可直接缝合，但大多数膜周部 VSD 需补片修补。膜周部 VSD 与传导束关系密切，缝合时应避免损伤。于 VSD 的后下缘进针时，缝线应在右室侧浅缝，不能穿透室间隔，且远离 VSD 边缘 2～3 mm；另外缝线不能直接穿越三尖瓣隔瓣下的缺损边缘，而应将缝线置于瓣根部距离瓣环 1～2 mm 处；缺损后下缘转移针及超越缝合是常用躲避传导束的缝补方法。

（2）嵴下型 VSD：修补时除应注意避开传导束外，还应避免损伤主动脉瓣叶。

（3）嵴内型 VSD：边缘都为肌肉组织，远离传导束，缝合修补时较为安全。

（4）干下型 VSD：准确分辨肺动脉瓣的附着部为手术要点。有时主动脉和肺动脉两组动脉瓣之间借一纤维嵴分隔，然而大多数情况下，两组动脉瓣直接相连。所以补片必须置于肺动脉瓣兜的基底部，如缝线置于主动脉瓣环会导致术后主动脉瓣关闭不全。可用双头针带小垫片，由肺动脉窦内部缝合起针，然后主动脉灌注确认主动脉瓣功能，缺损其余部分可间断或连续缝合。

（5）肌部 VSD：修补此类缺损时，应首先通过右房切口探查缺损的确切位置。经左室切口修补时，应注意避免损伤冠状动脉及二尖瓣前乳头肌。

注：缺损修补缝合应确切，防止术后残余分流。初期经验不足的术者建议首先采用间断褥式缝合方法进行 VSD 的补片修补，这样有利于对 VSD 不同的病理类型的认识，也有确实的修补效果，熟练后再采用连续缝合方法。出现Ⅲ度房室传导阻滞或主动脉瓣反流时，应立即拆除缝线，重新修补。

室间隔缺损修补术死亡率小于 1%，高危患者手术死亡率可达 1%～7%。术后完全性房室传导阻滞发生率为 1%～2%。术后残余分流发生率约 5%，对于残余分流患者如 Qp/Qs 大于 1.5，应考虑再次手术。

2. 外科微创封堵术

适用于膜部 VSD 和肌部 VSD。

在气管插管全麻下，取胸骨下段小切口，长约 5 cm，逐层切开，锯开下段胸骨，暴露心包，打开并悬吊心包。静脉注射肝素 0.5～1 mg/kg，于右心室前壁上震颤最明显处，用 4-0 prolene 双头针带垫片缝内外两个荷包，在荷包中心穿刺，经食管超声引导，置入导丝，顺导丝送入经肝素处理的封堵器及外鞘管并穿过 VSD。先于左心室内释放左侧伞，回拉左侧伞使其与室间隔左室面紧密相贴，然后于右心室内打开右侧伞，反复推拉封堵器使两个伞叶对合，紧附于 VSD 四周的室间隔组织上，闭合 VSD。食管超声鉴定室水平无分流，二尖瓣及三尖瓣功能完好，封堵器打开的形状良好，则表明封堵成功，可撤除鞘管，结扎荷包，止血关胸，无须鱼精蛋白中和肝素，也无须安放引流管。

3. 导管介入封堵术

（1）膜部 VSD 封堵方法。①建立动静脉轨线：通常应用右冠状动脉或眼镜蛇导管经股动脉、主动脉至左室，经探查后导管头端经 VSD 入右室，然后将 0.035 英寸（编者注：1 英寸约为 2.54 cm）的软头长交换导丝经导管插入右室并推送至肺动脉或上腔静脉，然后由股静脉经端孔导管插入圈套器，套住肺动脉或上腔静脉的导丝，由股静脉拉出，以建立股静脉-右房-右室-左室-股动脉轨线。②由股静脉端沿轨线插入合适的长鞘至右房与右冠导管相接（接吻式导管技术），将整个递送系统一起沿导丝插至主动脉弓部，后撤长鞘内扩张管，然后缓缓回撤输送长鞘至左室流出道，由动脉端推送交换导丝及右冠导管达左室尖端，此时置左室内的长鞘头端则顺势指向心尖，动脉端换猪尾巴导管，插至左室，撤去交换导丝。③堵塞装置安放：通常选择大于 VSD1～2 mm 的堵塞器连接输送导丝和递送导管，通过递送导管头端与堵塞器的固定装置，使堵塞器维持在不对称位。然后经长鞘插入输送系统将堵塞器送达长鞘末端，在 TEE/TTE 导引下结合 X 线透视，回撤长鞘使左盘释放并与室隔相贴，确定位置良好后，保持递送导管极小张力，堵塞器腰部嵌入 VSD，后撤长鞘，释放右盘，在 TEE/TTE 监视下观察堵塞器位置、有无分流和瓣膜反流，随后作左室造影确认位置是否恰当及分流情况。④释放堵塞器:在 X 线及超声检查位置满意后即可释放堵塞器,撤去长鞘及导管后压迫止血。

(2)肌部 VSD 封堵方法。①建立经 VSD 的动静脉轨线:由于肌部 VSD 位于室间隔中部或接近心尖,在技术上和膜部室缺封堵术不尽相同,通常建立左股动脉-主动脉-左室-右室-右颈静脉(或右股静脉)的轨线。②堵塞装置的安放。顺向途径:长鞘经颈静脉插入右室,经 VSD 达左室安置堵塞装置;逆向途径:当肌部 VSD 接近心尖,右室面肌小梁多或右室面缺损较小难以顺向途径插入。

微创封堵和导管介入封堵在选择患者时均不要选择 16 mm 以上的 VSD,因为太大的 VSD 封堵器可导致Ⅲ度房室传导阻滞或主动脉瓣反流,造成严重后果。

第三节 动脉导管未闭

一、定义及分类

(一)定义

动脉导管为位于左肺动脉起始部与左锁骨下动脉以远的降主动脉之间的动脉交通,一般在出生后 2～3 周内闭合,也有 12% 的婴儿 8 周后仍未关闭,但大部分于 1 年以内闭合。仅有约 1% 的婴儿存在永久性动脉导管,早产儿动脉导管闭合延迟。动脉导管未闭(PDA)自然死亡率在 2～19 岁约 0.49%,30 岁以上每年约 1.8%,死亡原因主要有细菌性心内膜炎、肺循环高压和充血性心力衰竭。

(二)分类

根据 PDA 的形态可分为管型、漏斗型、窗型和动脉瘤型。其中以管型最多见,达 80% 以上。

二、诊断

连续性机械样杂音,位于胸骨左缘第 2 肋间。胸部 X 线示肺血多,肺动脉段凸出。超声心动图检查可确诊。合并有肺动脉高压者应做右心导管检查以了解肺血管阻力状况。

三、治疗

(一)手术指征

(1)PDA 一经确诊,在无严重肺循环高压产生右向左为主分流的情况下均应手术治疗。

(2)早产患儿可试用保守治疗,前列腺素抑制剂如阿司匹林、硝酸异山梨酯等对早产儿有效,可促进动脉导管闭合。

(3)出现充血性心力衰竭的患儿应尽早手术治疗。

(4)合并细菌性心内膜炎的患儿应首先控制感染,感染不能控制或有假性动脉瘤形成时,应及时手术。

(二)手术概要

PDA 是先天性心脏病中手术疗效最好的病种之一,手术死亡率低于 1%。

1. 传统的外科手术

(1)PDA 结扎术:多适用于儿童,其手术方法简便、创伤小、经济,但如出现大出血常会导致严重后果。一般管型 PDA,直径小于 10 mm,采取此术式。手术多采用左后外侧切口。目前也有采用左腋下切口。打开纵隔胸膜后即可探查到动脉导管。采用三根线结扎,于导管的主、肺动脉端结扎线之间做缝合结扎。①导管组织脆弱,分离时应小心,只有动脉导管上下方分离足够深时才可试图分离其下面。②不宜选择过细的结扎线,以免切割导管引起致命的出血。结扎时先行结扎动脉导管的主动脉端,另外可先置一小涤纶卷后再行结扎,以防止丝线切割血管。③避免损伤喉返神经和胸导管。④结扎前应有如下准备:选择好血管钳,以备万一出血时用;肯定有效的吸引装置;适当降低血压,以减低动脉导管的张力。⑤在游离动脉导管过程中一旦出血,应首先压迫止血,并且果断建立左心耳或肺动脉与降主动脉之间的体外循环,然后阻断局部血管进行相应处理。

(2)肺动脉内直视修补术:对于粗大动脉导管、成年患者、再通动脉导管、合并细菌性心内膜炎或假性动脉瘤以及合并其他畸形的 PDA 患者宜采用此术式。手术方法相对复杂,经济投入增加,但手术安全性明显提高。采取正中切口,于低温、低流量体外循环下手术。心脏停搏、降温并减低流量后,纵行切开肺动脉,暴露动脉导管口。大部分动脉导管可用双头针带小垫片直接缝合。粗大动脉导管,成人动脉导管伴有钙化或再通动脉导管,可采用补片修补。

需注意:①心脏停搏前要先行主肺动脉切开,堵住动脉导管口,以防灌注肺。②降温至鼻温 20～25 ℃,体外循环流量减至 0.5 L/(min·m²),保证术野清晰。③吸引器头不要置于动脉导管口,以防止主动脉进气,同时注意采用头低位。

2.外科微创封堵术

在气管插管全麻下,经左侧胸骨旁第 2 肋间,于胸壁上做一切口,长 2～5 cm,进入左侧胸腔,挡开肺叶,打开并悬吊心包。静脉注射肝素 0.5～1 mg/kg,于主肺动脉前壁上用 4-0 prolene 双头针带垫片缝内外两个荷包,在荷包中心打孔,经食管超声引导,置入经肝素处理的封堵器及外鞘管并穿过 PDA。先于降主动脉内释放左侧伞,回拉左侧伞使其与降主动脉壁紧密相贴,然后于 PDA 内打开右侧伞,反复推拉封堵器使其塑形,紧附于 PDA 内和降主动脉壁上,闭合 PDA。食管超声鉴定大动脉水平无分流,封堵器打开的形状良好,则表明封堵成功,可撤除鞘管,结扎荷包,止血关胸,无须鱼精蛋白中和肝素,也无须安放引流管。

3.导管介入封堵术

在局麻或静脉注射盐酸氯胺酮下行常规右心导管检查,经右股动脉送入 5F 导管,行主动脉弓降部侧位造影,确定 PDA 的位置、形态及大小。将输送导管自主肺动脉侧经 PDA 送入降主动脉。选择比所测 PDA 最窄直径大 3～4 mm 的蘑菇单盘封堵器,安装于输送导丝的顶端,透视下经输送鞘管将封堵器送至降主动脉。封堵器单盘完全张开后,再将输送鞘管及输送导丝一并回撤至 PDA 的肺动脉侧,使"腰部"完全卡于 PDA 内。10 分钟后重复主动脉弓降部造影,证实封堵器形状、位置满意,无或微量残余分流时,操纵旋转柄将封堵器释放,行升降主动脉和左肺动脉测压后撤出导管,压迫止血。

第四节　胸壁畸形

胸壁畸形一般是因胸壁先天性发育障碍引起部分胸壁外形及解剖结构异常,这类病变中严重危及生命的病例不多,常见的病变包括以下几种:①漏斗胸。②鸡胸。③Poland 综合征。④胸骨裂。⑤其他病变包括胸椎-肋骨畸形(Jarcho-Levin 综合征)、肋骨发育异常等。

一、漏斗胸

(一)概述

漏斗胸是相对常见的胸廓畸形,占胸廓畸形总数的 90%。发病率 0.1%～0.3%,男女发病比约为 4:1。因主要表现为下段胸骨、两侧部分肋(软)骨包括剑突向内弯曲凹陷,呈漏斗状而得名。漏斗胸通常在出生后 1 年内出现,占 86%,随着年龄增长畸形日益明显,至青春期加剧,有些婴幼儿前胸壁凹陷伴反常呼吸。漏斗胸经常发生不对称凹陷,右侧凹陷较左侧深而明显,胸骨也随之旋转右偏,造成胸椎右突和腰椎左突的脊椎侧突畸形占 26%。轻则因胸廓外观不佳对患者心理产生不良影响,重则伴发心、肺及脊柱压迫症状而影响心肺功能。

(二)病因

漏斗胸可为单一疾病也可为某些综合征(如 Marfan 综合征、Prune-Belly 综合征等)临床表现的一部分。其病因尚无定论,可能与多种因素相关。Brodkin 提出膈肌中心腱缩短牵拉胸骨和肋软骨使之向后凹陷,从而形成漏斗胸畸形;Gilmartin 等则认为漏斗胸的形成与呼吸道阻塞后迫使患者用力呼吸和肺容量的增加有关。但漏斗胸的形成是因为胸骨和肋软骨发育障碍,过度向后方错位生长,形成胸骨体及其邻接肋软骨极度凹陷,继而造成胸骨和肋软骨生物力学性能下降。当然,漏斗胸骨及软骨生成不良常合并骨骼肌肉系统疾病,如脊柱侧弯、后凸等,提示漏斗胸的形成与结缔组织异常有一定关系;而微量元素参与体内多种酶的合成代谢,与骨的发育也密切相关,缺乏钙、磷、维生素 D 等物质也可能导致漏斗胸。另外,漏斗胸有一定的遗传因素,据报道 11%～37% 的患者有家族史。

(三)病理生理

漏斗胸为中下段胸骨及相应肋软骨(多为第 3～第 7 对肋软骨)向后凹陷。因胸腔容积的减少导致患者潮气量、肺总容量和最大通气量不同程度减少。

Shamberger 和 Welch 通过研究证实漏斗胸患者术后症状、通气弥散功能改善表明术前肺功能确有损害。同时患者双侧膈肌明显下降,影响肺内气体交换,容易引起呼吸道感染。胸骨凹陷导致心脏受压可迫使心脏转位、移位,影响心搏量。Peterson 等应用心血管放射性核素扫描证实术后左右心室的容积、心搏量有明显增加,说明胸骨上抬后确实减轻了心脏压力。

(四)临床表现

1.症状

轻度漏斗胸除胸廓外形改变外多无临床症状,中重度患者因肺受压可出现呼吸系统的症状,表现为不喜运动,运动耐量降低,易患呼吸道感染,反复发生肺炎者达 80%,多见于左下叶或右中叶,但伴哮喘者少见。严重者运动后常感疲惫、心悸、气喘,甚至口唇发绀。因为心脏受压,心排血量在运动时不能满足需要,心肌缺氧引起心前区疼痛,有些患者还可以出现心律失常。另外,患者的心理症状也不容忽视,由于胸廓畸形导致的自卑、精神抑郁而出现心理障碍。漏斗胸的患者常常合并其他肌肉、骨骼的异常如脊柱侧弯、Marfan 综合征、哮喘、关节脱位、关节形成不全、腹股沟疝、心脏畸形等。

2.体征

中重度漏斗胸患者多体型瘦小,可有两肩前倾,后背弓起,前胸壁凹陷,腹部膨隆,低位肋骨边缘的突起,深吸气时可呈现胸骨反常凹陷的典型漏斗胸体征。有的漏斗胸患者因心脏压迫导致心律失常,临床上可闻及 II～IX 级收缩期喷射样杂音者占 57%～92%。

3.实验室检查

(1)血液检查:血微量元素检测,部分患者可有血钙、血铜浓度降低,但缺乏特异性,不能作为诊断标准和病情严重程度的指标。

(2)心电图:心电图可以表现为 V_1 导联的 P 波倒置或双向,也可以有右束支传导阻滞、心室肥厚、窦性心律失常、T 波改变或心肌劳损等。

(3)心脏超声:Fonkalsrud 报道漏斗胸患儿的左心结构及收缩功能有不同程度的损害。Ghory 等研究结果表明,心功能受损程度与漏斗胸畸形程度无明显相关,而与年龄密切相关,即随着年龄增大,漏斗胸患儿心功能损害程度加重。

(4)肺功能:有研究表明漏斗胸患者存在一定程度限制性通气功能障碍,与漏斗胸程度以及年龄有关。肺功能检查中肺活量可减低 25%~30%,最大通气量下降 50%。

4.影像学检查

(1)胸部 X 线片:胸部 X 线片检查可以显示肋骨的后部平直,前部向前下急倾斜下降;心脏左移与主动脉、肺动脉圆锥一起与脊锥形成狭长三角形;心脏右缘与脊椎相齐。年龄较大的患者脊柱多有侧弯;侧位胸部 X 线片可以看到胸骨体明显向后弯曲,胸骨下端呈特征性凹陷,胸骨后与脊椎前间隙距离明显缩短,严重者几乎接触,胸椎侧弯,正常生理后弯消失,骨性胸廓前后径明显缩短。

(2)胸部 CT:CT 图像可显示漏斗胸的畸形范围与程度以及心脏受压移位程度,还可测量心脏的旋转角、Haller 指数等描述漏斗胸的畸形程度及其对心脏的影响,为手术做参考。因骨性胸廓的改变,下段胸骨体和剑突在 CT 横断面上胸廓呈类似哑铃状表现。同时还伴有胸骨的倾斜,部分患者肋软骨不对称膨大,使两侧胸腔的形态、大小均不对称。同时胸廓畸形凹陷,压迫肺血管和支气管,间接影响了气道的通气功能,一方面可引起该区域的肺过度充气表现,另一方面因支气管排痰引流不畅,易出现肺部炎性反应。

(五)诊断

漏斗胸具有胸廓特征性畸形外观,在临床上诊断不难。但关键的是确定漏斗胸的严重程度,并对其影响进行充分评估。

漏斗胸畸形大小范围的评估方法主要有下列 3 种。

1.漏斗胸指数

根据前胸壁与凹陷畸形大小的比例,作为手术指征的参考。漏斗胸指数 $= \dfrac{a \times b \times c}{A \times B \times C} > 0.2$ 具有手术指征(图 1-1)。

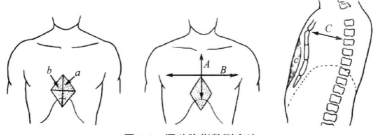

图 1-1 漏斗胸指数测定法

a—漏斗胸凹陷外口纵径长度 b—漏斗胸凹陷外口横径长度 c—漏斗胸凹陷外口水平线至凹陷最深处长度 A—胸部 X 线片(后前位)胸骨长度(胸骨柄上缘至剑突间长度) B—胸部 X 线片(后前位)胸部横径(两侧腋前线间长度) C—胸部 X 线片(侧位片)胸骨鲁氏角后缘至脊椎前缘间长度

2.胸脊间距

根据 X 线胸部侧位片测算,胸骨凹陷深处后缘与脊椎前缘间距表示漏斗胸畸形的程度。如胸脊间距>7 cm 为轻度;5~7 cm 为中度;<5 cm 为重度,较为实用。

3.Haller 指数

胸部最大内横径与同层面最小前后深度之比。正常 Haller 指数平均为 2.52,Haller 指数大于 3.2 为漏斗胸。

(六)治疗

漏斗胸治疗目的在于整复前胸壁畸形,改善外观,解除对呼吸循环系统的压迫,故手术是唯一有效的选择。

1.手术指征和禁忌

因有些婴幼儿前胸壁凹陷在 2~3 岁可自行消退,称为假性漏斗胸,故手术整形不宜过早进行,但 3 岁后前胸壁凹陷畸形日益明显者,可以考虑手术矫治。Martinez 首先报道入学前患儿作漏斗胸矫治术后胸廓发育不良,经动物实验也观察到切除过多肋软骨后胸壁发育明显减退。Haller 指出漏斗胸手术对 4 岁以下的幼儿做 5 根肋软骨以上切除的胸壁整形术后阻碍胸壁的生长发育,产生呼吸功能减退,难以忍受跑步等运动,提出手术最佳时期选择 6~8 岁以后进行,以免婴幼儿早期因接受广泛前胸壁手术而阻碍胸壁发育,影响心肺功能。Nuss 认为漏斗胸最佳手术时机为 6~12 岁,目前一般认为可放宽至 5~15 岁,大龄患者也可进行手术治疗,但手术效果较差,同时手术并发症相应升高。

临床上,经常发生上呼吸道感染或者劳累后发生疲乏倦怠者,以畸形程度、胸脊间距和漏斗胸指数作为分级依据,供手术指征之参考(表 1-1)。

表 1-1　漏斗胸分级和手术指征

级别	胸骨凹陷	心肺受压	胸脊间距	漏斗胸指数	手术指征
Ⅰ(轻度)	稍为明显	—	>7 cm	<0.2	—
Ⅱ(中度)	显著	+	5~7 cm	0.3 或>0.2	+
Ⅲ(高度)	更为显著	显著	5~7 cm	>0.2~0.3	++
Ⅳ(重度)	严重	更显著	<5 cm	>0.3	+++

2.手术方式

自 1911 年 Meryer 及 1920 年 Sauerbruch 最早提出手术治疗漏斗胸以来,设计出的漏斗胸手术方式较多,效果不一,各有利弊。概括来讲分为微创漏斗胸矫正术(Nuss 手术)和传统手术(胸骨翻转术、胸骨抬举术及其衍生术式)。

(1)微创漏斗胸矫正术(Nuss 手术):由于传统手术切口大、出血多、创伤大,美国医师 Nuss 基于少年儿童胸廓骨骼可塑性大的原理,自 1987 年开始不断尝试,1998 年系统报道新式的微创漏斗胸矫正术。经胸腔镜辅助下矫形板置入胸骨后抬举术,该术式在欧美国家已经广泛开展,我国也有数千例报道。其优点在于切口小、创伤小,不需要截骨,保持了胸廓的完整性和稳定性,出血少,能同时纠治胸廓外观和有效改善心肺功能,术后预后良好。

1)术前准备:用软尺在胸廓表面测量经胸廓凹陷最低点两侧腋中线的距离减以 2 cm 为备选支架长度,据此选用与其相等或稍短的矫形板,用折弯器将支撑钢板塑形,弯曲成形的弧度与预设抬举的高度相一致。

2)标记:全麻气管插管,仰卧位,胸背部稍垫高,双上肢外展,一般以胸廓凹陷最低点或稍上方水平作为支撑钢板通过平面,标记胸骨最低点、与其相平的两侧肋骨最高点(作为矫形板穿入和穿出胸腔处),以及切口(腋前线和腋中线间的相应肋间隙)(图1-2、图1-3)。

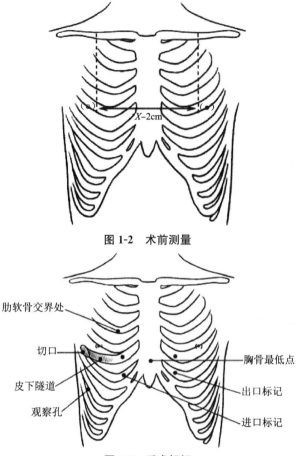

图1-2　术前测量

图1-3　手术标记

肋软骨交界处

切口

皮下隧道

观察孔

胸骨最低点

出口标记

进口标记

3)手术路径:切口标记处行2 cm横切口,分离皮下组织和肌肉,一般至两侧肋骨最高点。单肺通气(如单腔管可临时停止肺通气),于同一切口偏下第1~第2肋间置入胸腔镜,在电视胸腔镜监视下,从切口将引导器在预选的肋间隙由凹陷边缘刺入胸腔,紧贴胸壁分离胸骨后间隙,缓慢通过胸骨预定支撑点,越过纵隔至同一水平左侧胸腔凹陷边缘标记点处穿出(图1-4、图1-5)。

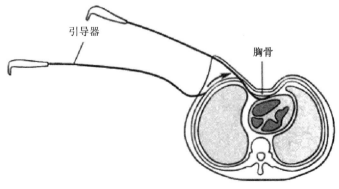

引导器

胸骨

图1-4　引导器通过胸骨

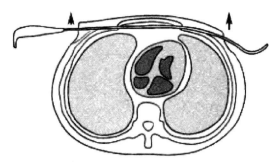

图 1-5　引导器对侧胸腔穿出

4)引导器:把支撑接骨板用粗线连到导引器上,引导支撑接骨板凸面朝后通过胸骨后隧道。支撑接骨板到位后,用翻转器将其翻转 180°,将胸骨顶起,从而使胸壁达到预期的形状(图 1-6)。

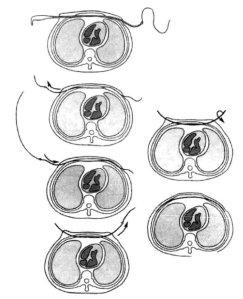

图 1-6　导引器引导支撑接骨板通过胸壁隧道后翻转

5)固定:支撑接骨板套入固定器,将固定器缝在肋骨骨膜上,再把固定器、支撑接骨板与胸壁肌肉缝在一起(图 1-7)。

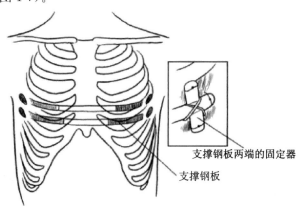

支撑钢板两端的固定器

支撑钢板

图 1-7　固定器固定支撑接骨板

6)缝合:检查胸内无出血后,胸腔镜置入口处细丝线缝合数针,嘱麻醉医生膨肺排出胸腔气体后打结,可置或不置引流管。

7)手术注意点:术中引导器穿越胸骨最低点如无胸腔镜监视,应注意紧贴胸骨后壁以免损伤心脏,同时应密切观察心电监护,避免因压迫心脏引起的严重心律失常甚至心脏停搏。

(2)胸骨上举术:Ravitch 的三点固定胸骨抬高法,被全球广泛应用于不同性别和各年龄段的所有漏斗胸患者,使漏斗胸在胸廓外的矫正、心肺功能的改善和心理障碍的消除等方面都取得了满意的效果。

1)手术切口:根据骨性体征选择手术切口(前胸正中切口或乳房下横切口均有采用),充分显露胸骨和肋软骨凹陷畸形区,离断胸大肌附着胸骨部分(图1-8、图1-9)。

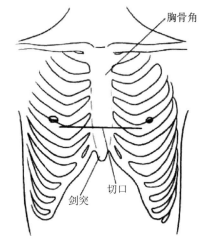

图 1-8 标记切口

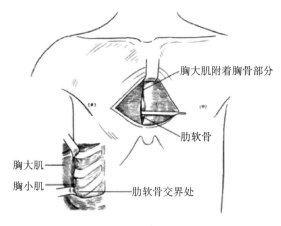

图 1-9 暴露肋软骨

2)在肋软骨骨膜下将畸形的肋软骨游离出来,在胸骨两侧附近切断第3～第6肋软骨,切断附着于胸骨下部肋软骨的腹直肌肌束,游离出剑突,剪断与胸骨相连部分(图1-10、图1-11)。

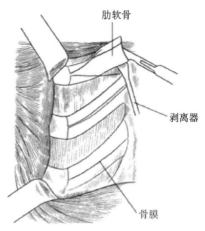

肋软骨

剥离器

骨膜

图 1-10 打开肋软骨骨膜

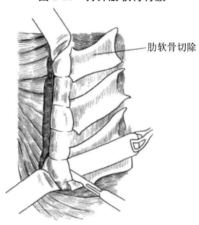

肋软骨切除

图 1-11 切除过度生长的肋软骨

3)游离胸骨体,在胸骨柄斜行楔形切开,以示指推开胸骨后间隙与两侧胸膜返折,同时沿胸骨两侧分离附着于胸骨缘的肋间肌和肋软骨膜,自下而上分离胸骨后直至第 2 肋软骨水平。可充分将游离后的胸骨抬起,用巾钳把肋软骨向前上方牵拉,使向前下方斜行的肋骨肋软骨上移到正常的肋骨走行部位,即可使凹陷的胸骨下部能抬高上举的位置下,缝合固定两侧各相应的肋软骨断端,务必使胸廓前后径增大。由于两侧肋软骨向上牵拉的合力,可将凹陷的胸骨抬起保持上举前挺的位置,适用于骨质较为柔软的小儿畸形(图 1-12、图 1-13)。

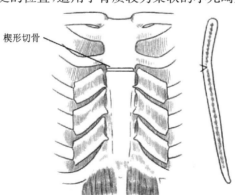

楔形切骨

图 1-12 胸骨部分楔形切开

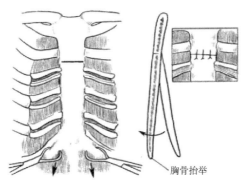

图 1-13　胸骨上抬并缝合

　　为取得更佳胸骨抬举效果,有外科医师将双侧胸大肌于胸骨后缝合但支撑力仍有限,部分大龄骨质较硬患者远期效果不佳。Shamberger 和 Welch 楔形切除部分胸骨前壁后植入支架或克氏针于肋骨固定以抬高胸骨,再将双侧胸大肌于胸骨前缝合,Fonkalsurd 报道疗效满意率达 92%(图 1-14、图 1-15)。

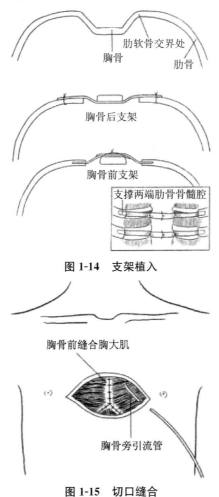

图 1-14　支架植入

图 1-15　切口缝合

　　4)手术注意点:不对称漏斗胸的胸骨多向右旋转,可在胸骨柄斜行切开整形基础上,再在胸骨体右侧介于第 2、第 3 肋软骨之间作斜向楔形切开,有利于胸骨体进一步扭转与抬高胸骨前举位置,再用合成线作褥式缝合固定。

(3)胸骨翻转术:胸骨翻转术是 Nissen 首先进行尝试,后经不断发展,Schener 考虑效果与肋软骨整块骨瓣游离后的血供,在剑突下腹直肌不切断保留腹壁上动静脉提供游离胸肋软骨瓣的血供,当翻转骨瓣时两侧腹直肌蒂虽有交叉也不影响血管通畅。Taguchi 改良上述方法,采取广泛游离胸廓内血管或作胸廓内动脉重建提供胸肋骨瓣的血源。主要是防止翻转术的骨坏死与窦道形成。但由于此术式创伤大、出血多,常常需要输血,胸骨缺血性坏死和伤口感染等严重并发症多,胸骨翻转术仅在日本应用较多,现已基本弃用。

该技术是将胸骨及其邻近肋软骨作为游离骨瓣作 360°翻转后固定在相应的胸骨柄和肋骨软骨交界处(图 1-16)。

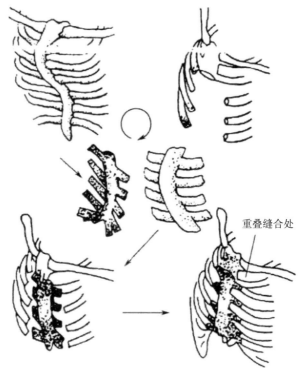

重叠缝合处

图 1-16　胸骨翻转和重叠缝合

3.手术并发症及其处理

传统手术并发症一般在 5%～8%。气胸较为多见,常在剥离软骨膜时易于发生。较小的胸膜破损可在术中修补,很少需用闭式引流,胸骨坏死、伤口感染是比较危险的并发症。微创漏斗胸矫正术(Nuss 手术)的并发症主要是接骨板移位或旋转、气胸、血胸、肺不张、胸腔积液、心包炎、心包及心脏损伤等。Shamberger 和 Welch 报道传统漏斗胸手术术后复发畸形总发生率为 5.7%,其中严重复发约占 40%,多需要进行二次手术。Nuss 微创手术开展时间不长,尚缺乏术后复发畸形长期随访结果。

作为漏斗胸的手术治疗,胸骨翻转术已基本弃用,而微创纠治术(Nuss 术)广泛开展,但其纠治系统材料价格不菲,且手术往往需要胸腔镜辅助,无法覆盖经济情况差的患者和基层医院,同时 Nuss 术对于严重的不对称漏斗胸疗效欠佳,故而各种改良型的胸骨抬举术仍在应用发展。笔者认为,微创纠治术(Nuss 术)不损伤胸廓,故手术时机可以提前,但低龄儿童术后管理困难,一般仍建议在 5～15 岁手术。虽大龄患者骨骼可塑性差,但有报道 18 岁以上的成人接受 Nuss 手术预后仍佳,或可放宽手术年龄指征。Nuss 手术是否需要胸腔镜辅助尚存争议,但无胸腔镜监视,盲操作的确存在损伤心脏血管、出血、气胸、胸腔积液等并发症较多,所以如有条件,胸腔镜辅助手术更为安全。由于漏斗胸多压迫心脏左移,而传统的 Nuss 手术引导器多由右胸径路进左胸径路出且胸腔镜也是右侧径路,引导器通过胸骨最低点后不再能监视而容易损伤心脏,不少临床医师提出左胸径路进右胸径路出,优势在于可以直视下避免损伤心脏,但也存在引导器压迫心脏的问题。为减少矫形板滑脱概率,矫形板应放于骨性平面避免剑突平面,最好放于胸骨最低点水平的略上方,这样可以有效避免矫形板滑脱。

二、鸡胸

(一)概述

鸡胸为胸骨突出畸形,早在希波克拉底时代已有描述该畸形与胸廓或脊椎畸形有关。目前认为鸡胸属于胸廓发育异常范畴,为前胸壁第 2 种常见的畸形。约占胸壁畸形的 6%,男：女发病比约为 3∶1,一般多见于年长儿及青少年。Shamberger(1987)手术矫治鸡胸 152 例中,男孩 119 例,女孩 33 例,其中一半以上为 11 岁以后才发现。伴有家族史者 26%,脊椎侧突者 12%,骨骼肌肉异常者 22.3%。鸡胸按解剖和不同畸形可分为 3 种类型(图 1-17)。

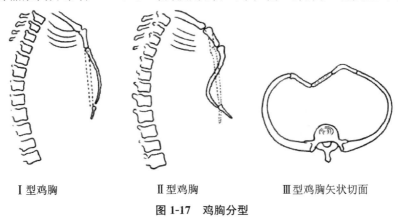

Ⅰ型鸡胸　　　　　Ⅱ型鸡胸　　　　　Ⅲ型鸡胸矢状切面

图 1-17　鸡胸分型

1. Ⅰ型

对称性鸡胸,最常见,占 90%。胸骨中下部与其两侧软骨对称性隆起突出,剑突向后弯入,也称龙骨胸。属下凸型。若双侧肋软骨下陷,则可使胸腔容量减小。

2. Ⅱ型

不对称性鸡胸,不常见,占 10%,单侧肋软骨隆起突出。胸骨在正常部位,但胸骨纵轴向对侧方向扭转,对侧肋软骨正常或凹陷。也有一至数根肋骨与肋软骨交界处隆起,胸骨正常。称为混合型鸡胸。

3. Ⅲ型

胸骨柄肋软骨突出型,在胸骨柄与体交界处,相当第 2 前肋水平的胸骨向前隆起突出,在胸骨中下方的体部凹陷,剑突向前,从侧面看呈弓形,常有胸骨骨化线的早期骨化,此种胸骨角骨化隆起,被称为"胸骨成角性骨连接"。Shamberger 和 Weleh 在 13 年手术矫治 179 例鸡胸中,该类型仅有 5 例。

（二）病因学

鸡胸的发生与其他先天性胸壁畸形一样，尚不清楚。一般认为鸡胸发病多与钙、磷代谢有关，Shamberger 和 Weleh 复习了 152 例鸡胸发现 26％有家族史。目前认为膈肌附着胸骨的中央腱发育不全等原因，造成胸骨异常是次要的，主要是肋软骨过度生长，向内后生长为漏斗胸，向外前生长为鸡胸。这两种畸形着重表现在下胸部及上腹部，当婴儿时期，腹部饱满隆起，下胸壁凹陷易于在早期发现。待儿童成长后，腹部外形退缩，胸骨隆起突出，因而鸡胸出现较晚，均在少年和青年时期。

（三）病理生理学

鸡胸的生理影响，主要是胸骨前突和脊椎背突，使胸廓前后径增加，肺组织弹性减退，导致呼吸幅度减弱，但无严重心肺功能减退症状。

（四）临床表现及诊断

鸡胸具有胸部畸形的特征性胸骨突出畸形表现，影像学也有特征性表现，诊断不难，因患者有自卑情绪，行走或端坐时多有上身前弯、双肩下垂，更加重畸形的特殊外形。

（五）手术治疗

1. 术前准备

详细检查胸部血管以及其他系统和脏器有无合并多发畸形，产生功能或精神上的影响。对体表畸形均应有摄影记录，可作为术后疗效比较的重要资料之一。

2. 手术指征

有学者认为鸡胸过早手术有复发可能，且部分轻度的鸡胸在发育过程中尚偶有自行纠正的能力，建议手术在青春期后进行。但也有研究认为进行早期手术后长期随访未见有畸形复现。而且待发育成长后胸骨突出畸形，往往伴有脊椎畸形，并且精神意识的忧郁相当严重，同时年幼者手术，操作简易，易于矫形，术后恢复快。所以对外观畸形较重，对心肺功能有影响，心理影响大而情绪不稳，患者家属强烈要求手术者应予手术，手术年龄可根据具体情况掌握。一般学龄期儿童即可考虑手术。

3. 手术方法

女性以乳房下横切口较为适当，两侧至乳头与腋前线之间，一般以纵形直切口、胸骨正中切口较为常用，因有利高位横断突出显著的第 2 肋软骨水平的胸骨。切口长度可随畸形范围而定。用电刀游离皮瓣，自胸骨中线向两侧分离胸大肌和前锯肌，离断与剑突相连的腹直肌，充分显露胸骨及两侧肋软骨的畸形区域。

按前述 3 种鸡胸类型，采取下列手术操作。

（1）Ⅰ型对称性鸡胸：骨膜下切除畸形肋软骨并缩缝肋软骨骨膜，前凸胸骨楔形截骨，适当切除过长胸骨，但切除应在 2 cm 以内。将被分离的剑突重新缝合在胸骨下端，凭借腹直肌牵引力，制约胸骨回弹。

（2）Ⅱ型不对称性鸡胸：根据具体畸形行两次胸骨楔形截骨，手术步骤同Ⅰ型对称性鸡胸。也有同时植入接骨板纠治畸形。

（3）Ⅲ型胸骨柄肋软骨突出型：手术时除从骨膜下切除畸形肋软骨后，在胸骨成角最高点行横向楔形截骨，缝合胸骨断面，矫正胸骨的旋转（图 1-18）。

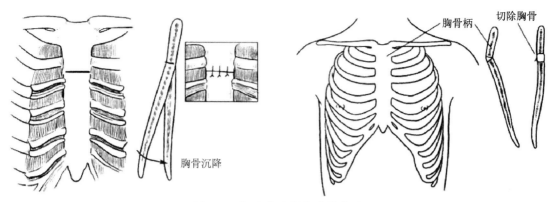

图 1-18　切除畸形肋骨、胸骨成形

　　所有鸡胸矫治手术完成后,缝合软组织与皮肤之前,最好先用巾钳将两侧瓣对合,观看和感觉胸壁表面是否光整和外形正常;否则,可将遗留的畸形及早修整。此方法简便易行,使本手术更臻完美而为患者所乐意接受。

　　(4)微创 Nuss 手术:自 1998 年 Nuss 提出微创手术治疗胸壁畸形,该方法也用于鸡胸治疗。手术于胸壁最前凸处的两侧腋前线与腋中线之间分别做 2 cm 横切口,显露相应部位肋骨。在一侧已暴露的肋骨浅面钝性潜行游离肌肉深面,直至游离的隧道到达前胸壁最前凸处(一般在胸骨浅面),再同样于对侧以同法游离出肌肉深面的隧道,形成一条贯通前胸壁突起畸形最明显处的完整肌肉下隧道。再用导引器经已贯通的隧道穿过,将已事先根据患儿胸壁轮廓预制成形的 Nuss 接骨板系于导引器头端,回拖导引器将 Nuss 接骨板一端穿过此隧道拖至另一皮肤切口端,用翻转器将 Nuss 接骨板翻转。两端分别置入相应的固定器插口内。经突起的前胸壁正中表面(置接骨板部位)逐渐下压畸形的前胸壁,直至前凸的前胸壁被矫正至一个比较满意的位置,维持此位置,再以医用不锈钢钢丝将 Nuss 接骨板及固定器捆绑固定。两侧固定完毕则可见胸壁的前突畸形已被矫正。

　　(5)手术注意要点:应根据鸡胸不同类型制订针对性手术方案。术中近胸骨端的畸形肋软骨先离断。胸骨下端具剑突隆起,可楔形切除另行固定。胸骨复位后,双侧肋弓的隆起显著,可切除第 6、第 7 肋软骨较长处矫正。胸骨复位后双侧残留软骨膜与肋间肌横向缝缩后达到固定胸骨在正常位置的胸壁外形。

　　(六)手术并发症和预后

　　手术主要并发症为气胸、胸腔积液或创口感染、术后反常呼吸等,总的发生率低于 4%。且易于用引流、加压包扎或抗生素治疗所控制。术后复发较为少见,Shamberger 和 Weleh 统计 152 例只有 3 例复发需要再次手术,均为附加低位肋软骨切除术。

　　传统鸡胸手术治疗方式较为成熟,新近开展的微创 Nuss 手术国内外已有报道,但开展时间不长,例数也少,长期疗效有待观察。

三、Poland 综合征

　　(一)概述

　　Poland 综合征是由 Alfred Poland(1841)首先报道的一系列骨骼肌肉系统的发育畸形综

合征,主要表现为一侧胸大、小肌缺如或形成不全,并指畸形,乳房、乳头发育不良,胸廓畸形等。较为罕见,发病率仅约为 1/30 000。

(二)病因和病理生理

目前认为 Poland 综合征发育障碍原因可能与胎儿缺氧或胚胎早期锁骨下动脉供血不足有关,畸形包括胸大、小肌缺失或形成不全,同侧手、前臂发育不良,指骨短缩,并指畸形,腕骨融合,前臂尺桡骨短缩,缺手畸形等,乳房、乳头发育不良或缺失,同侧肋骨、肋软骨、锁骨畸形或部分缺损,严重者影响胸部运动,甚至有肺组织疝出。有个别报道 Poland 综合征伴有先天性室间隔缺损、肾发育不良、脊柱侧弯畸形、尿路异常、膈疝、下睑外翻、背阔肌缺损等。

(三)临床表现和诊断

多数病例均有一侧上胸壁缺少软组织及胸大肌,患侧显得较健侧胸壁塌陷,或有乳房发育不全等畸形,且有损美观。50%～60%见于男性,66%发生在右侧。1989 年 Garda 等报道一例双侧畸形病例。伴乳房结构发育不全等畸形占 60%。伴有手或肢体畸形占 56%。有的表现为胸骨及肋软骨的广泛畸形,甚至同侧第 2～第 4 肋骨缺如,须行肋骨整形手术的占 25%。青春期患者均有不同程度心肺功能减退。但多数病例在临床上仅有畸形显著,患侧上肢功能略为减弱,而功能减退程度并不显著,多数患者能在日常生活中活动自如。

(四)治疗

1. 手术适应证

凡局限性胸大、小肌的胸肋发育不全或缺如,但功能影响不显著者,不必手术。女青年或中年妇女为了乳房发育不全或缺失而影响美观,需进行乳房再造的整形手术。如前胸壁肌群发育不全引起一侧胸壁上部塌陷,并伴有第 2～第 4 前肋骨和肋骨及肋软骨缺如,不仅影响美观,且引起反常呼吸而影响心肺功能者,均需矫形手术。

2. 手术方法

手术取右侧(或患侧)前胸弧形切口,内侧起自胸骨鲁氏角,向下弧形至腋前线向上弯向外上方至肱骨头为止。应根据肌群累及的程度与范围,制订针对性矫形手术。如胸大小肌群缺失引起前胸壁塌陷,选用背阔肌较为合适;如伴有第 2～第 4 肋骨和肋软骨缺如,选用对侧部分肋骨片移植,予以整形。下组织在原来胸大肌的肋胸部分仅留一层薄盘膜,如第 2～第 4 肋骨前方和肋软骨缺如时,也无肋间骨残端作为肋骨片移植时固定备用,此时作对侧相应的弧形切口,选用第 3～第 5 肋的肋骨片,在骨膜下用电锯锯开肋骨下缘一半的骨片(与患侧缺失相应长度)2～3 片作为移植至患侧的缺失部位,两端钻小孔作为一端与肋骨残端,另一端与胸骨作固定。从背阔肌的肱骨着落点分离,将该肌瓣向前移植,固定在同侧锁骨及胸骨上;有助于患侧自然腋窝皱襞形成,不影响美观。如背阔肌发育不全或缺失时,可选腹直肌上方肌瓣充填,但此术式对年轻患者的活动略有影响,应慎重。有时可选用涤纶片代用品作为覆盖。对并发肋骨和肋软骨畸形,则可按 Garcia 方法,先去除畸形肋骨或肋软骨,胸骨扭转时,可作斜形截骨使之矫正,将胸骨前举。此时再将对侧取下的肋骨移植,固定在肋骨缺失的残端与相应部位的胸骨,借以稳定胸壁。皮下安置多孔引流管作为术后负压吸引(图 1-19)。

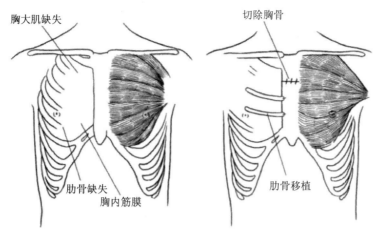

图 1-19　畸形肋骨切除,胸骨楔形截骨成形

有报道采用特制的柔软固体硅橡胶假体置入修复 Poland 综合征胸壁畸形,其不存在破裂的风险,术后外形满意,柔软度接近于健侧,不会造成人体其他部位的破坏,手术痛苦较小。但大块硅橡胶假体的充填,可增加局部的反应。

四、胸骨裂

胸骨裂是罕见的胸壁发育畸形。正常胸骨起源于中胚叶侧板,胚胎发育至第 6 周时形成两侧胸骨索,胚胎发育至第 10 周时在腹面自上而下地相互融合。当胚胎发育至第 8～第 9 周时,两侧胸骨索延缓靠合或难以相互融合,出生后即成为不同程度胸骨裂。单纯的胸骨裂分为上部胸骨裂、下部胸骨裂和完全胸骨裂。上部胸骨裂多于下部胸骨裂,完全胸骨裂更为罕见。

上部胸骨裂呈 U 形或 V 形,手术修复方法是在胸骨前作纵切口,充分游离胸骨的两半及胸肌,分离胸骨后与心包之间的粘连,使心脏复位。在裂开处切骨造成新的创面,整形后拉拢、对合,以钢丝缝合固定。注意不使心脏受压,以免引起血液循环障碍。复杂的胸骨裂常合并许多严重畸形,如胸骨缺损、膈肌缺损、腹壁中线缺损或脐膨出,心包缺损及心脏畸形、异位等,治疗难度极大。在此情况下主要是以皮瓣或医学修复材料覆盖心脏,保护和防止感染(图 1-20)。

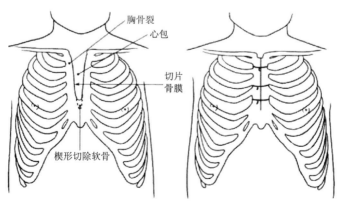

图 1-20　胸骨裂手术缝合

下部胸骨裂为 Cantrell 五联症之一(还包括腹腔膨出、膈肌腹侧缺损、膈部心包缺损和先天性心脏病）。手术切口在胸骨裂下方，缝合膈肌、心包缺损，将膈肌缺损边缘缝合至肋弓边缘，用腹直肌前鞘筋膜修补缺损。完全胸骨裂多有心包、膈肌缺损，伴或不伴先天性心脏病，手术为修补心包、缝合腹直肌肌鞘关闭腹腔、人工材料修补胸骨裂等。

第五节　胸壁肿瘤

一、概述

胸壁肿瘤一般指胸壁深部软组织和骨骼组织的肿瘤。胸壁肿瘤可分为原发性和继发性两大类。继发性胸壁肿瘤多为身体其他部位恶性肿瘤转移至胸壁组织，或邻近胸壁的肺或胸膜恶性肿瘤直接浸润所致。原发性胸壁肿瘤较为少见，其中80％发生于肋骨，大多数为良性，约有20％发生于胸骨，而胸骨部位的肿瘤则恶性多见。肋骨肿瘤好发于前胸壁及侧胸壁，发生于后胸壁者较为少见。

原发性胸壁肿瘤占人体全部原发性肿瘤的2％，其中原发性胸壁恶性肿瘤占所有胸部恶性肿瘤的5％。在原发性胸壁恶性肿瘤中，胸壁软组织恶性肿瘤最为常见，占手术治疗病例的50％左右，胸壁骨骼肿瘤在治疗中也占有重要地位。恶性纤维组织细胞瘤（MFH）、软骨肉瘤和横纹肌肉瘤是常见的原发性恶性胸壁肿瘤，而且需要外科手术治疗；软骨瘤、硬纤维瘤以及骨纤维发育不良则是最为常见的良性胸壁肿瘤。骨纤维发育不良又称为纤维异样增殖症或称为骨纤维结构不良。

自从1898年Parham首次报道胸壁骨性肿瘤的外科手术切除以来，胸壁肿瘤切除术后的胸壁重建有了很大发展，广泛的手术切除使多数原发性胸壁肿瘤有了治愈的可能。

二、临床表现

（一）症状

胸壁肿瘤的临床表现可根据病变的不同而出现各种症状，也有部分病例无明显临床症状。约20％的良性胸壁肿瘤无明显临床症状，而在进行胸部X线检查时被发现。多数胸壁肿瘤生长缓慢，表现为逐渐增大的无症状肿块。但是随着肿瘤的不断生长和发展，尤其是恶性胸壁肿瘤患者都会出现程度不同的疼痛，常被误认为神经性或肌肉（骨骼）疼痛；如肿瘤生长迅速，可伴有出血、坏死破溃、感染；晚期患者可有胸腔积液、转移相应部位症状、恶病质等。良性肿瘤有胸痛的病例约为2/3，有的病例可有发热，但因胸痛为主诉而来就诊的患者占25％～50％。

（二）体征

进行性增大的胸壁肿块是胸壁肿瘤最常见的体征，以偶然扪及胸壁肿块为主诉的占胸壁肿瘤患者约70％。但应注意少数病例如原发性肋骨肿瘤在查体时并无肿块。

（三）影像学检查

1. X线检查

包括胸部正侧位片、切线位片、体层片及多轴透视等。原发于骨骼的胸壁肿瘤主要位于肋软骨与肋骨的交界处和肋骨头处，也可见于胸骨和锁骨。X线片检查可见局部骨质膨大、骨质破坏等X线征象。良性骨骼肿瘤一般为圆形、椭圆形，骨皮质无断裂。恶性骨骼肿瘤主要为侵蚀性骨破坏,呈筛孔样、虫蚀样,可有溶骨或成骨性改变,边缘较毛糙,骨皮质缺损、中断或病理性骨折。胸壁软组织肿瘤在X线片上显示密度不高,其内缘清晰、锐利,外缘较模糊;切线位片上瘤体中心位于侧胸壁,瘤体与胸壁成钝角,基底紧贴胸壁,长轴与胸壁一致,不能分开,瘤体两端可见胸膜反折线。

2.CT检查

有助于判断瘤体的部位、大小、范围及有无转移,鉴别胸壁肿瘤为实体瘤抑或囊性病变,显示骨质受累的情况,显示胸壁软组织、胸膜、纵隔内结构以及肺受肿瘤侵袭的情况。明确肿瘤是在胸壁还是在肺内,对胸内器官侵犯的情况及有无纵隔转移等。

3.MRI检查

可从矢状位、冠状位和横断面上显示所有的血管结构,了解脊椎和胸部大血管是否受累,但对绝大多数胸壁肿瘤临床价值不大。

4.ECT和PET检查

骨显像对转移性骨肿瘤的诊断有很高的灵敏度。可较X线片或CT提早3～15个月发现病灶。但存在一定假阳性。

(四)超声检查

实质性肿瘤(少数为液性)向内凸者,内面呈弧形并有双侧锥形边回声,壁层胸膜回声线完整连续,脏层胸膜回声线光滑,呼吸运动时肿瘤随胸壁同步活动,多为胸壁肿瘤。高频超声还能清晰地显示胸壁各层软组织、胸膜及肺表面回声。对于肿瘤的胸壁内定位,可判定其大小、范围、回声性质、肿瘤内面的边缘形态及其与胸膜和肺的关系;有利于准确引导穿刺进行组织学或细胞学检查,提高定位的准确性。

(五)实验室检查

广泛骨质破坏的恶性胸壁肿瘤,血清碱性磷酸酶可升高。骨髓瘤患者,尿中本周蛋白可呈阳性。但检查缺乏特异性。

三、诊断与鉴别诊断

胸壁肿瘤有时需要与周围型肺癌及其胸壁浸润、局限性胸腔积液和胸膜增厚以及胸壁慢性炎症如胸壁结核等进行鉴别。一般而言,胸壁恶性肿瘤生长较快,患者多有胸痛或呼吸系统功能障碍等症状,影像学检查常能发现肋骨、胸骨或胸椎骨质有侵蚀破坏征象,或有其他部位的远处转移现象。但胸壁的恶性肿瘤可以发生在原有良性肿瘤的基础上,如软骨肉瘤可起源于软骨瘤,增加了诊断的难度。胸壁的转移瘤大部分为多发性病变,通过检查可以在其他部位发现其原发瘤。骨髓瘤通常为多发性,也可见于胸部以外的其他骨骼。依靠病史、体征和影像学检查,多能进行临床诊断。

如对胸壁肿瘤的诊断仍有怀疑或要求术前明确其组织细胞学诊断,经皮肿瘤穿刺活检为推荐的方法,确诊率约50%。如仍不能确诊可行切开活检,待病理报告确诊为恶性后再行广泛切除。但King等提出,由于部分肿瘤如软骨肉瘤可能存在不同区域组织学良恶性成分不同,活检可能导致错误的病理诊断。

四、治疗

(一)治疗原则

胸壁肿瘤的主要治疗是外科手术,其手术原则如下。

(1)胸壁良性肿瘤可行肿瘤局部切除,但某些具有易复发及恶性倾向的良性肿瘤如纤维瘤、软骨瘤、骨软骨瘤、骨巨细胞瘤等应适当扩大切除范围,除切除病变肋骨外,尚应切除上下各一根正常肋骨。

(2)胸壁恶性肿瘤必须行广泛的胸壁大块组织切除,对肋骨的恶性肿瘤应包括肌层、病肋及其上下各一根正常肋骨及肋间肌、壁层胸膜整块组织切除,切除范围应超过肿瘤边缘 5 cm,并行局部淋巴结清扫,如肿瘤已侵及肺,应同时行肺切除。

(3)胸壁大块组织缺损必须修补,其目的是闭合胸膜腔及维持胸壁的稳定。

恶性胸壁肿瘤手术切除后,应联合放疗及化疗,以期提高治疗效果。

(二)手术肿瘤切除

1.切口

对于累及皮肤和浅层肌肉的患者,应在肿瘤外缘 4 cm 处行梭形切口以便切除相应皮肤和浅层肌肉。对于未累及皮肤和浅层肌肉的患者,可于肿瘤相应部位行直切口或弧形切口(图 1-21)。

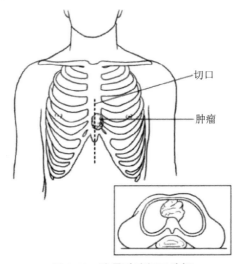

图 1-21　胸骨肿瘤切口选择

2.探查

逐层显露肿瘤后,在距离肿瘤边缘 4~5 cm 处肋间进胸,在胸腔内探查肿瘤的范围、是否累及胸腔内组织器官如肺等,以便决定切除范围。

3.切除范围

对胸壁转移瘤、良性肿瘤以及低度恶性的原发性骨肿瘤(如肋软骨肉瘤),无瘤切缘 2 cm已经足够,但对原发性胸壁恶性肿瘤而言(如恶性纤维组织细胞瘤和骨肉瘤等),无瘤切缘 2 cm 是不够的,因为肿瘤细胞将通过骨髓腔或组织切缘(如胸骨边缘或壁层胸膜边缘)发生播散。由于切除范围对于原发性胸壁肿瘤患者的长期生存率影响很大,大部分外科医师认为,所有证实为原发性胸壁恶性肿瘤者,在进行胸壁肿瘤切除术时切缘距正常组织至少为 4 cm;高度恶性的胸壁肿瘤,应将受累的肋骨或胸骨完整切除。发生于肋骨的恶性肿瘤,切除范围除了受累的肋骨之外,还应切除肿瘤上、下缘各一段肋骨,以预防术后肿瘤复发,附着于肋骨上的任何组织,诸如肺组织、胸腺、心包或胸壁的肌肉,也应该切除而不能保留。原发于胸骨的恶性肿瘤,外科治疗的切除范围要包括受累的胸骨,而且要切除与之相应的肋弓(图 1-22～图 1-24)。

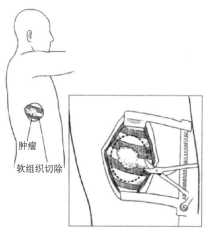

图 1-22 肋骨肿瘤切除

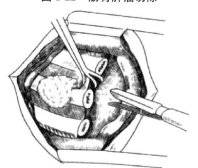

图 1-23 受累的肺组织楔形切除

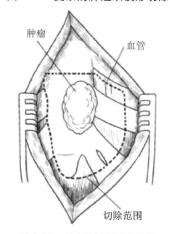

图 1-24 胸骨肿瘤切除范围

对于胸壁放射性坏死和溃疡患者,由于创口卫生处理非常棘手,手术切除是唯一的合理方法,目的在于切除局部的肿瘤坏死组织,使创口得以愈合。虽然患者的生存期不能延长,但其生活质量可得到一定程度的提高。

4. 切口缝合

良性肿瘤、胸壁转移瘤及恶性度较低的原发性肿瘤只需肿瘤外缘 2 cm 切除,因术后缺损不大一般可直接缝合;骨性胸壁小范围缺损(直径<5 cm)不用重建,可直接缝合或局部肌皮瓣转移覆盖;高位后胸壁缺损(直径<10 cm)因有肩胛骨保护也可不必修复;肩胛下区为防止

上肢运动时肩胛下角突入胸腔应注意重建修复。恶性肿瘤往往切除范围广泛,缺损范围较大,需骨性重建。

(三)胸壁重建

在胸壁缺损的重建中,要全面分析与胸壁重建有关的许多因素,诸如缺损的部位、大小、患者全身情况以及胸壁局部组织的情况或条件等。其中最重要的因素是胸壁缺损的部位和大小,只要有可能,同期完成胸壁重建是最为理想的选择。如果胸壁的缺损属于部分而非全层组织缺损,而且缺损范围不大,就应该用皮瓣予以修复;胸壁的放疗性坏死,则宜选择大网膜转移及皮瓣进行修复。若需要全层胸壁组织的重建,则需要考虑两个问题,一是胸廓结构的稳定性问题,二是缺损处软组织的覆盖问题,这两个问题关系到胸壁重建的成败。

1.骨性胸廓重建

胸壁重建材料包括自体材料和人工材料。自体组织常用的有肋骨条、腓骨、髂骨条、阔筋膜和肌瓣等,其与人体组织亲和性较好,但因支持力较弱,取材数量大小受限,且手术操作较复杂,额外增加手术伤口等缺点而逐渐被淘汰。人工材料有金属(网、丝、板等)、有机玻璃、涤纶布、Marlex网、Gore-tex补片等。早期采用的接骨板、有机玻璃板、钢丝网等,因组织相容性差、不易塑形及裁剪、金属材料特别是金属板会影响术后X线检查及放疗;钛合金材料组织相容性好,抗弯曲强度比肋骨大,操作简便,术后不影响日后的CT、MRI检查及阅片,但难于固定、易松动,对X线片的阅片有影响,不利于肿瘤术后放疗,近年使用已经渐少。

目前国内较常用的是涤纶布,价廉、取材方便、塑形及缝合容易,但胸壁坚韧度尚不尽如人意。1960年由Graham首先使用的Marlex网及近年来使用的Gore-tex补片是较为理想的人工材料。Gore-tex补片的优点:①具有较高的张力强度,能够保证修复胸壁的稳定性和坚固性,能防止胸壁浮动和反常呼吸。②组织相容性较好,异物反应小,并有一定的抗感染能力。③切割、塑形及缝合方便,能适用于不同大小及形状的胸壁缺损的修复,而且缝合固定后不容易发生脱落或滑脱。④无致癌作用。⑤能透过X线,不影响术后的X线检查、B超检查以及放疗。⑥多孔网眼结构,易于纤维组织形成,促进血管的形成、生长。

缝合可采用褥式缝合,先缝补片等人工材料,再缝合至肋骨或胸骨,然后在第1针对侧缝合第2针,在第1针和第2针连线的垂直线处缝合第3针,再在其对侧缝合第4针,逐针缝合后剪除多余人工材料(图1-25)。

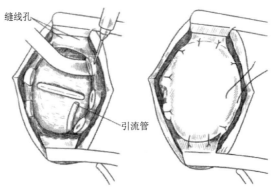

图1-25 人工材料(补片)缝合

2.软组织重建

较小的胸壁缺损,可用局部肌层、皮下组织修复,术后相应部位加压包扎,组织愈合固定后反常呼吸即减轻、消失;部位较低的胸壁缺损可以用膈肌缝合修补;有胸膜粘连增厚时,也可将肺缝合于缺损处修补。对于较大的缺损则采用肌瓣修复。大网膜也可用于缺损修复或作为肌瓣修复失败后的替补材料。临床上常用背阔肌、胸大肌、前锯肌、腹直肌或大网膜进行胸壁缺损修复。腹外斜肌和斜方肌也有应用。

（1）背阔肌（图1-26）：因其为人体最大的扁平肌，可以用于修复前、后胸壁的全层缺损。

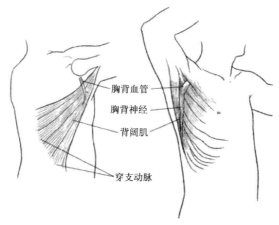

图1-26 背阔肌结构

（2）胸大肌（图1-27）：可用两侧胸大肌在胸壁正中缝合修复胸骨切除后损伤，手术游离肌瓣切断其起止点时应注意避免损伤血供和神经支配（主要是胸肩峰神经血管束）。胸大肌也可用于修复前胸壁缺损（图1-28）或重建气管膜部修复气管瘘。

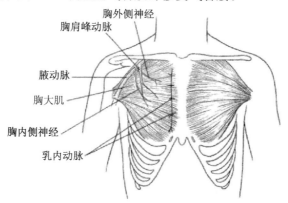

图1-27 胸大肌解剖结构

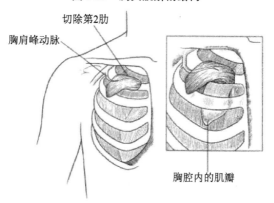

图1-28 胸大肌修复前胸壁缺损

（3）前锯肌：由肩胛下动脉分支和胸长动脉供血的侧胸壁肌肉，一般作为背阔肌和胸大肌修复胸壁缺损的辅助肌肉。

（4）腹直肌：切断腹壁下动脉后依然有胸廓内动脉血供，故腹直肌肌瓣可转移至胸壁修复低位胸壁缺损，也有人用于重建乳房。

（5）大网膜：带蒂大网膜优点在于可以修复不规则缺损、填塞残腔。但其用于胸壁修复需要上腹部造口或通过膈肌前方造口，有腹腔疝可能（图1-29）。

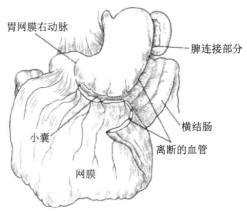

图 1-29　大网膜结构

五、并发症

（一）呼吸道感染

主要原因为手术使胸壁的完整性遭到破坏，加之手术创伤造成的疼痛使患者不敢进行有效咳嗽，导致排痰障碍，之后迅速发展为呼吸道感染。如果患者年龄较大，肺功能较差，有较严重的肺气肿或慢性呼吸道感染，胸壁重建术后发生呼吸道感染的机会便会随之增加。术后早期的胸壁浮动，可加重排痰障碍和肺部感染，二者相为因果，最终导致呼吸功能衰竭。为预防术后呼吸道感染，术中重建胸壁时要严格掌握手术操作原则，使重建的胸壁有足够的稳定性；手术结束时，胸部要加压包扎，减轻胸壁浮动。术后要加强呼吸道的护理，协助患者咳痰，并选用广谱抗生素进行抗感染治疗。鼻导管吸痰是一种较好的清除痰液的方法，可以反复采用。对痰液确实无法排除、肺部感染较重的患者，应该及时施行气管切开术清除呼吸道内潴留的痰液，而且可用呼吸机辅助呼吸，并对浮动胸壁进行内固定，加强重建胸壁的稳定性。

（二）手术区积液及感染

在重建胸壁时，对手术区进行正确的引流，加压包扎及选用有效的广泛抗生素是预防手术区皮下或组织间积液以及组织与重建胸壁骨骼的合成材料之间积液甚至感染的重要而有效的措施。胸壁加压包扎的时间不应少于10天。手术区的积液可采用穿刺抽液的方法处理；若发生感染，要予以引流。

（三）脊柱侧弯

儿童广泛胸壁切除后可能发生脊柱侧弯，严重者需要内固定手术纠治。

六、各类胸壁肿瘤的临床特点

（一）良性肿瘤

1.软骨瘤

是最为常见的胸壁良性肿瘤。症状可有疼痛，查体可为巨大肿块，常生长于肋骨软骨关节。X线片表现为分叶状高密度影,不穿透骨皮质但可使其变形。组织学上为透明软骨和黏液样变性钙化病灶共存。治疗方法为广泛局部切除。

2.骨软骨瘤

较为少见,多发于青年。X线片可见病变位于骨骺端并与关节反向生长。组织学上为成熟骨小梁被覆软骨,单发骨软骨瘤极少恶变,但多发骨软骨瘤恶变比例较高。广泛局部切除为首选治疗。

3.纤维性发育不良

多发于年轻患者,以无痛性肿块为主要表现。发生于肋骨后段多见,但也可见于其他位置。X线片表现为无钙化的中心性梭形肿块。组织学上骨小梁缺乏骨粗纤维向层状骨的转变,呈鱼钩样。手术切除即治愈。

4.硬纤维瘤

易发于中年,男女发病比为1∶2。症状主要为疼痛,体征为边界不清、活动度差的肿块。X线片无特异表现,组织学上为无包膜的分层成纤维细胞和胶原组成。因其可向筋膜层扩散生长,手术治疗要求切除范围参照恶性肿瘤标准,即切缘超过肿瘤边界4 cm。该肿瘤不会转移但易术后复发,复发率与手术切除范围有关。因化疗对该肿瘤无效而放疗敏感,故复发病例可接受放疗,但复发对生存率无影响。

其他还有脂肪瘤、骨髓炎、间叶瘤、纤维性黄色瘤、血管内皮瘤和神经瘤等类型,但临床上较为少见。

(二)恶性肿瘤

1.软骨肉瘤

占原发性恶性胸壁肿瘤的50%,发生于肋骨者占80%。早期症状不明显常导致延误诊治。X线片可见骨髓腔内分叶肿块影,多伴有骨皮质破坏,CT可见散点状或弧形钙化。该肿瘤对放、化疗均不敏感,手术为主要治疗手段,应予大范围广泛切除,故多需胸壁重建。McAfee认为直径小于6 cm和胸骨肿瘤预后较好,因其容易达到广泛切除要求,局部切除生存率较广泛切除明显下降,而姑息性切除预后最差,10年生存率仅14%。

2.骨肉瘤

多发于青少年。疼痛性肿块为主要就诊原因。多生长于长骨的骨骺端。X线片可见典型的骨膜成骨表现和Codman三角征(反应性新骨形成引起骨膜三角形增高)。组织学上为不规则类骨质,散布成骨、成纤维和成软骨细胞。因放疗对该肿瘤无效,治疗上以诱导化疗+手术+术后化疗为主。化疗一般采用多柔比星+甲氨蝶呤+顺铂,广泛切除手术后5年生存率可达到50%。

3.软组织肉瘤

原发性肿瘤较为少见,包括纤维肉瘤、脂肪肉瘤、纤维组织细胞瘤、横纹肌肉瘤等,可发生于任何年龄。临床多表现为巨大伴有疼痛的肿块,易外侵,远处转移多为肺转移。影像学可见不规则肿块影,通常伴有骨皮质破坏。广泛切除手术为首选治疗手段,同时不同类型的软组织肉瘤对放、化疗敏感性不同,也有待手术明确病理诊断方能综合治疗。预后与肿瘤具体类型、恶性程度、是否有转移以及手术范围是否足够有关。Souba报道低度恶性软组织肉瘤患者5年生存率为90%,而高度恶性患者为49%。

4. 浆细胞瘤

发病率占原发性胸壁恶性肿瘤 10%～30%，多发于中老年，生长于肋骨者最为多见。X 线片表现为肋骨旁出现多个密度增高影等溶骨现象。组织学上肿瘤由分层的浆细胞组成，细胞核大而突出。治疗程序为外科切除活检明确诊断后给予放疗，如肿瘤对放疗不敏感则可行广泛切除。该肿瘤预后不佳，Gordon 统计报道规范治疗后 5 年生存率 25%～37%。

5. Ewing 肉瘤和 Askin 瘤

均为高度恶性的原始神经外胚层肿瘤，前者多发于儿童，是儿童最常见的原发性胸壁恶性肿瘤。临床表现为进行性加剧的胸痛，伴或不伴胸壁肿块。X 线片典型表现为多层骨膜新骨形成的洋葱皮样影像，骨质破坏、膨胀。治疗方法为手术广泛切除联合术后放疗控制局部复发，Thoms 报道有效率为 93%；为控制远处转移还可以辅助化疗（放线菌素 D、环磷酰胺、长春新碱）。Hayry 报道通过联合治疗，5 年生存率可达 52%。

其他恶性胸壁肿瘤还有神经纤维肉瘤、恶性血管内皮瘤和平滑肌肉瘤等，生存率相差较大，发病率较低。

第六节　胸腔积液

一、概述

恶性胸腔积液（MPE）是指由肺部或其他部位恶性肿瘤累及胸膜或胸膜原发性肿瘤所致的胸腔积液，是晚期恶性肿瘤的常见并发症。因为积液量往往较多，且发展迅速，使肺扩展受到限制，影响心肺功能，易并发肺不张和反复感染，常常造成患者严重的呼吸困难和循环障碍，极大影响患者的生存质量，如不及时治疗，常可危及生命。未治疗恶性胸腔积液患者平均生存期仅为数个月。

二、病理生理表现

淋巴系统的引流障碍是恶性胸腔积液形成的主要机制，胸膜表面的淋巴管受到原发或转移恶性肿瘤细胞的破坏和堵塞，使正常的胸腔积液产生的循环平衡受到破坏而产生胸腔积液；恶性肿瘤侵犯脏层或壁层胸膜及肿瘤种植于胸膜可以引起炎症，导致毛细血管的通透性增高，各种蛋白渗入胸膜腔，使胸膜腔胶体渗透压升高而产生胸腔积液。肺癌引起肺不张或肺栓塞可致胸膜渗出增多。肿瘤引起的低蛋白血症导致血浆胶体渗透压降低，也可引起胸腔积液，如壁层或脏层胸膜肿瘤转移侵犯，肿瘤会破坏胸膜的毛细血管而导致液体或血液渗出或漏出，常引起血性胸腔积液。

三、临床表现

当恶性胸腔积液量较少，如少于 300～500 mL 时大多患者没有症状，约占 1/3；可无明显体征，或可触及胸膜摩擦感和闻及胸膜摩擦音。大多数患者临床表现为进行性加重的胸闷、呼吸困难、胸痛和刺激性咳嗽，胸闷、呼吸困难的程度和胸腔积液量的多少与胸腔积液形成的速度及肺受压迫的程度有关。如胸腔积液形成快、积液量大、肺受压明显，出现症状早、呼吸困难重，有些患者会有端坐呼吸、发绀出现。胸膜有炎症、肿瘤侵犯胸膜可有胸痛表现。壁层胸膜受到侵犯时疼痛是持续性的,有时会放射到肩胛骨。咳嗽多为无痰的干咳。伴有感染时会有发热。患者常有原发病的症状,很多患者表现为中晚期的恶病质表现,如消瘦、无力、贫血等。体格检查时可见患侧胸壁饱满,肋间隙增宽,气管向健侧移位,叩诊见积液区为浊音,听诊时见呼吸音减弱或消失。

四、诊断

在胸部原发恶性肿瘤的病程中出现胸腔积液时诊断较简单。当没有恶性肿瘤史的患者出现胸腔积液时要排查胸腔积液是否为恶性。除了症状和体征外,诊断的金标准是胸腔积液中发现恶性肿瘤细胞或胸膜活检发现胸膜恶性组织。诊断手段常见有胸腔穿刺抽液行细胞学检查及生化检查,或进行闭式胸膜活检,恶性胸腔积液常为血性及渗出液。影像学检查时胸腔积液量为 $300\sim500$ mL 时胸部 X 线片仅见肋膈角变钝。更多积液时胸部 X 线片显示有向外侧、向上的弧形上缘的积液影。液气胸时有液平面,大量积液时整个患侧阴暗,纵隔向健侧移位,积液常遮盖肺内原发病灶。包裹性积液不随体位改变而变动,边缘光滑,B 超和 CT 有助诊断。CT 扫描可见胸腔积液及胸膜结节,或肺内、纵隔内原发病灶。胸腔积液细胞学检查可见恶性细胞,或胸膜活检发现恶性肿瘤组织。胸腔积液中肿瘤指标明显升高有助诊断。

五、治疗

(一)非手术治疗

1. 单纯胸腔穿刺和置管引流

目的是减少胸腔积液,促进肺组织膨胀。但此疗法效果不佳,反复穿刺有增加气胸、胸腔感染和形成多房性积液的风险。且反复引流导致大量蛋白质丢失,促进全身情况恶化。目前的改进是微创置入多孔细管引流,操作简易、创伤小;可持续缓慢引流,减少上述并发症,并且可长期留置;必要时可持续负压吸引,肺膨胀好,能使胸膜充分接触,粘连更加完全。目前多与胸内注入药物并用,效果更好。

2. 胸腔内局部注药

经引流胸管向胸腔注入药物不仅可以直接杀伤或抑制肿瘤细胞,而且可刺激胸膜间皮细胞增生纤维化,从而使胸膜粘连闭锁,防止积液形成。注入的药物有化疗药、硬化剂、生物反应调节剂、中药等。

(1)化疗药物:常用的有顺铂、博来霉素、氟尿嘧啶、氮芥、塞替哌、多柔比星、VP16 及吉西他滨、长春瑞滨等。不良反应有恶心、呕吐、发热、胸痛及白细胞减少等,还可能会造成部分患者对化疗药物产生耐药性。

(2)生物免疫制剂:对机体刺激轻微,无骨髓抑制和消化道反应等,因此近年来广泛应用于治疗。生物免疫制剂最大的不良反应是发热,也有少数患者出现过敏反应和胸痛等不适,经对症处理后容易缓解。常用药物有以下几类。

1)细胞因子:白细胞介素。

2)肿瘤坏死因子(TNF):干扰素。

3)免疫活性细胞的过继性免疫治疗:免疫活性细胞疗法在恶性肿瘤的免疫治疗中发挥着重要作用,它能够清除手术及放化疗后体内微小残留病灶,甚至使部分晚期、难治性恶性肿瘤得到缓解。肿瘤浸润淋巴细胞的特异性及细胞杀伤活性等已得到临床证实。

4)生物反应调节剂：①短小棒状杆菌。②胞必佳。③高聚金葡素。④A 群链球菌提取物,代表药物力尔凡、沙培林等。

(3)胸膜硬化剂：四环素及其衍生物西环素或米诺四环素。红霉素：通常 1 g 红霉素溶入 50％葡萄糖注射液 20 mL 中,再加利多卡因防止疼痛,有效率达 84％。

(4)其他：除以上所述外,还有自体血、凝血酶、放射性核素制剂、无水乙醇等胸腔内注入,均取得一定的疗效。

(二)手术治疗

非手术疗法有时症状缓解不明显、复发早、治疗周期长,可采用手术方法为主的综合疗法治疗 MPE,特别是胸腔镜手术的出现使得 MPE 的外科治疗出现新的飞跃。

1.传统外科手术治疗

传统手术中胸膜腔腹腔分流术(PPS)简单安全,适用于有"包裹肺综合征"、恶性乳糜胸等胸膜固定术无效的顽固性 MPE 患者。95％患者症状有效减轻,中位生存时间为 4.9 个月,未见腹腔种植转移。通过外科手术综合治疗肺癌伴恶性胸腔积液具有重要临床意义。传统术式中尚有胸膜剥离切除术和胸膜肺切除术,考虑此两种术式仍属于姑息治疗,且创伤大,并发症多而重,故临床上较少应用。

(1)胸腔腹膜腔引流术：在全麻或局部麻醉下进行。在剑突下放置引流管将胸腔和腹膜腔联通,其间有单向阀控制,当胸腔积液增多的时候,压力作用使胸腔积液通过单向阀流向腹腔,利用腹膜和网膜巨大的吸收面积而吸收胸腔积液。另外一种方法是将单向阀改成单向泵,该泵每次可以从胸腔内抽吸约 1500 mL 的液体。该方法的禁忌证是患者不合作,或者胸腔内已经分房分隔,或者胸腔积液内发现较多的白细胞或者脓细胞,或者腹腔内曾经手术腹膜广泛粘连,或者腹腔已经感染,或者患者预期生命期已经很短。

(2)胸膜全肺切除术：主要适用于病变局限在一侧胸腔,患者心肺功能较好,能耐受一侧全肺切除。

手术步骤：取后外侧切口,第 5 肋间进胸。壁层胸膜外剥离,剥离至胸膜顶时,由于粘连紧密,容易牵拉锁骨下动、静脉,应避免造成血管损伤。增厚的胸膜有可能与膈肌、食管、胸主动脉等重要脏器紧密粘连,应避免损伤。剥离到肺门处理肺动静脉时,若粘连严重,解剖不清,可打开心包处理肺血管。最后游离主支气管,钳夹切断。将壁层胸膜连同患肺一并切除,缝合包埋残端。冲洗止血,检查无漏气,置管,关胸。

1)胸膜切除术和胸膜全肺切除术的开始步骤,采用延长的后外侧切口或胸腹联合切口。可以在第 10 肋间另做一平行的开胸切口,可经原皮肤切口或另做一皮肤切口,能增加膈肌的显露。

2)切除第 6 肋后打开胸膜外层面。

3)从胸廓内筋膜上钝性分离壁层胸膜。①当壁层胸膜与胸壁完全分离后,放置胸廓牵开器,于直视下锐性和钝性游离纵隔胸膜。②由肋膈窦胸膜钝性游离出肿瘤。用力牵拉胸膜肿瘤和肺组织,用电刀将肿瘤从膈肌或腹膜上一步步切除。③从各个方向(包括膈肌)充分游离肿瘤之后,打开心包。④肺门血管已从心包内切断。心包牵引线置于心包边缘以免切开后的心包切缘回缩到对侧胸腔。

心包和膈肌缺损已经用修复材料重建。膈肌并不均需要重建,尤其是在右侧完全的心包和腹肌重建。如果膈肌从其肋骨附着点切除,修复材料可用绕过肋骨的缝线固定在胸壁上行胸膜切除及剥脱术,胸膜剥脱与胸膜全肺切除的开始步骤相同。可不必切开心包。当肺与其上面的壁层及膈肌胸膜游离后,进入胸膜腔,用电刀锐性分离结合钝性分离将脏层胸膜肿瘤从肺表面上游离下来。如果大部分膈肌未被切除,在肿瘤切除后可以缝合。这是一项重要的技术,因为尽管膈神经可能在解剖学上完整,但膈肌通常已无功能并将上升,引起术后下叶肺不张。

2.胸腔镜手术

近年来胸腔镜下 MPE 微创治疗的发展克服了传统手术创伤大的缺点,它可以行微创下胸膜剥除,分离胸内粘连,充分吸净胸内积液,尤其是对发现的肺内、胸膜或膈肌的病变,可同时切除送病检,以此明确病因,指导进一步治疗。另一方面,还可借助胸腔镜行胸膜固定术。胸腔镜手术治疗创伤小,并发症少,术后恢复快。因此,认为在大量胸腔积液的患者尤其是顽固性 MPE 以及包裹性胸腔积液患者中,采用胸腔镜的外科治疗是一种安全有效的方法。

(1)适应证:包括大量恶性胸腔积液,诊断不明的胸腔积液,内科治疗效果不佳的恶性胸腔积液。

(2)局限性:如胸膜腔弥漫性粘连(尤其是致密性)、巨大或侵及胸壁的胸部肿瘤、慢性脓胸等;恶性胸腔积液不能肺复张者;胸膜感染性疾病。

(3)手术要点:①麻醉,采用双腔管气管插管静脉复合麻醉。②体位及切口,健侧卧位或术侧在上正侧卧位,通常采用 3 个切口:第一切口位于第 8 肋间腋中线处,置入 0°或 30°胸腔镜;第二切口位于腋前线和乳头中线之间,用于置入操作器械;第三切口位于肩胛线下一个肋间。切口选择是灵活的,可以根据探查结果灵活决定。

(三)手术方法

1.机械摩擦法

在胸腔镜观察下,以第三切口进行牵引肺组织,更好地暴露胸膜。以胸腔镜下长钳钳夹干纱布球或金属球,在监视器观察下对壁层及脏层胸膜进行反复摩擦,上至胸腔顶部,下至膈肌,壁层胸膜的被摩擦程度以镜下看到胸壁的充血和少许渗血为止。全胸膜摩擦后观察胸壁是否有活动性出血,渗血过大处应电凝止血。摩擦法大都配合化学法或滑石粉法,以取得更好疗效。

2.滑石粉法

通过管道将 0.5～5 g 的滑石粉均匀地喷在胸膜上,可以造成特别有效并不可逆的转变,使胸膜紧密粘连难以二次开胸,因此预计可能再次开胸的不采用。滑石粉胸膜固定术的成功率高达 95%。常见的不良反应是发热或胸痛。

3.化学法

通过管道将顺铂、葡萄糖或四环素等化学药品均匀地涂布在胸膜上,使两层胸膜紧密粘连。

4.胸膜剥脱术

是处理恶性胸腔积液最有效的方法。一般将 0.9% 的生理盐水注入壁层胸膜下,使胸膜和胸壁之间形成水囊,壁层胸膜全层从胸壁自然脱离,反复在全胸壁和纵隔胸膜下注水,平均注入生理盐水 500 mL,对凝血功能差的注入止血药或血压不高者加入肾上腺素或垂体后叶素;以纱球或内镜钳在胸膜下做钝性推剥游离,剥除全层胸膜及切除之,最后检查剥离面,止血。

5.并发症及处理

胸腔镜治疗恶性胸腔积液并发症较轻,常见的有出血、发热、胸痛、心律失常、脓胸、切口感染、皮下气肿、癌细胞切口种植等,使用滑石粉的患者会有发热胸痛,可用吲哚美辛对症治疗,胸腔积液引流较多者应该延长胸管留置时间,使胸膜与胸壁充分接触粘连,肺不张者可加负压吸引,促进肺扩张,与胸壁粘连。

(四)预后

恶性胸腔积液的预后大多与病理有关。乳腺癌引起的中间生存期大约在 1 年或 1 年以上;卵巢癌引起的恶性胸腔积液大概在 9 个月,胃癌等消化道恶性肿瘤和肺癌引起的一般中间生存期小于 3 个月。

就减轻症状及减少疼痛方面,传统手术组并不优于胸膜固定组,姑息手术如肿瘤局部切除往往和胸膜固定术同时进行。胸腔积液的 pH<7.2 或胸腔积液的葡萄糖含量<3.3 mmol/L 预示胸膜固定术的成功率低,对于肺不能完全扩张的患者胸腔镜下综合治疗也可以收到改善病情的效果。笔者的体会是胸腔镜下多种方法结合治疗可以取得较好的效果,患者的胸闷等症状明显减轻,由于蛋白丢失的减少,患者体质可以得到改善,生活质量大大提高,甚至可以接受进一步的放化疗。笔者的经验中少量患者经胸腔镜下胸膜固定术后综合治疗可以达到 5 年以上的生存期。

第七节　电视胸腔镜技术在胸外伤诊治中的应用

一、微创技术在胸外伤诊治中的概况

胸部创伤无论在战时或平时均占有重要的地位,其病情危重,死亡率高,是威胁生命的重要杀手。Smith 和 Graeben 等人于 1993 年首先报道电视胸腔镜手术(VATS)在胸部创伤中应用。VATS 在胸部创伤中改变了传统先观察再开胸的模式,使诊断与治疗有机结合;改变了创伤大而探查阴性的结果,因此 20 世纪 90 年代后期,电视胸腔镜技术被国内外医师应用于急性开放性血胸、进行性血胸、凝固性血胸、创伤性气胸、肺裂伤、创伤性膈肌破裂、气管裂伤、支气管裂伤、创伤性浮动胸壁、心脏大血管损伤、创伤性乳糜胸与创伤后脓胸等多种类型的胸外伤治疗。随着胸腔镜的技术发展,对于外伤合并的胸内损伤似乎并不存在太多的技术问题,有经验的腔镜医师可以在腔镜下完成肺叶切除、肺段切除,甚至复杂的气管袖状成形、血管成形等,因此胸腔镜治疗胸部外伤的主要难点集中在如何在腔镜下完成对骨折肋骨及胸骨的固定及适应证选择。至今对于肋骨骨折常常采用常规大切口,开胸后采用克氏针、骨板环抱器、记忆合金骨板、可吸收肋骨钉等不同方法对骨折进行固定,开胸时开胸器势必将没有移位的骨折肋骨撑断分离加重创伤,增加固定根数及花费,创伤大不符合损伤控制外科(DC)理念。但胸腔镜下复位固定骨折肋骨,将面临如下挑战:如何去选择适合腔镜下固定的肋骨骨折患者? 适应证如何? 如何腔镜下控制肋间血管出血? 如何从腔镜下游离剥离肋骨? 如何在镜下进行牵开? 用什么样的器械? 用什么固定材料? 用什么样的方法固定? 近年来针对这些问题做了有益的探索。

二、肋骨骨折胸腔镜手术适应证选择

（一）VATS 在胸部创伤中的适应证

（1）诊断和处理膈肌损伤。

（2）控制胸腔内出血。

（3）清除凝固性血胸。

（4）取出胸内异物。

（5）治疗创伤性乳糜胸。

（6）治疗张力性气胸、创伤后脓胸。

（7）诊断胸腹联合伤。

（8）肺裂伤修补，气管、支气管裂伤修补。

（9）治疗创伤性浮动胸壁。

（10）心脏大血管损伤、心脏投影区的穿透性胸外伤，血流动力学稳定而又怀疑心脏损伤的患者，运用电视胸腔镜不仅可以帮助诊断是否存在心脏损伤，对于一个有经验的医生来说，胸腔镜剑突下心包开窗（TPW）是取代传统的剑突下心包开窗（SPW）的好办法。

（二）VATS 在胸部创伤中的禁忌证

（1）大量血胸伴休克，且经快速输血、补液等处理仍无好转，临床上怀疑心脏大血管损伤者。

（2）血胸伴心包填塞，疑为心脏穿透性损伤者。

（3）胸廓入口处血管损伤所致血胸。

（4）怀疑有气管、支气管、食管损伤以及膈肌损伤，短时间不能在腔镜下完成修复且危及患者生命。

（三）基于影像学分区的胸腔镜下肋骨骨折内固定适应证选择

根据胸正位片将肋骨骨折范围进行如下分区。

1. 胸骨区

左右胸骨线间的区域。主要结构是胸骨，胸骨骨折时可以在胸腔镜引导下复位固定，也可以选择开放性手术与肋骨骨折同期手术。

2. 胸骨旁线区及脊柱旁区

胸骨线与锁骨中线间的垂线前后投影区。上界：第二肋下缘；下界：膈肌顶；左右界：胸骨线与锁骨中线。前胸部投影区即胸骨旁线区主要是肋软骨及软肋结合部，重要血管有胸廓内动静脉。这一部位的骨折常常合并胸骨骨折或连枷胸。由于软骨部两端分别与胸骨和肋骨软骨结合部相连，骨折的肋软骨没有骨髓腔，在固定材料选择时要慎重选择肋骨钉做固定材料。笔者用自制空心针头掏出凹槽再插入固定，效果尚满意，但尽量选择较细骨钉，常用带针粗线直接缝合，当使用环抱器固定时，如骨折离胸骨端太近，要同时固定胸骨端，否则稳定强度不够。

3. 肩胛区

被肩胛骨遮挡的区域。肩胛骨遮挡常常不造成连枷胸，由于肩胛遮挡不适合腔镜下操作，如不合并脏器血管损伤，骨折移位不明显，常常不需要固定，如需固定，由于肩胛遮挡，以开胸手术为首选。

4.锁骨区

锁骨及第1、第2肋骨间区域,这一区域的肋骨骨折几乎不影响胸廓的稳定性,常合并锁骨骨折,如不合并血管神经损伤常不需要手术。由于锁骨遮挡及出入胸腔的血管神经,这一部位的骨折不适合腔镜下手术。

5.膈肌区

第11、第12肋所在区域,由于浮动肋骨骨折概率较低,且不影响胸廓稳定性,常常不需要做特殊固定,但要警惕肋间血管,低位椎体旁肋间动脉的出血属于重大损伤,常常使止血变得异常困难,由于膈肌遮挡不适合腔镜下操作。

6.非遮挡区

以上5种分区以外的区域。对于这一部位的骨折,胸腔镜手术或胸腔镜辅助是很好的选择,但实际情况还要考虑创伤的复杂性、手术时间、出血量、器官损伤、有无气管断裂等。可吸收肋骨钉及环抱器是很好的固定材料。对于断面较齐的有移位横行骨折,3 cm以内较短的劈裂或斜型骨折,合并线性胸骨骨折,可吸收骨钉是首选固定材料;对粉碎性骨折和>3 cm较长劈裂斜型骨折,环抱器可以提供良好的固定及稳定性;软骨部、老年骨皮质较薄骨折应慎用肋骨钉,采用环抱合金骨板固定时要同时固定胸骨端,笔者常采用双股7号丝线直接缝合骨折软骨。

需要说明的是,本文探讨的是分区指导下的一般治疗原则,肋骨骨折可呈多个区域骨折或伴有双侧胸部肋骨骨折及创伤性湿肺,当伴有气管断裂、肺裂伤时,保留肺叶的肺裂伤缝合技术可以最大限度地保存肺功能。特别当伴有大血管、胸内脏器损伤及多发复合伤时,具体的方案制订还要遵循急诊急救、创伤控制的一些基本原则,不可拘泥于此分区。

三、胸腔镜下肋骨骨折内固定关键技术

(一)关键操作技术

根据影像学检查设计进镜孔,胸腔下观察肋骨骨折的位置并用指压或定位针穿刺,精准定位后设计皮肤操作孔切口,逐层切开胸壁各层肌肉,于肋骨表面用手指或器械潜行分离肋骨与肌肉之间的潜在层面,用手指分离会师,用牵引带穿过切口适当悬吊牵拉,即可形成一个潜在的操作平面,可以获得更好的显露空间。穿梭法控制肋间血管出血(图1-30)。胸腔镜下探查血胸、肺裂伤等情况并作相应处理,剥离骨膜游离骨断端,牵引(图1-31),复位,选择不同型号的肋镍钛记忆合金骨板进行肋骨内侧面、外侧面,或用肋骨钉进行固定。

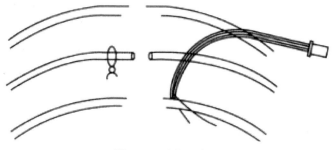

图1-30　肋间示意图

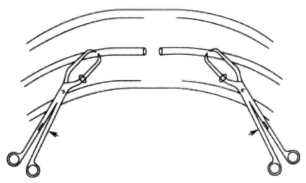

图 1-31 牵引示意图

（二）切口选择技术

胸腔镜下手术切口分为两类,一类与腔镜辅助手术类似,但不撑开肋骨且具有切口更小、更微创的特点;另一类是全胸腔镜下骨钉骨板经肋骨外侧面及内侧面植入固定技术。腔镜辅助手术常常在胸腔镜探查后,选择骨折移位明显的位置并兼顾上下骨折肋骨,在开放手术切口基础上演变后,做适当长度小切口,除手术切口比常规切口小外,更大的意义在于不用开胸器撑开肋骨,使有断裂但没有移位的骨折不因撑开而造成二次创伤移位,增加手术固定成本。

全腔镜手术切口选择技巧。①根据骨折端位置、可能出现的胸内脏器血管损伤,综合考虑切口布局,操作孔可以 3~5 个。如骨折段不多,争取固定移位严重肋骨,多根多段时可采用"重点固定法",即只固定主要的支撑肋骨,而对其上、下两端 1~2 根移位不明显的断裂肋骨不予固定。②常常在胸腔镜探查选择骨折移位明显的位置并兼顾上下骨折肋骨,做适当长度小切口,最好操作孔及进镜孔处有骨折断端,方便内外结合固定,节省手术时间。③要考虑出血脏器损伤的部位,方便止血修补或中转开胸。④固定环抱器尽可能不直接正对切口。

（三）肋骨断端的显露——皮肤切口牵移及隧道技术

每一个选定的切口均可以其为中心在任意方向牵拉 3 cm 左右,儿童和老年患者有更好的牵拉度,多个相邻的操作孔加潜在的分离隧道,可以提供一个相对良好的操作层面。在非遮挡区可以提供一定程度的操作空间。

（四）内外穿梭绑技术控制肋间血管出血

将胸腔镜下胸内潜行套管引线器(也可以用蚊式钳或腹壁缝合器代替),针尖从距骨折断端 3 cm 处的肋骨上缘穿入胸腔,将引线钩插入套管出头后,在腔镜下将 1 号可吸收缝线卡入线钩卡槽中,退入导管内,将针连同线钩拉入肌肉层,在肌肉间潜行穿入下一肋骨上缘,再次穿入胸腔,将线从卡槽取出,用推结器在胸腔内打结,完成一次往返缝合。依次可将另一断端缝合捆绑,控制两骨折断端肋间血管出血。可吸收线的另一作用是防止肋间神经同血管一起被捆绑引起的顽固性疼痛。这种穿梭于胸腔内外的捆绑法,也可以在固定后起到加强稳定肋骨断端的作用。

肋骨骨膜的剥离牵开:固定前要对需牵引固定的骨折肋骨断端进行适当的游离,游离后才可以方便用肋骨钉、肋骨板对骨段进行固定。外侧面固定用普通肋骨剥离器剥离即可,内侧面固定需用特制的多角度剥离头以适应腔镜下肋骨的不同角度及曲度,便于对骨折断端的肋骨剥离,同时便于吸引渗血保护肋间血管及神经。胸腔镜手术肋骨骨折固定的肋骨牵开是手术的难点之一,术中应用腔镜下牵开钳,可以避免为暴露肋骨延长切口或过多地游离肋骨,是目前较为理想的牵开方法。

固定材料及选择:可吸收肋骨钉内固定手术如选择好适应证,是一个很完美的固定方法,术后胸片没有环抱器的金属影像,插入髓腔对肋间神经刺激较小,感染率低,相容性好,插入较为方便,但对于粉碎性长劈裂型的骨折不能应用,环抱器外侧面固定肋骨也较为方便。

四、Su's 全胸腔镜下肋骨骨折骨板骨钉胸腔内植入固定技术

苏志勇尝试采用自行设计的专利产品胸腔镜下内植入式镍钛可记忆合金肋骨板作为固定材料。从胸腔内肋骨内侧面采用骨钉骨板对骨折动物进行固定,目前从技术角度在选择性肋骨骨折病例是完全可行的,通过抛砖引玉地尝试提供了一种新的思路,希望能有更多的医生及工程材料学者共同参与完善此项技术。

(一)专利器械包

(1)胸腔镜下胸内潜行套管引线器(专利号 201120265234.0)。

(2)胸腔镜下多角度肋骨骨膜剥离吸引器(专利号 201120273386.5)。

(3)胸腔镜下多角度肋骨断端螺钉螺母牵拉器(专利号 201120264867.x)。

(4)全腔镜下肋骨断端抬举切割器(专利号 201120262126.8)。

(5)胸腔镜下巾钳式肋骨断端牵开钳(专利号 201120278361.4)。

(6)胸腔镜下内植入式镍钛记忆合金肋骨板(专利号 201120271141.9)。

(7)胸腔镜下多角度肋骨断端扩髓器(专利号:201120274235.1)。

(8)胸腔镜下多角度骨钉骨板抓持钳(专利号:201120277786.3)。

(二)操作方法

(1)腔镜下控制肋骨骨折两端的肋间血管出血,防止游离、牵引、固定时出血。所用专利器械:胸腔镜下胸内潜行套管引线器(图1-32)。

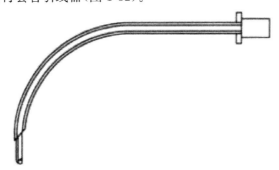

图 1-32　引线钩、穿刺外套管针组成

将胸腔镜下胸内潜行套管引线器针尖从距骨折断端 3 cm 处的肋骨上缘穿入胸腔,将引线钩插入套管出头后,在腔镜下将 1 号可吸收缝线卡入线钩卡槽中,退入导管内,将针连同线钩拉入肌肉层,在肌肉间潜行穿入下一肋骨上缘,再次穿入胸腔,将线从卡槽取出,用推结器在胸腔内打结,完成一次往返缝合,依次可将另一断端缝合捆绑,控制两骨折断端肋间血管出血(图1-33)。可吸收线的另一作用是防止肋间神经同血管一起被捆绑引起的顽固性疼痛。这种穿梭于胸腔内外的捆绑法,也可以在固定后起到加强稳定肋骨断端的作用。

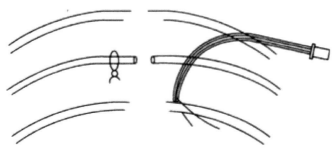

图 1-33　控制两骨折断端肋间血管出血

（2）肋骨断端游离所用专利器械。胸腔镜下多角度肋骨骨膜剥离吸引器（图 1-34），其由管状吸引器杆、剥离头、剥离缘组成，管状吸引器杆下壁延伸为剥离头，剥离头分为矩形、半圆形及猫耳形，剥离缘为斜面锐缘。

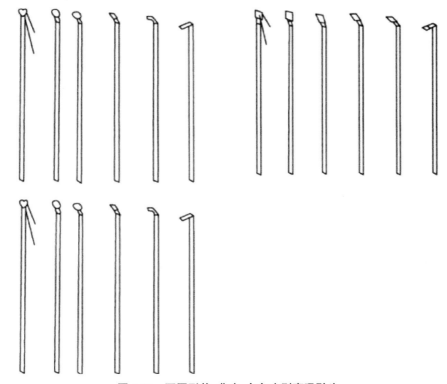

图 1-34　不同形状、曲度、多角度剥离吸引头

使用时尽可能避开已捆绑后的肋间血管神经，对需牵引固定的骨折肋骨断端进行适当的游离，游离后才可以方便用肋骨钉、肋骨板对骨折段进行固定。多角度剥离头适应了腔镜下肋骨的不同角度及曲度，便于对骨折断端的肋骨剥离，同时便于吸引渗血，保护肋间血管神经。

（三）肋骨断端的牵开

1. 胸腔镜下巾钳式肋骨断端牵开器

（1）结构：胸腔镜下巾钳式肋骨断端牵开器由锥针状咬合头、咬合翼、连接关节、钳翼、钳翼固定螺钉、调节螺母、定位螺母、环形手柄组成（图 1-35）。

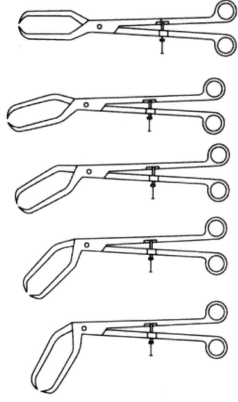

图 1-35 胸腔镜下巾钳式肋骨断端牵开器

（2）操作方法及作用：选择和肋骨角度、曲度及胸壁厚度相匹配的巾钳式肋骨断端牵开器，从设计好的操作孔在胸腔镜引导下，将锥针状咬合头及部分咬合翼下齿距骨折断端 3 cm 插入胸腔，咬住肋骨断端胸内面肋骨，锥针状咬合头上齿从体外皮肤肌肉刺入后咬合住肋骨外侧面（图 1-36），调整角度后合拢钳体，牵拉后可以使肋骨断端分离及合拢，方便下一步对位固定。

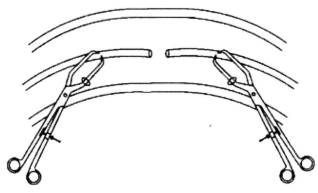

图 1-36 牵开器示意图

2.胸腔镜下肋骨断端抬举切割器

（1）结构：胸腔镜下肋骨断端抬举切割器（图 1-37）由手柄、连接杆、U 状叉形螺纹头、凹陷直槽、线锯孔组成。

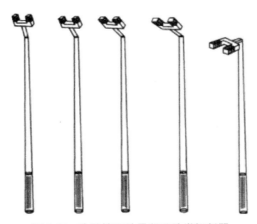

图 1-37　胸腔镜下肋骨断端抬举切割器

（2）操作方法及作用：选择合适型号的胸腔镜下肋骨断端抬举切割牵拉器，从设计好的操作孔在胸腔镜操作下接近骨折断端，从下将肋骨断端托举抵住，为螺纹钉从体外钻入提供反相作用力（图 1-38）；另外一个作用是：其顶端的线锯孔可以穿过线锯，方便修剪切除部分碎裂不规整的肋骨残端，使断缘整齐，皮肤定位后用电钻将合适型号的螺钉距离肋骨断端 2～3 cm处钻入胸腔 1～3 cm。选择和肋骨曲度、角度相匹配的胸腔镜下多角度肋骨断端螺母牵拉器，将螺钉进一步钻入螺母，使其稳妥连成一体，通过连接杆胸内外牵拉螺钉使肋骨断端分离及合拢，方便下一步用接骨板固定及扩髓将骨钉插入使螺纹钉钻入胸腔（图 1-39）。

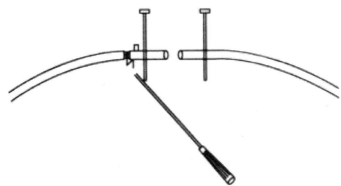

图 1-38　螺纹钉从体外钻入提供反相作用力

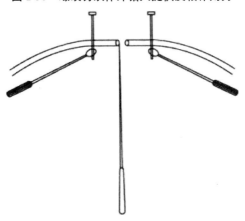

图 1-39　胸腔镜下多角度肋骨断端螺钉螺母牵拉器

（四）固定材料及选择

根据既往开胸手术的研究,对于 A 类骨折,即断面较齐的有移位的横行骨折、3 cm 以内较短的劈裂或斜型骨折、线形胸骨骨折,选用聚左旋乳酸可吸收肋骨钉(商品名 GRANDFIX)作为固定材料。对于 B 类骨折,即粉碎性骨折和>3 cm 较长的劈裂斜型骨折,采用自行设计的专利产品胸腔镜下内植入式镍钛可记忆合金肋骨板作为固定材料。

（五）固定方法

(1)胸腔镜下内植入式镍钛可记忆合金肋骨板由支撑接骨板、抱臂、接骨板孔、抱臂孔、可吸收牵引线组成,支撑接骨板的两边侧对称分布有 4 对抱臂,抱臂前端呈三角形尖锥状,抱臂前端钻有抱臂孔。抱臂孔及接骨板孔穿入 1 号压合好的可吸收牵引线(图 1-40)。整体采用钛镍形状记忆合金材料制成,利用形状记忆合金的记忆功能,在 0~4 ℃冷水中可以变得细小、柔软,能展开环抱臂,使开口大于断骨直径,当植入体内其升至人体温度时,环抱臂能自动回复到原来的压合抱拢形状,从而在骨折处将碎骨块环抱加压复位固定。

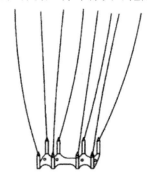

图 1-40 胸腔镜下内植入式镍钛可记忆合金肋骨板

操作方法:首先从三维重建肋骨 CT 或胸片量取要固定肋骨断端的宽度厚度,选用适合型号的镍钛可记忆合金肋骨板,使用时冰盐水下将抱臂撑开塑形,将其放入盛有冰水的腔镜专用标本收集袋中,将收集袋送至胸腔内断端骨折处,敞开收集袋,用胸腔镜下潜行引线器将抱臂牵引线从骨折处肋骨上下缘引出胸腔外(图 1-41)。使用胸腔镜下多角度骨钉骨板抓持钳协助,调整好需要固定肋骨的边距角度后迅速将线拉紧,使抱臂尖端刺入骨折肋骨上下缘,随着体温升高,记忆合金抱臂将收拢,将骨折肋骨断端环抱,起到固定作用。

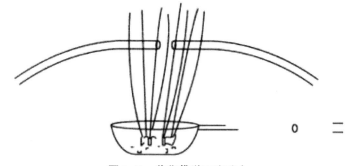

图 1-41 收集袋送至胸腔内

(2)使用可吸收肋骨钉固定。

1)使用器械:①胸腔镜下多角度肋骨断端扩髓器是一种胸腔镜下专用多角度肋骨断端扩髓器,由手柄、连接杆、枪刺状扩髓头组成(图 1-42)。②胸腔镜下多角度骨钉骨板抓持钳由双环状手柄、手柄咬合齿、钳翼、菱形三关节、凹形内齿状持钉头组成。凹形内齿闭合时可以将骨钉夹持其内(图 1-43)。

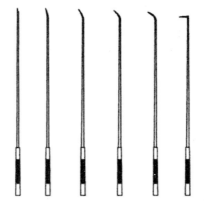

图 1-42 胸腔镜下多角度肋骨断端扩髓器

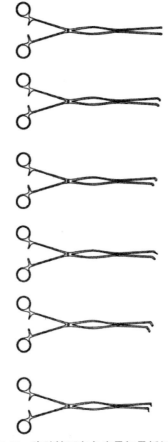

图 1-43 胸腔镜下多角度骨钉骨板抓持钳

2)操作方法:选择合适肋骨曲度、角度的胸腔镜下肋骨断端扩髓器,从设计好的操作孔在胸腔镜下接近骨折断端,牵开断端肋骨,在两骨折断端扩髓后牵开肋骨,用胸腔镜下多角度骨钉骨板抓持钳将肋骨钉夹持后插入,再用胸腔镜下胸内潜行套管引线器多次穿刺引线加强捆绑,提高稳定性。

初步结果显示,该方法从技术角度上,在部分选择的病例中完全可行,但还不能取代重症复合外伤常规开胸的地位,还需逐渐成熟改进,进一步设计更好的腔镜下器械来校正固定时的偏移、术中拆除后的二次植入;术后部分需要二次取出时的镜下操作器械;更好的切口入路;大样本病例在稳定强度、恢复时间、康复指标、功能改善、并发症、远期疗效上与开胸进行对比,完成手术,术后胸片满意痊愈出院。

五、胸腔镜下编织牵引技术治疗肋骨骨折

肋骨骨折肋间血管出血、长劈裂性骨折、无移位的骨折都是胸部创伤中的常见情况,曾报道胸腔镜下利用可吸收线在胸腔镜下套管引线器导引下穿梭于胸内外骨折断端,用推结器在胸腔内打结,用来控制两骨折断端肋间血管出血,同时起到固定后加强稳定肋骨断端的作用。单纯捆绑可以用于移位不明显或劈裂性骨折伴或不伴有活动性出血的肋骨骨折,无论是捆绑固定作用还是止血作用都是很好的方法,编织捆绑牵引技术在处理这类骨折时有其独特优势。特别是对肋间血管活动性出血病情危重不能长时间耐受复杂固定手术患者,采用这种方法,方便快捷花费少,是很好的应对策略。手术完毕时,不同肋骨的编织捆绑线间互相拉拢打结,对浮动的肋骨能起到一定的抬举稳定作用,术后辅以呼吸机治疗,符合损伤控制原则,可以取得较好效果。

骨折断端牵引复位是腔镜下固定的主要难点之一,曾报道专利牵开钳牵引法,从牵引方式、复位牵引力度上是胸腔镜下骨折牵引理想的解决策略。近年来又设计采用可吸收线捆绑肋骨断端,再从远端皮肤穿出体外,用止血钳缠绕后用于牵引,方法简单,有很好的牵引力度及角度方向变形性,可以使肋骨断端很好地牵开暴露,使肋骨牵开复位,方便下一步用环抱器肋骨板固定。这一方法在牵引时可以达到牵开目的,但在复位力量、瞬间对合爆发力量上较牵开钳差;采用肋骨钉固定时,其要求瞬间对合力较高,所以这种牵开方法更适用于环抱器固定的操作。

胸腔镜下编织牵引技术操作如下。

(1)内外穿梭捆绑技术将单股或双股1号可吸收缝合线放入腹壁缝合器沟槽内,将其锁定后针尖距骨折断端3 cm处的肋骨上缘穿入胸腔,释放引线,将腹壁缝合器引线钩从肋骨下缘避开肋间血管再次插入胸腔,将可吸收线放入卡槽内拖出肋骨外打结,完成一次往返缝合。依次可将另一断端缝合捆绑,控制两骨折断端肋间血管出血。可吸收线的另一作用是防止肋间神经同血管一起被捆绑引起的顽固性疼痛。这种穿梭于胸腔内外的捆绑法,既可以控制肋间血管出血及加强固定,又起到加强稳定肋骨断端、防止移位的作用。

(2)可吸收线牵引方法。将单股或双股1号可吸收缝合线放入腹壁缝合沟槽内,将其锁定后针尖距骨折断端3 cm处的肋骨上缘穿入胸腔,释放引线,将腹壁缝合器引线钩从肋骨下缘避开肋间血管再次插入胸腔,将可吸收线放入卡槽内拖出肋骨外打结,选择距打结点3 cm以外皮肤,将腹壁缝合器引线钩潜行穿进皮肤肌肉,将1号可吸收缝线卡入线钩卡槽中,退入导管内,拉出皮肤外用止血钳缠绕后可用于牵引。当牵引或复位力度或瞬间爆发合拢复位力度不足时,可以辅以专利牵开钳。

六、胸腔镜下胸骨骨折固定技术

胸骨骨折由Guilt于1864年首次报道,既往被认为罕见并且伴有严重创伤。随着交通工

具的迅速发展,胸骨骨折发病率有所增加,多因直接暴力撞击挤压,如高处坠落、重物砸伤,特别是汽车紧急减速时,驾驶员前胸撞击方向盘造成所谓"方向盘骨折"或安全带所致"安全带综合征",也有间接暴力引起者。脊柱过度屈曲也可造成胸骨骨折。

胸骨各处均可发生骨折,但最多见部位是胸骨体部及胸骨柄与胸骨体交界处。多为横行骨折,胸骨柄骨折由于锁骨和肩胛骨支撑和缓冲作用,且第1或第2肋骨骨折机会较少,故移位的机会很少。胸骨体骨折如果伴肋软骨或肋骨骨折,则易发生移位;胸骨及与其相连接的两侧肋骨或肋软骨均发生骨折,可引起反常呼吸运动:即吸气时胸膜腔内负压增高,软化的胸壁向内凹陷,呼气时胸腔内负压减低,使该处胸壁向外凸起,这与其他部位的胸壁活动相反,称为反常呼吸运动,又称为连枷胸。这种损伤多是在强大直接暴力下造成的。胸壁浮动破坏了胸廓机械运动的稳定性,呼吸道阻力增加使呼吸效能减低,通气功能受损而产生严重缺氧,通气功能受损加上并发的肺损伤更加重了呼吸功能的紊乱,造成严重的低氧血症。

胸骨的影像学检查一般采用X线常规摄片、CT等。常规X线胸骨摄片虽然可以显示胸骨,但仍存在较大局限性:胸骨与胸部的纵隔、脊柱、肺组织等重叠,加之胸骨密度较低,造成胸骨的显示不如其他部位骨骼显示清晰,对于没有错位的细微骨折线,X线片无法显示。CT特别是多层螺旋CT扫描能观察到胸骨及其周边脏器的改变,对检查胸骨骨折具有不可比拟的优越性,但常规CT轴位诊断时也出现漏诊,其中多为横行且未发生移位的骨折。多平面重建影像处理技术可从任意方位、任意层面观察胸骨骨折的情况,对于胸骨骨折的检出更加准确,尤其对横行及未发生分离移位的骨折较常规CT更为敏感,弥补了轴位CT检查的不足,为临床诊断和进一步治疗提供更准确和更全面的影像学依据。胸骨外伤患者多为急诊,部分患者难以配合检查,在图像中会出现呼吸伪影、运动伪影,这时需要与骨折相鉴别。胸骨骨折多为胸骨前后缘同时断裂,骨折线影不会超过胸骨范围外。因此,在阅读胸骨外伤患者的CT图像时,应注意全面观察,排除伪影后,方可根据患者资料做出相应诊断。在临床实际工作中,对伤势严重且有复合伤的患者,应首选CT检查,以防止过多搬动而造成损伤加重,同时严重外伤患者往往无法采用常规X线胸骨摄片,CT检查变得更为实用和有效。多层螺旋CT在螺旋CT容积扫描基础上横断面成像、矢状面成像、VRT成像联合应用,对胸骨骨折的检出率可达100%,避免了普通X线片对胸骨骨折的漏诊。同时多层螺旋CT容积扫描后处理技术重建图像也能显示胸部其他损伤情况,如肋骨骨折、胸腔积液、肺挫裂伤等。对于危重或移动不便的患者,B超也是一种简便易行的诊断方法。

（一）适应证选择

胸腔镜下治疗胸骨骨折目前并无统一的标准,经验是:①有移位的胸骨骨折伴有复合伤如肋骨骨折、胸腔活动性出血、肺裂伤、心包膈肌等能在胸腔镜下修复的脏器损伤。②单纯有移位的胸骨骨折,主要用于术中观察位置,可以把切口做得更微创,同时便于观察断端、乳内动静脉、心包,防止螺钉及复位造成的二次损伤。③对于前胸壁胸骨、肋骨双侧复合伤特别伴有胸壁化的患者,NUSS手术加复位钢板翻转稳定是否有应用价值值得深入探讨。对于这类骨折,目前多采用开放手术或呼吸机治疗。

（二）麻醉及手术操作

常规采用手术双腔气管插管静吸复合麻醉,根据影像学检查确定是否有胸内复合伤,特别注意心脏的损伤,常规进行心脏超声及心肌酶检查,胸骨CT重建三维成像测量胸骨厚度、宽度、骨折线形态,以方便选择锁定钛板。对于单纯胸骨骨折,常为避免心脏干扰而把进镜孔选在右侧腋中线第6、第7肋间,采用单操作孔,胸腔下观察胸骨骨折的位置并用指压或定位针穿刺,精准定位后设计皮肤操作孔切口,切口在3 cm左右,与胸骨表面用手指或器械潜行分离胸骨与皮肤之间的潜在层面,可形成一个潜在的操作平面,利用皮肤的游移性,可以获得更好的显露空间。如有胸内损伤,应优先处理,如胸腔镜下探查血胸、肺裂伤等情况并作相应处理。胸骨骨膜大多不需要游离,陈旧性骨折常需要游离骨膜骨痂后才能牵开胸骨,避开乳内动静脉,在胸腔镜下将其牵引抬举复位,选择适配型号的锁定骨板和螺钉,用导向器引导钻孔,螺钉加压锁定骨板,胸腔镜胸内观察螺钉是否过长危及心脏,术中常规摄片检验复位固定效果,术毕碘伏浸泡消毒,逐层关闭切口,术后第一天常规摄胸正侧位X线片,直至切口痊愈出院。

第二章　神经外科疾病

第一节　原发性脑损伤

一、脑震荡

1.损伤机制

暴力导致脑干网状结构受损,引起意识障碍。

2.临床表现

(1)轻度意识障碍,昏迷不超过 30 分钟。

(2)逆行性遗忘。

(3)自主神经和脑干功能紊乱。

(4)神经系统检查无异常发现。

(5)腰穿和 CT 检查无异常发现。

3.治疗

卧床休息,对症治疗。

二、脑挫裂伤

1.损伤机制

暴力作用于头部,在暴力打击部位和对冲部位的脑表面皮质出现脑挫裂伤。当脑皮质与软脑膜保持完整时,称为脑挫伤,当脑实质破损、断裂,软脑膜撕裂时,称为脑裂伤。

2.病理特点

(1)早期:伤后数日内脑组织以出血、水肿及坏死为主要变化,镜下可见脑组织出血,脑皮质分层不清或消失,神经细胞大片消失或缺血性变,神经轴索肿胀、断裂、崩解,髓鞘脱失,星形细胞变形,少突胶质细胞变形,血管充血水肿,血管周围间隙扩大。

(2)中期:伤后数日至数周,损伤部位出现修复性变化,损伤区域脑组织液化,水肿液化坏死区由瘢痕组织修复,蛛网膜机化增厚与脑组织粘连,镜下损伤区皮层结构消失,小胶质细胞增生形成格子细胞,吞噬崩解的髓鞘及细胞碎片,星形细胞与少突胶质细胞增生肥大,白细胞浸润。

(3)伤后数月、数年:伤灶脑回呈萎缩状,脑膜增厚形成瘢痕并与萎缩脑组织粘连,伤灶小者仅留瘢痕,伤灶大者形成囊肿。

3.临床表现

(1)意识障碍:伤后多立即昏迷,持续的时间和深度与损伤的部位、范围和程度有关。

(2)头痛、恶心、呕吐。

(3)局灶性神经系统体征:偏瘫、失语、感觉障碍、视野缺损等。

(4)生命体征改变。

(5)癫痫发作。

(6)脑膜刺激征。

4.辅助检查

(1)脑脊液检查:颅内压增高和血性脑脊液。

(2)颅骨 X 线平片:可发现颅骨骨折、颅内生理钙化斑移位。

(3)CT 检查:为首选检查方法。可清楚显示脑挫裂伤的部位、程度、脑水肿和脑受压情况。脑挫裂伤区可见点状高密度区,或高密度和低密度混杂区。

(4)MRI:对于显示小的出血灶、早期脑水肿、颅后窝结构具有一定优势。

5.诊断与鉴别诊断

(1)诊断:根据头部外伤史、临床表现及 CT 检查结果可作出诊断。

(2)鉴别诊断。①与脑震荡鉴别:脑挫裂伤昏迷时间长,多有神经系统阳性体征,脑脊液检查有红细胞,CT 有典型表现。②与颅内血肿鉴别:颅内血肿多有中间清醒期,CT 可见团块状高密度影。

6.治疗

(1)非手术治疗。①密切观察病情变化,动态复查 CT。②保持呼吸道通畅。③减轻脑水肿,降低颅内压,脱水、激素、亚低温治疗。④对症处理高热、躁动、癫痫等。

(2)手术治疗。

1)手术指征:①患者意识障碍逐渐加深,保守治疗无效。②CT 提示脑水肿严重,中线移位明显。③脑挫裂伤合并颅内血肿容量超过 30 mL。④颅内压监测压力超过 4.0 kPa。

2)手术方式:开颅探查,去骨瓣减压,碎化坏死脑组织清除。

三、原发性脑干伤

1.损伤机制

(1)直接暴力损伤:直接损伤、加速伤、减速伤、旋转伤。

(2)间接暴力损伤:脑脊液冲击损伤、挥鞭样损伤、脊柱传递损伤。

2.病理变化

脑干损伤后的病理变化可轻可重。轻者仅有显微镜下可见的脑实质内小的点状出血和局限性水肿,甚至病理形态学上并无明显变化。重者可见脑干内神经结构的断裂,局灶性或大片出血、水肿和软化。

3.临床表现

(1)意识障碍:伤后呈持续性昏迷状态,无中间清醒期,昏迷时间长短不一。

(2)瞳孔和眼球活动异常:瞳孔时大时小,形态不规则,或两侧不等大,对光反射消失;眼球位置异常表现为眼球分离、双眼偏斜或凝视麻痹。

(3)去大脑强直:阵发性四肢强直性直伸,双上肢内收前旋,双足过度跖屈,颈后仰。

(4)锥体束征:肢体瘫痪,肌张力增高,腱反射亢进,病理反射阳性,严重时呈弛缓状态。

(5)生命体征变化。①呼吸功能紊乱:呼吸节律紊乱、病理性呼吸。②循环功能紊乱:血压明显波动、心率增快或迟缓。③体温变化:高热或体温低下。④内脏症状:消化道出血、顽固性呃逆、神经源性肺水肿。

4.辅助检查

(1)颅骨 X 线平片:显示后颅窝骨折,环椎、枢椎骨折,可提示脑干损伤。

（2）头颅 CT：对于脑干损伤诊断困难，虽然不能完全显示细微脑干损伤，但可通过周围脑池及第四脑室受压变形来推测脑干损伤。

（3）头颅 MRI：能显示脑干结构的形态改变，判断损伤程度，诊断价值优于 CT 检查。

（4）诱发电位：脑干听觉诱发电位能反映脑干的电生理活动，准确反映脑干损伤的平面和程度，并能进行动态监测。

5.诊断与治疗

（1）诊断：①伤后持续昏迷。②有脑干损伤的其他症状、体征，无颅内压增高。③CT、MRI 明确诊断。

（2）治疗：轻症脑干损伤患者，可按照脑挫裂伤处理原则治疗；重症患者死亡率高，救治困难，要认真仔细，耐心处理，常采用以下措施：①由于昏迷时间较长，应早期作气管切开。②早期采用冬眠低温疗法。③多有下咽困难，应采用鼻饲。④短期大剂量肾上腺皮质激素治疗，减轻脑干水肿。⑤早期高压氧治疗。⑥积极防治并发症。

四、弥漫性轴索损伤

1.概念

脑弥漫性轴索损伤是一种常见的特殊类型颅脑损伤，它是在特殊的生物力学机制下，脑内发生以神经轴索肿胀、断裂，轴缩球形成为特征的一系列变化，临床上以意识障碍为特点的综合征。在重型脑损伤中占 28%～50%，而在交通事故所致脑损伤中高达 85%。

2.发生机制

瞬间旋转作用及脑内剪应力是弥漫性轴索损伤的关键因素，好发于大脑灰质和白质结合处、胼胝体、基底节、内囊及脑干上端等处。

3.病理学变化及分级

（1）病理学改变。

1）轴索损伤：大多数轴索损伤中，轴索断裂不是立即发生，而是一个延迟过程，大约伤后 4～24 小时发生，这个过程被称为继发性轴索断裂，是轴索损伤的主要形式。①轴膜改变：重度脑创伤能直接撕裂轴膜。②微管改变：轴索内微管丧失，加剧特征性轴索肿胀。③神经微丝改变：轻、中度创伤后，轴索局部神经微丝排列紊乱，而中、重度创伤时则有致密化出现。④轴索断裂：轴索损伤后形成轴缩球。

2）脑微血管损伤：脑实质点、灶状出血也是弥漫性轴索损伤的典型特征。形态学可见有脑血管痉挛，微血栓及大量微绒毛形成，内皮细胞空泡化，血管周围胶质足突肿胀，细胞核固缩，基底膜破坏，管外出现水肿间隙，管腔塌陷。

（2）病理学分级。

Ⅰ级：大脑半球、胼胝体、脑干以及小脑出现弥漫性轴索损伤，无其他病理形态变化。

Ⅱ级：除Ⅰ级表现外，并发胼胝体灶性出血坏死。

Ⅲ级：出现脑干局灶性出血坏死。

4.临床表现、分型及影像学特点

（1）临床表现。①意识障碍：伤后大多即刻昏迷，昏迷程度深，持续时间长，极少出现中间清醒期，这是弥漫性轴索损伤（DAI）的典型临床特点。②体征：部分患者出现瞳孔变化，可表现为双侧瞳孔不等大，单侧或双侧散大，对光反射消失，以及同向斜视、眼球分离或强迫下视。

（2）分型。根据患者昏迷的时间和程度,将弥漫性轴索损伤分为 3 种类型。①轻型:伤后昏迷 6～24 小时,清醒后有记忆力减退和逆行性遗忘,无肢体运动障碍,少数患者出现短期的去皮质状态。②中型:最为常见,伤后昏迷数天至数周,常伴有颅底骨折,伤后偶尔出现脑干体征和去皮质状态,清醒后有明显的记忆力减退、逆行性遗忘和轻度肢体运动障碍。③重型:为最严重的一种类型,伤后昏迷数周或更长时间,出现明显的脑干体征、去皮质状态或去大脑强直。

（3）影像学特点:伤后早期 CT 和 MRI 检查可以在大脑皮质和髓质交界处见到小的点片状出血,出血多在胼胝体、脑干、基底节及脑室周围,周围水肿较轻,没有明显的占位效应。另外可以见到急性弥漫性脑肿胀和蛛网膜下腔出血。对于初次检查影像学正常的,可在伤后早期再次复查,以提高诊断率。

5.治疗

（1）病情观察:严密观察患者的生命体征、瞳孔、颅内压、氧饱和度,病情变化时,复查头颅 CT。

（2）气道管理:保持呼吸道通畅,必要时做气管切开和呼吸机辅助呼吸。

（3）药物治疗:维持水、电解质平衡;使用甘露醇、呋塞米和白蛋白等药物来控制脑水肿;使用尼莫地平、纳络酮以及神经营养素来保护神经元。

（4）冬眠低温治疗:降低脑组织氧耗量,减轻脑水肿。

（5）高压氧治疗:增加血氧含量,改善缺血、缺氧。

（6）积极防治并发症。

（7）手术治疗:对于一侧大脑半球肿胀和水肿引起脑中线结构移位,出现一侧瞳孔散大时,应及时手术行去骨瓣减压。

五、丘脑下部损伤

1.意识和睡眠障碍

患者出现嗜睡、昏迷、睡眠节律紊乱。

2.体温调节功能障碍

下丘脑前部损害时出现高热,后部损害时出现体温过低。

3.水盐代谢紊乱

出现尿崩症、低血钠综合征、高血钠综合征。

4.急性消化道出血

轻者大便隐血试验阳性,重者呕血、便血、休克。

5.高渗性非酮症糖尿病昏迷

表现为高渗透压、高血糖、酮体阴性。

第二节　外伤性颅内血肿

一、颅内血肿的分类

1.按照血肿形成的时间分类

（1）特急性颅内血肿:伤后 3 小时内发生。

（2）急性颅内血肿：伤后 3 小时至 3 天发生。

（3）亚急性颅内血肿：伤后 3 天～3 周发生。

（4）慢性颅内血肿：伤后 3 周以上发生。

2.按照血肿的部位分类

（1）硬膜外血肿：血肿位于颅骨和硬脑膜之间。

（2）硬膜下血肿：血肿位于硬脑膜和蛛网膜之间。

（3）脑内血肿：血肿位于脑实质内。

3.按照血肿数目分类

（1）单发性血肿。

（2）多发性血肿。

4.按照是否有脑挫裂伤分类

（1）单纯性血肿：无脑挫裂伤。

（2）复合性血肿：伴有脑挫裂伤。

5.根据 CT 扫描特点分类

（1）迟发性颅内血肿：首次检查未见血肿，复查发现血肿。

（2）隐匿性颅内血肿：患者无症状，CT 检查发现血肿。

二、急性硬膜外血肿

1.发生率

在闭合性颅内损伤中发生率为 2%～3%，占外伤性颅内血肿的 30%左右。

2.病因

（1）颅骨骨折导致脑膜中动脉及其分支损伤。

（2）颅内静脉窦损伤。

（3）脑膜中静脉损伤。

（4）板障静脉、导血管损伤。

3.临床表现

（1）意识障碍：由于脑损伤程度不一，意识变化有 3 种方式。①原发脑损伤轻，伤后无昏迷，血肿形成后出现意识障碍。②原发脑损伤较重，伤后昏迷，清醒后再次出现昏迷。③原发脑损伤重，伤后持续昏迷，且进行性加深。

（2）颅内压增高：头痛、呕吐、血压升高、脉搏及呼吸减慢。

（3）瞳孔改变：早期患侧瞳孔缩小，继而患侧瞳孔散大。

（4）神经系统体征：单纯硬膜外血肿，早期很少出现神经受损体征，血肿压迫脑功能区时，才出现相应的阳性体征。

4.影像学特点

CT 扫描表现为双凸镜形高密度影。

5.治疗

（1）手术治疗：原则上在确诊后应尽快手术治疗，具体手术有以下 3 种。①骨窗开颅血肿清除：适用于病情危急，发生脑疝的急救患者。②骨瓣开颅血肿清除：适用于血肿定位明确的患者。③钻孔穿刺清除血肿：适用于急救，先放出液态积血，再注入尿激酶溶解血凝块。

（2）非手术治疗：①指征，伤后无明显意识障碍、病情稳定、血肿容量＜30 mL、中线移位＜1.0 cm 的患者。②措施，脱水、激素、止血、活血化瘀治疗，并动态 CT 观察。

三、慢性硬膜外血肿

1. 发生时间

伤后 3 周以上发生。

2. 发生率

占硬膜外血肿的 4％左右。

3. 发生原因

①静脉出血。②外伤性脑膜中动脉假性动脉瘤破裂。

4. 临床表现

青年男性多见，有慢性颅内压增高表现。

5. CT 表现

脑表面梭形高密度影，边缘可见强化，偶见钙化。

6. 治疗

（1）血肿液化、包膜未钙化者，可钻孔引流。

（2）大多数患者行骨瓣开颅，清除血肿。

四、急性硬膜下血肿

1. 发生率

发生率为 5％，占颅内血肿的 40％。

2. 发生机制

（1）脑挫裂伤皮质动静脉破裂：复合型血肿。

（2）桥静脉或静脉窦损伤：单纯性血肿。

3. 临床表现

（1）意识障碍：复合型血肿患者多表现为持续性昏迷或昏迷进行性加重，单纯性血肿多有中间清醒期。

（2）颅内压增高表现。

（3）局灶性体征：脑挫裂伤累及的脑区出现相应的体征。

4. 影像学特点

CT 检查：脑表面新月形高密度影、内侧皮质点状出血伴水肿。

5. 治疗

（1）手术治疗：一经诊断，尽早施行手术治疗。①钻孔引流术。②骨窗、骨瓣开颅术。③颞肌下减压、去骨瓣减压术。

（2）非手术治疗：在 CT 监测下进行。

指征：意识清楚，病情稳定，生命体征平稳，无局限性脑受压表现，血肿容量少于 40 mL，中线移位小于 1 cm，颅内压监测压力在 3.3～4.0 kPa（25～30 mmHg）以下。

急性硬膜外血肿与急性硬膜下血肿的临床特点比较见表 2-1。

表 2-1 急性硬膜外血肿与急性硬膜下血肿临床特点比较

临床特点	急性硬膜外血肿	急性硬膜下血肿
着力点	多发生在着力同侧	多发生在着力对侧,同侧少
脑挫裂伤	较轻,多发生在着力部位	较重,多发生在对冲部位
颅骨骨折	多数有	半数患者有
血肿与骨折关系	多在同侧	同侧、对侧均可
原发性意识障碍	较轻	较重
中间清醒期	多见	较少出现
蛛网膜下腔出血	少见	严重

五、慢性硬膜下血肿

1. 血肿特点

(1)占颅内血肿的 10%、硬膜下血肿的 25%,双侧血肿发生率 10%。

(2)好发于老年人与小儿。

(3)多在 3 周前有轻微头部受伤史。

(4)血肿位于硬脑膜与蛛网膜之间,具有包膜。

2. 临床表现

(1)慢性颅内压增高症状。

(2)智力障碍与精神症状。

(3)神经系统局灶症状:偏瘫、失语、局限性癫痫等。

3. 影像学特点

(1)CT 检查:颅骨内板下新月形低密度或等密度影,伴有中线移位。

(2)MRI 检查:敏感性高,表现为短 T_1、长 T_2 信号影。

4. 治疗

(1)首选方法是钻孔引流术。

(2)对于包膜肥厚或有钙化的血肿,采取骨瓣开颅术。

(3)对于前囟未闭合的小儿,可采取前囟侧角硬膜下穿刺术。

(4)对于分隔型血肿,可应用脑内窥镜手术。

(5)为防治血肿复发,术后宜采取头低位、患侧卧位,并适当补充低渗液体。

六、脑内血肿

1. 概念

指脑实质内的血肿,可发生在脑组织的任何部位,脑内血肿多以最大直径 3 cm 以上、血肿容量超过 20 mL 为标准。

2. 概述

闭合性脑损伤中,脑内血肿的发生率为 0.5%～1.0%,多位于额叶与额叶前端,约占脑内血肿总数的 80%,其余则分别位于脑深部、基底节、脑干及小脑。

3. 发生机制

(1)浅部血肿多由于挫裂的皮质血管破裂所致,常与脑挫裂伤、硬膜下血肿并存。

(2)深部血肿多由于脑深部血管破裂引起,脑表面无挫伤。

4.临床表现

脑内血肿的临床表现,与血肿的部位及合并的损伤有关。可有意识障碍、颅内压增高的表现,以及损伤区域的定位特征。

5.诊断与治疗

(1)诊断:脑损伤后,出现进行性颅内压增高及脑受压征象,怀疑有颅内血肿发生时,行CT检查以明确诊断。脑内血肿的CT表现为:脑内圆形或不规则均一高密度影,周围有低密度水肿带。

(2)治疗:①手术治疗,骨瓣或骨窗开颅,清除脑内血肿;②非手术治疗,患者意识清楚、无神经系统体征、颅内压低于 3.3 kPa(25 mmHg)、血肿容量少于 30 mL、位于非功能区时,可采取非手术治疗。

6.硬膜外血肿、硬膜下血肿及脑内血肿、脑水肿的鉴别见表 2-2。

表 2-2 硬膜外血肿、硬膜下血膜及胞内血肿、脑血肿的鉴别

鉴别	硬膜外血肿	硬膜下血肿及脑内血肿	脑水肿
原发脑损伤	无或较轻	较重	严重
意识改变	多有中间清醒期	进行性意识障碍	相对稳定,脱水治疗后好转
脑受压症状	多在伤后 24 小时之内	多在 24~48 小时	高峰期在 48~72 小时
病变部位	着力点或骨折线附近	对冲部位	着力部位轻、对冲部位重
CT 检查	内板下透镜状高密度影	硬膜下及脑内高密度影	低密度影
MRI 检查	内板下透镜状高信号影	急性期低、等信号	脑室、脑池变小
	强度变化与血肿期龄有关	亚急性期与慢性期高信号	T_2 高信号

七、脑室内出血

1.发生率

占重型颅脑损伤的 1.2%。

2.损伤机制

(1)脑组织移动使脑室壁产生剪力变形,撕破室管膜血管,称为原发性脑室内出血。

(2)外伤性脑实质内血肿破入脑室,称为继发性脑室内出血。

3.临床表现

意识障碍,颅内压增高,脑膜刺激症状,发热。

4.影像学检查

CT检查:脑室内高密度出血影,位于脑室底部,当血块阻塞脑脊液循环通路时,可见脑室扩大表现。

5.治疗

多数很快自行吸收,少数可行脑室持续外引流,清除血性脑脊液和血块,必要时可应用尿激酶溶解血凝块。当脑脊液循环无法通畅时,行脑室腹腔分流术。

八、后颅窝血肿

1. 发生率

占颅内血肿的 $2.6\%\sim6.3\%$。

2. 特点

后颅窝容积小,容易引起脑脊液循环梗阻,而使颅内压急剧增高,形成小脑扁桃体疝,出现中枢性呼吸循环衰竭。

3. 损伤机制

(1)枕骨骨折损伤静脉窦和导静脉,引起硬膜外血肿。

(2)小脑皮质血管或导血管撕裂,引起硬膜下血肿。

(3)小脑半球挫伤可引起脑内血肿。

4. 临床表现

(1)枕下及乳突皮下瘀斑。

(2)急性颅内压增高表现:进行性加重。

(3)颈项强直。

5. 影像学检查

(1)X线平片:可显示枕骨骨折,骨缝分离。

(2)CT 检查:后颅窝高密度血肿影。

6. 治疗

诊断一旦明确,尽快手术清除血肿或钻孔探查,采用枕部正中切口或旁正中切口,根据血肿范围,扩大骨窗。对于骑跨横窦的硬膜外血肿,向幕上扩大骨窗,保留横窦处骨桥,清除血肿后,硬膜悬吊止血。

九、脑干血肿

1. 概述

发生率 3.6%,死亡率 83%。

2. 影像学特点

(1)CT 检查:脑干内高密度出血灶。

(2)MRI 检查:能够准确地诊断脑干出血,急性期 T_1 为等信号,T_2 为低信号,随着血肿的变化,进入亚急性期时 T_1 为高信号,T_2 为高信号。

十、多发性颅内血肿

1. 概念

颅脑损伤后颅内同时形成两个以上不同部位或类型的血肿。

2. 发生率

占颅内血肿的 $14.4\%\sim21.4\%$,位于不同部位者占 60%,同一部位不同类型者占 40%。

3. 诊断

头颅 CT 检查明确诊断。

4.治疗

手术清除血肿,对于不同部位的血肿,先处理有脑疝的一侧,或血肿较大的一侧。

十一、颅骨钻孔探查术的应用指征与方法

1.指征

对于高度怀疑颅内血肿,又无CT等特殊检查设备时,可实施颅骨钻孔探查术。

2.钻孔探查顺序

(1)加速性损伤:首先在着力部位和骨折线附近钻孔。

(2)枕部减速性损伤:首先在额颞部钻孔,再于着力部位钻孔。

(3)受伤机制不明确,又无定位体征时,钻孔顺序如下:颞部—额部—额顶部—顶部—颞后部—后颅窝。

十二、标准外伤大骨瓣开颅术

1.优点

(1)可清除额颞顶硬膜外、硬膜下以及脑内血肿。

(2)可清除额叶、颞叶前部以及颅底挫裂伤区的坏死脑组织。

(3)可控制矢状窦、桥静脉、横窦以及岩窦撕裂引起的出血。

(4)可控制前颅窝和中颅窝颅底的出血。

(5)可以修补撕裂的硬脑膜。

2.实施方法

(1)手术切口:始于颧弓上耳屏前1 cm,于耳廓上方向后上方延伸至顶骨正中线,然后沿正中线向前至前额部发际下。

(2)骨瓣:采用游离骨瓣或带颞肌骨瓣,顶部骨瓣旁开正中线矢状窦2～3 cm。

(3)清除硬膜外血肿。

(4)切开硬脑膜:"T"字弧形切开硬脑膜,暴露额叶、颞叶、顶叶、前颅窝和中颅窝。

(5)清除硬膜下血肿和脑内血肿。

(6)缝合硬脑膜和手术切口:如果脑张力大,硬脑膜无法缝合时,采用腱膜和其他组织修补缝合硬脑膜。

3.缝合硬脑膜的优点

(1)防止术后硬膜外渗血进入蛛网膜下腔。

(2)减少术后大脑皮质与皮下组织粘连。

(3)减少术后脑脊液漏。

(4)防止脑组织从切口膨出。

(5)减少颅内感染。

(6)减少术后外伤性癫痫的发生率。

十三、外伤性迟发性颅内血肿

1.定义

头部外伤后首次头颅CT检查未发现血肿,经过一段时间后重复CT发现了血肿,或是清

除颅内血肿一段时间后,又在脑内不同部位发现血肿。

2.发生率

占头部外伤患者的 2.6%～9.7%,其中迟发性脑内血肿最为常见。

3.发病机制

(1)血管损伤和舒缩机制障碍。

(2)局部或全身凝血功能障碍。

(3)低氧血症、低血压等全身因素。

(4)脑挫裂伤。

(5)血管闭塞。

(6)颅内压降低。

4.症状与体征

(1)伤后大部分患者有原发昏迷史,出现头痛、呕吐和进行性意识障碍。

(2)伤后无昏迷,或一度好转后再次出现意识障碍。

(3)出现局灶性神经系统体征或局限性癫痫。

(4)部分患者可有颅底或颅盖骨折。

(5)病情突变是本病的重要临床特点。

5.CT 表现

(1)首次 CT 扫描正常,复查 CT 时发现血肿。

(2)首次 CT 扫描为脑挫裂伤,复查时该部位出现血肿。

(3)首次 CT 扫描发现有血肿,再次扫描发现其他部位出现血肿。

(4)清除血肿术后,复查 CT 见原血肿以外的部位出现血肿。

6.早期 CT 征象

(1)CT 表现有脑挫裂伤或伴有片状出血。

(2)外侧裂池积血。

(3)脑沟积血。

(4)脑挫裂伤伴前纵裂池积血。

7.诊断

(1)确切头部外伤史。

(2)脑受压症状出现及发展的时间,取决于血肿部位、容量及发展速度。

(3)CT 检查确诊。

8.治疗

(1)手术治疗指征:①CT 表现有占位效应、脑中线结构移位或脑室受压。②血肿致意识障碍。③血肿致颅内压增高。④血肿压迫出现神经系统定位体征。⑤血肿压迫出现局限性癫痫者。

(2)手术方法:开颅血肿清除术、钻孔引流术。

(3)非手术治疗指征:幕上血肿容量<20 mL,幕下血肿容量<10 mL,占位效应不明显,患者意识清楚,无神经系统定位体征时,在密切观察病情及复查 CT 的基础上,可行非手术治疗。

十四、颅脑外伤患者复查 CT 的指征

(1)头部外伤后意识状态无改善,进行性恶化,出现局限性神经系统体征或局限性癫痫。

(2)首次 CT 扫描表现不能解释的临床症状与体征。

(3)清除颅内血肿后病情无好转,或一度好转又恶化,或是清除血肿 24 小时以内为了解有无迟发性血肿。

(4)首次 CT 扫描发现颅骨骨折、薄层血肿,经 2～3 天后应复查 CT。

(5)额颞叶有对冲性脑挫裂伤存在时。

(6)多发伤,有低血压史,虽首次 CT 检查正常,血压稳定后,应复查 CT。

(7)凡使用过箭毒及过度通气的患者,12～24 小时后应常规复查 CT。

十五、外伤性硬膜下积液

1.发生率

占颅脑损伤的 1.16%。

2.形成原因

颅脑损伤时,脑组织在颅腔内剧烈移动,致使蛛网膜被撕裂,脑脊液经裂孔进入硬膜下与蛛网膜中间的硬脑膜下间隙,蛛网膜裂孔形成单向活瓣,随着患者呼吸、咳嗽等用力动作,脑脊液不断进入硬膜下而形成积液。

3.临床表现

进行性颅内压增高与局部脑受压表现。

4.诊断

本病的确诊依赖于 CT 与 MRI 检查。

5.鉴别诊断

与慢性硬膜下血肿鉴别:在 MRI 图像上,积液的信号与脑脊液相近,T_1 低信号、T_2 高信号,而血肿 T_1、T_2 均为高信号。

6.治疗

多采用钻孔引流术治疗,术后平卧或头低位卧向患侧,少用脱水剂,以促进脑复位。对于久治不愈的复发病例,可开颅清除积液,广泛切开囊壁,使之与蛛网膜下腔交通;或置管将积液囊腔与脑底部脑池连通。

第三节　自发性蛛网膜下腔出血

一、概述

自发性蛛网膜下腔出血(SAH),是由多种原因引起的脑血管突然破裂,使血液进入颅内或椎管内的蛛网膜下腔所引起的综合征。它并非是一种疾病而是某些疾病的临床表现,其中70%～80%属于外科范畴,临床将蛛网膜下腔出血分为自发性和外伤性两类。此处描述的是自发性蛛网膜下腔出血,占急性脑血管意外的 15%左右。最近全球范围的大样本前瞻性人群调查中自发性蛛网膜下腔出血每年的发病率为 10.5/10 万,但是自发性蛛网膜下腔出血发病

率存在地区、年龄、性别等差别,各组统计数据差异很大。一般认为动脉瘤破裂引起自发性蛛网膜下腔出血的年发生率为 6/10 万～35.3/10 万。地区分布上,中国、印度和中东地区的发病率最低,为每年 1/10 万～2/10 万。日本和芬兰发病率较高,为每年 26.4/10 万～96.1/10 万。自发性蛛网膜下腔出血女性多见,女男为发病比例为 1.3∶1～1.6∶1。发病率随年龄增长增加,并在 60 岁左右达到高峰。最多见于 60～69 岁,但年龄进一步增大,发病率反而下降。

二、病因

(1)颅内动脉瘤,40～60 岁好发。

(2)动静脉血管畸形,20～30 岁好发。

此外还有高血压动脉硬化、血液病、烟雾病、脑外伤等次要原因。有约 1/10 的患者原因不明。诱发因素有高血压、排便用力、咳嗽、抬举重物、情绪激动等。

三、临床表现

1. 出血症状

发病前多数患者有情绪激动、用力、排便、咳嗽等诱因。发病突然,剧烈头痛、恶心呕吐、面色苍白、全身冷汗。半数患者可出现精神症状,如烦躁不安、意识模糊、定向力障碍等。以一过性意识障碍多见,严重者呈昏迷状态,甚至出现脑疝而死亡。20%出血后有抽搐发作。有的还可出现眩晕、项背痛或下肢疼痛。脑膜刺激征明显,常在蛛网膜下腔出血后 1～2 天内出现。多数患者出血后经对症治疗,病情逐渐稳定,意识情况和生命体征好转,脑膜刺激症状减轻。颅内动脉瘤在首次破裂出血后,如未及时适当治疗,部分患者可能会再次或三次出现再出血。

2. 脑神经损害

以一侧动眼神经麻痹常见,占 6%～20%,提示存在同侧颈内动脉-后交通动脉动脉瘤或大脑后动脉动脉瘤。

3. 偏瘫

在出血前后出现偏瘫和轻偏瘫者约占 20%。由于病变或出血累及运动区皮质和其传导束所致。

4. 视力及视野障碍

蛛网膜下腔出血可沿视神经鞘延伸,眼底检查可见玻璃体膜下片块状出血,发病后 1 小时内即可出现,这是诊断蛛网膜下腔出血的有力证据。出血量过大时,血液可侵入玻璃体内,引起视力障碍。10%～20%可见视乳头水肿。当视交叉、视束或视放射受累时产生双颞偏盲或同向偏盲。

5. 其他表现

约 1%的颅内动静脉畸形和颅内动脉瘤可出现颅内杂音。部分蛛网膜下腔出血发病后数日可有低热。

四、辅助检查

1. 头部 CT

诊断急性 SAH 准确率近 100%,显示脑沟与脑池密度增高。颈内动脉瘤破裂出血以大脑外侧裂最多见。大脑中动脉瘤破裂血液积聚患侧外侧裂,也可流向环池、纵裂池。基底动脉瘤破裂后,血液主要聚积于脚间池与环池附近。出血后第一周内 CT 显示最清晰,1～2 周后出血则逐渐吸收。另外,CT 可见脑(室)内血肿,脑积水,脑梗死和脑水肿。加强 CT 还可显示脑血管畸形和直径大于 1.0 cm 的动脉瘤。

2.头部 MRI 及磁共振血管造影(MRA)

是非创伤性的脑血管成像方法,对头颈及颅内血管性疾病可作为诊断的筛选手段。

3.脑血管造影

是确定 SAH 病因必需的重要手段,对 SAH 患者应视为常规检查。尽早地脑血管造影检查,能及时明确动脉瘤大小、部位、单发或多发,有无血管痉挛;动静脉畸形的供应动脉和引流静脉,以及侧支循环情况。对怀疑脊髓动静脉畸形者还应行脊髓动脉造影。数字减影血管造影(DSA)对脑血管病有较高的诊断价值。

4.腰椎穿刺

对 CT 已确诊的 SAH 不再需要作腰穿检查,因为伴有颅内压增高的 SAH,腰穿可能诱发脑疝。如为动脉瘤破裂造成的 SAH,腰穿有导致动脉瘤再次破裂出血的危险。

五、治疗

1.一般治疗

急性期,患者应绝对卧床休息,避免情绪激动、用力、排便、咳嗽等诱因。可应用止血剂。头痛剧烈者可给予止痛、镇静剂,并应保持大便通畅。当伴颅内压明显增高时,酌情应用甘露醇溶液脱水治疗。

2.尽早病因治疗

如开颅动脉瘤夹闭,动静脉畸形或脑肿瘤切除等。

3.控制再出血

防控脑血管痉挛、脑积水等并发症能够大大降低病死率和致残率,提高患者的生存质量。

六、预后

影响自发性蛛网膜下腔出血预后的因素很多,病因、血管痉挛和治疗方法为主要因素。病因不同差异较大。脑动、静脉畸形引起的蛛网膜下腔出血预后最佳,而血液系统疾病引起的蛛网膜下腔出血效果最差。动脉瘤破裂的死亡率在 55% 左右。动脉瘤破裂未经手术夹闭,可再次发生出血,最常发生于第 1 次蛛网膜下腔出血后 4～10 天。前交通动脉瘤再出血的概率最大,第 2 次出血的病死率为 30%～60%,第 3 次出血病死率几乎是 100%。但在第 1 次蛛网膜下腔出血后 3～6 个月再出血的危险性显著降低,以后出血的病死率可能不会超过第 1 次出血的病死率,但高血压可能增加其危险性。

血管痉挛也是蛛网膜下腔出血患者致死致残的主要原因,约有 13.5% 的动脉瘤破裂引起的蛛网膜下腔出血患者因血管痉挛而死亡或残废。在致残患者中约 39% 因血管痉挛而引起。

随着对蛛网膜下腔出血病理生理研究的深入和治疗方法的改进,蛛网膜下腔出血的预后已有了很大改善。近 10 年来 Hunt 和 Hess 分级 I 级和 II 级患者的发病后 6 个月病死率明显低于前 10 年(16% 与 34%),临床症状和生存质量也优于以前,但 Hunt 和 Hess 分级 III 级至 V 级患者的病死率无明显改善。

第四节　脑血管介入溶栓术

缺血半暗带理论是急性缺血性脑血管病救治的理论依据。研究表明,脑组织仅能耐受5～10分钟完全缺血。由于侧支循环的存在,局灶性脑梗死周围存在部分受损的神经细胞。当缺血区组织及时恢复供血后,这部分神经细胞可恢复正常。因此,尽快恢复缺血组织的血供,抢救半暗带内濒死神经细胞是缺血性脑血管病救治的关键。

溶栓治疗可迅速恢复缺血脑组织的血供,缩小梗死体积,拯救缺血半暗带内濒死神经细胞。动脉内接触溶栓是将多侧孔微导管直接插入血栓内注射溶栓药物,可显著提高局部溶栓药物浓度,增加药物与栓子接触面积,减少药物使用总量。同时,使用微导丝可以机械性破碎栓子,从而加速血栓溶解的速度。与单纯药物溶栓相比,动脉内接触溶栓可显著提高溶栓效果,减少全身不良反应,缩短溶栓时间,增加闭塞血管再通率,而不增加出血危险性。

一、溶栓时机

一般认为,急性颅内动脉血栓形成后2～8小时溶栓最为合适。在机体缺血2～3小时后一般没有或仅有局灶性梗死。适合动脉溶栓患者的时间窗为前循环发病6小时以内,后循环可酌情延长至24小时(症状出现时间定义为患者能够被证实的最后正常时间)。

二、脑动脉急性闭塞血管造影分型

动脉内溶栓的疗效除与溶栓时机有关外,与闭塞动脉的分布也有很大关系。Theron根据临床溶栓效果及并发症的风险,按照闭塞动脉的部位将颈内动脉系统血栓形成分为三型。

Ⅰ型:颅内或颅外动脉闭塞,但Willis环和豆纹动脉通畅。主要是血流动力学改变。

Ⅱ型:皮质血管闭塞,但未累及豆纹动脉。

Ⅲ型:累及豆纹动脉的血管均闭塞。

Ⅲa型:外侧豆纹动脉部分闭塞,这组血管再通后仅有少量出血,或很少引起临床症状。

Ⅲb型:豆纹动脉完全被栓子闭塞。

Ⅲc型:颈内动脉从起始部至颅内豆纹动脉处完全闭塞。

根据分型,对于Ⅰ型、Ⅱ型的患者溶栓效果较好,且并发症的发生率低,而Ⅲ型溶栓后出血的风险会增加。

三、适应证和禁忌证

1.适应证

(1)年龄18～80岁。

(2)临床诊断缺血性脑卒中,神经功能缺损症状大于30分钟,且在治疗前未缓解。

(3)CT检查排除颅内出血,且无大面积脑梗死影像学的早期征象或低密度影,如前循环未超过大脑中动脉(MCA)供血区的1/3,后循环未超过脑干体积的1/3。

(4)多模式或多时相(或单项)CT血管成像(CTA),或MR血管成像(MRA)检查证实为大血管狭窄或闭塞。

(5)患者或法定代理人同意并签署知情同意书。

2.绝对禁忌证

(1)单纯感觉障碍或共济失调。

(2)临床表现很快出现明显改善。

(3)活动性颅内出血。

(4)出血体质或出血性疾病。

(5)颅内动脉瘤、动-静脉畸形、颅内肿瘤或可疑的蛛网膜下腔出血(SAH)。

(6)有出血史。

(7)近2个月有颅内或脊柱手术外伤史。

(8)治疗前收缩压＞200 mmHg,或舒张压＞90 mmHg。

(9)血管造影显示近段大血管完全闭塞。

3.相对禁忌证

(1)年龄＞70岁。

(2)近6个月脑梗死,消化道出血或泌尿道出血。

(3)近3个月患急性心肌梗死、亚急性细菌性心内膜炎、急性心包炎及严重心力衰竭。

(4)近6周有外科手术、分娩、器官活体组织检查及躯体严重外伤。

(5)血栓性脉管炎、糖尿病性出血性视网膜炎以及严重肝肾功能不全。

(6)妊娠妇女。

(7)应用抗凝剂。

(8)治疗前收缩压＞180 mmHg,或舒张压＞110 mmHg。

四、操作方法及程序

(1)患者高度怀疑脑梗死后应立即行CT扫描,确定有无禁忌证。

(2)进行全面的体格检查,了解详细的病史,并行常规术前实验室检查。

(3)立即进行血管造影以明确诊断,一般在局部麻醉、全身肝素化状态下进行,给予心电监护以及生命体征监测,吸氧并准备必要的抢救措施。如果患者躁动,酌情给予镇静药。

(4)确定栓塞的部位及程度(完全闭塞还是部分闭塞)后,立即换导引导管及微导管行选择性溶栓。微导管的头端应该尽量靠近血栓。如果能够穿过栓子,可以行超选择性血管造影,以明确闭塞远端血管的血流状况以及血栓的长度。

(5)如果尿激酶用量超过限度,可以使用机械方法辅助再通,如球囊扩张或使用血栓取出装置。

(6)导丝、导管操作要轻柔,最好在路图下插管,以防动脉粥样硬化斑块脱落,造成新的梗死。

(7)溶栓后有残余狭窄,可以使用球囊扩张或支架成形技术重建血管。

(8)如果动脉迂曲,微导管不能在短时间内到位,应该抓紧时间在上游血管给予溶栓药物。

(9)溶栓过程中要不断地了解患者的状态,决定继续治疗或终止治疗。

(10)在溶栓的过程中如果患者的临床症状加重,应该判断是否有出血,必要时行CT检查,一旦有出血,立即停止治疗并中和肝素,酌情予以处理。

五、术后处理

（1）术后给予抗凝、抗血小板治疗，防止在短时间内再次形成血栓。

（2）给予钙通道阻滞药，防止由于导管或血栓的刺激而引起血管痉挛。

（3）给予扩容治疗，提高缺血组织周围的灌注，改善局部脑组织循环。

（4）溶栓后 24 小时复查血管造影及 CT。

（5）术中同时行支架血管成型术者，术后给予强抗血小板药物治疗。

六、并发症

1. 溶栓后出血

所有溶栓药物均有引发出血的可能，包括颅内出血和颅外出血。大多数学者认为：①急性脑梗死发生后，闭塞血管因缺血缺氧而受损，血管的强度降低，当血栓溶解后，受损的血管暴露于升高的灌注压下，导致出血。②脑梗死时，血小板聚集形成血小板栓子，以后由于凝血酶及纤维蛋白的作用形成稳固的血栓，限制梗死区出血，溶栓药物干预血栓形成，因而溶栓药物本身是引起或加剧颅内出血的重要因素。对于介入溶栓的出血转化率，不同文献报道的差异比较大。目前认为，症状性脑出血的发生可能与伴随使用的抗凝药物如肝素的剂量、溶栓治疗的时间、溶栓药物及剂量、梗死的范围及侧支循环水平、血糖以及血压等因素相关，但均缺乏定论，这给溶栓后是否适合支架置入的判断带来一定的困难。

2. 血栓形成

溶栓过程中可由于导管导丝的移动，使血管壁斑块脱落造成新的栓子及栓子破裂而导致终末动脉的梗死。

3. 导管、导丝穿过闭塞部位可能会导致血管穿孔、误入动脉夹层

在操作过程中应该手法轻柔，在遇到阻力时应该及时停止操作并查看原因。在导丝不能通过血栓时，不应该强行穿过。

第五节 颈动脉颅外段狭窄支架血管内成型术

颈动脉颅外段狭窄是导致脑梗死的主要原因之一，造成动脉狭窄的主要原因是动脉粥样硬化，少见的有动脉夹层形成、动脉炎、肌纤维发育不良、放射损伤等。累及的部位大多位于颈内动脉起始段、岩段、海绵窦段，以起始段狭窄最多。近年来随着血管内技术的发展，血管内支架成型术已经成为治疗颈动脉狭窄的主要方法之一。

一、适应证

（1）颈动脉狭窄大于 70%。

（2）与狭窄有关的脑实质缺血（SPECT 或脑实质造影）。

（3）动脉粥样硬化斑块表现为非严重溃疡性斑块。

（4）与狭窄有关的神经系统症状。

（5）无严重的全身器质性疾病，如心、肝、肾功能障碍等。

（6）CT 或 MRI 检查显示无严重的梗死灶。

(7)近 3 周无严重的脑卒中发作。

(8)无严重的神经功能障碍。

二、禁忌证

(1)严重溃疡性和高度钙化的斑块。

(2)有严重的神经功能障碍,如偏瘫、失语以及昏迷等。

(3)有严重出血倾向。

(4)严重的全身器质性疾病,如心、肝、肾功能不全。

(5)狭窄程度小于 50%,TCD 显示远端供血良好,皮质动脉没有低波动性。

三、操作方法及程序

(1)术前 3 日给予抗血小板药物,以预防术中血栓栓塞性并发症的发生。

(2)一般采用局部麻醉,有利于观察患者体征的变化,如果患者紧张或不配合,可以全身麻醉。

(3)经股动脉穿刺,一般放置 7~9F 血管鞘,完全肝素化。

(4)导引导管使用 8F 导管,头端一般放置在颈总动脉末端。

(5)选择 0.014in 微导丝的脑保护装置通过狭窄病变。脑保护装置置于颈内动脉 C_1 段相对较直的部位,且距狭窄病变有适当距离,防止脑保护装置贴壁不良或影响支架的释放。

(6)脑保护装置打开后选择合适直径的球囊行狭窄段血管预扩张,预扩后保留保护伞,撤除预扩球囊系统。

(7)准确测量狭窄段后,选择适当大小的支架经过微导丝置入狭窄段,支架直径的选择以颈总动脉为主。例如,颈总动脉直径 8 mm,支架直径就应该选择 8 mm,支架长度要略大于狭窄段长度(粥样硬化斑块的长度),支架必须完全覆盖斑块,并且在斑块两端延伸 5 mm 左右,因为实际动脉病变的长度要比造影上显示的长,如狭窄长度为 2 cm,支架长度应该选择 3~4 cm。

(8)支架到位后用一只手握住支撑杆,稳定支架的位置,另外一只手缓慢释放支架,当前面 1/3 打开后,稍停一下,观察支架的位置并让已经释放的支架充分贴壁、固定,然后缓慢释放全部支架。一般情况下,支架到位后未打开的位置稍高于预定释放的位置。另外,如果在前面 1/3 打开后位置仍然偏高,可以稍下拉支架,达到最佳位置后完全释放支架。

(9)支架术后常规造影决定是否进一步行支架内扩张。

(10)支架术后肝素自然中和,术后给予抗血小板治疗。

四、保护装置的使用

(1)首先在路图下小心将保护装置的导丝通过狭窄段进入岩段,撤除保护装置外鞘,打开保护伞。

(2)选择合适的扩张球囊通过保护伞导丝到达狭窄段,扩张球囊,满意后撤除球囊,保护伞仍然留在原处不动。

(3)沿保护伞导丝置入所选择的支架,释放支架,然后撤除支架支撑杆,保护伞留在原处不动。

（4）造影观察如果狭窄段已经扩张大于正常80％，就可以沿导丝放回收取保护伞外鞘，将保护伞收入鞘内，拉出保护伞。如果扩张不满意，可以行支架内扩张后，再撤除保护伞。

（5）保护伞位置不能过高，否则会引起血管痉挛，影响颅内血流灌注。

（6）要保持保护伞在血管内的相对稳定，不能上下移动，否则可能会造成已经捕获的斑块游走或血管痉挛。

五、术中、术后并发症

（一）心律失常

由于支架或球囊对迷走神经的刺激，术中可出现心率下降，一般在扩张前或支架释放前静脉给阿托品0.5～1.0 mg。

（二）血压降低

有些患者在术中、术后可能会出现血压降低，术后可首先给予胶体液500 mL并观察2小时，如果血压比术前下降超过40 mmHg，可以静脉给予阿托品0.5 mg。持续血压不升者可以静脉持续泵入多巴胺，维持24～72小时。

（三）急性脑缺血

对于一侧颈内动脉闭塞，另外一侧颈内动脉高度狭窄的患者，术中由于球囊扩张，暂时阻断颅内供血，导致颅内急性缺血，患者可以出现一过性黑蒙、呼吸困难、胸闷等症状。球囊扩张时间要短，如果出现不适，可以嘱患者咳嗽或拍打患者心前区。有时也可采取全身麻醉方法，但是全身麻醉中不能观察患者的体征变化。

（四）血管痉挛

术中不当的操作可以导致血管痉挛，尤其是目前大多数病变都要求在操作中使用保护装置，更加容易造成狭窄远端血管的痉挛，一般不需要特殊处理，但如果患者出现明显抑郁引起的血管痉挛症状，可以在术中给予罂粟碱30 mg＋50 mL生理盐水缓慢注射。

（五）血栓形成和斑块脱落

支架术中由于导管导丝的操作，更主要的是支架膨胀或球囊扩张时诱发血栓或引起斑块脱落，造成远端梗死，术中全身肝素化，在支架置入前或球囊扩张前给予10万～20万U尿激酶会减少血栓并发症的发生。最近保护装置的应用使颈动脉介入治疗更加安全有效，栓子脱落的风险从5％下降到2％左右。

（六）再灌注损伤

对于高度狭窄病变，远端侧支循环不好，扩张后皮质动脉血流量突然增加，如果血压控制不好，使长期处于低灌注的毛细血管破裂造成致命的脑出血。因此，对于该类病变，在术中、术后都要很好地控制血压。

第六节　动脉瘤的介入治疗

脑动脉瘤是指脑血管局灶性病理扩张，具有破裂倾向。通常根据其假定的病因进行分类。囊状动脉瘤又称浆果状或先天性动脉瘤，占全部动脉瘤的90％，常见于大动脉主要分叉部。

动脉瘤好发部位：前交通动脉瘤发生率约30％，后交通动脉瘤发生率约25％，大脑中动脉分叉部动脉瘤发生率约 20%，颈内动脉末端分叉处动脉瘤发生率约 7.5%，基底动脉尖动脉瘤发生率约 7%，胼周动脉和胼缘动脉分叉部动脉瘤发生率约 4%，小脑后下动脉瘤发生率约 3%，其他部位动脉瘤发生率约 3.5%。延长扩张型动脉瘤为近端动脉的延长膨出，又称梭形或动脉粥样硬化性动脉瘤，占全部动脉瘤的 7%。85%～95% 囊状动脉瘤位于前循环，而梭形动脉瘤主要影响椎-基底动脉系统。由于研究人群的不同，囊状动脉瘤在某个特定动脉节段的发生率有一定差异。20%～30% 脑动脉瘤为多发性囊状动脉瘤。感染性或真菌性动脉瘤主要位于远端动脉，占全部动脉瘤的 0.5%。其他还包括肿瘤性动脉瘤（为肿瘤碎片栓塞引起的罕见并发症）和外伤性动脉瘤。外伤也可引起动脉近端的夹层动脉瘤。高血压可引起穿支动脉的微动脉瘤。

一、动脉瘤介入治疗应考虑的因素

脑动脉瘤是严重危害人们健康的一种疾病，一旦破裂出血，其致残率和病死率极高，近年来在诊断和治疗方面已经有了很大进步。首次出血后的幸存者，若未得到及时正确的处理，3 周内将有 40% 的病例发生再出血。再出血的病死率和致残率高达 80%。近年来，随着显微神经外科和神经介入的发展，开颅手术夹闭动脉瘤颈与血管内弹簧圈栓塞治疗均已成为治疗颅内动脉瘤的主要方法。正确地认识和选择这两种治疗方法，将有助于改善颅内动脉瘤患者的预后。临床上部分动脉瘤却只适合于手术夹闭或栓塞治疗。因此，必须根据以下情况进行分析、综合权衡才能作出正确的选择。

动脉瘤手术风险的 Hunt 和 Hess 分级。

Ⅰ级：微量出血，无症状或有轻度头痛和颈项强直。

Ⅱ级：有少量出血，清醒，头痛较重，脑膜刺激征明显，可有第Ⅲ、第Ⅳ、第Ⅵ对脑神经受累症状。

Ⅲ级：中等量出血，嗜睡或蒙眬，颈项强直，有神经系统障碍和颅内压增高表现。

Ⅳ级：中等量或较大量出血，有明显神经系统功能障碍、浅昏迷和颅内压增高表现。

Ⅴ级：严重出血，昏迷，对刺激无反应，有一侧或两侧瞳孔散大、去大脑强直和病理呼吸等濒危状态。

若有严重的全身疾病，如高血压、糖尿病、严重动脉硬化、慢性肺病及动脉造影上有严重血管痉挛，分级相应提高一级。

（一）动脉瘤的位置

手术夹闭动脉瘤颈必须在充分暴露载瘤动脉和动脉瘤颈的情况下完成，某些部位的动脉瘤，如颈内动脉海绵窦段、岩骨段、椎-基底动脉系统动脉瘤，由于解剖部位深、术中暴露动脉瘤困难和对脑组织过多地牵拉等原因，常会导致医源性脑损伤和夹闭失败。加之此类动脉瘤的发病率较低，神经外科医师手术经验少，也是手术治疗效果不理想的原因之一，但这些动脉瘤采用血管内弹簧圈栓塞治疗后，其危险性会大大降低，因此后循环动脉瘤应将血管内栓塞治疗作为首选。

（二）动脉瘤的大小、形状和瘤颈/瘤体比

治疗的预后与动脉瘤大小具有高度相关性。对直径小于 10 mm 的动脉瘤，手术和血管内介入治疗预后均较好。随着动脉瘤体积的扩大，手术治疗风险性会增加，病死率和致残率也随之上升。栓塞治疗也会发生瘤体越大、闭塞率越低的现象。从治疗的安全性考虑，对直径大于 10 mm 的动脉瘤宜选择血管内栓塞治疗。巨大动脉瘤(直径＞25 mm)因需解除其占位效应,故多采用手术方法切除动脉瘤。梭形动脉瘤因无明显瘤颈,所以手术夹闭困难,而行弹簧圈瘤内栓塞又容易复发,因此常用血管内闭塞载瘤动脉的方法处理。与选择治疗方法关系最密切的是动脉瘤的瘤颈/瘤体比,窄颈动脉瘤最适合血管内栓塞治疗。而宽颈动脉瘤(瘤颈直径＞4 mm 或瘤体/瘤颈比≤1.2),两种方法治疗均困难,特别是栓塞治疗有弹簧圈脱出进入载瘤动脉的危险。近年随着栓塞技术不断提高,出现了球囊辅助栓塞技术和支架结合弹簧圈技术等新的栓塞方法,宽颈动脉瘤已不再是血管内栓塞治疗的禁区。当然也可采用手术与栓塞联合治疗,先手术夹闭部分动脉瘤颈,使其变成窄颈动脉瘤,然后再行弹簧圈栓塞治疗。

（三）患者的年龄和全身状况

总体来说,患者年龄越大,手术治疗效果越差,而血管内栓塞治疗不受年龄限制。另外,对全身状况不佳、不能耐受手术以及拒绝手术的患者,也可行血管内栓塞治疗。

（四）动脉瘤破裂与否

随着医学影像技术的发展,越来越多的未破裂动脉瘤被发现,目前对未破裂动脉瘤是否治疗和选择何种方法治疗仍存在争议。多数学者主张对瘤体最大径≥10 mm、曾发生蛛网膜下腔出血或有症状动脉瘤应予以治疗。

（五）其他因素

颅内动脉瘤无论行手术夹闭还是血管内栓塞,都要求操作者具有娴熟的技术水平。因此,操作者的个人技能和经验也是选择治疗方法的因素之一。此外,医院条件、患者经济状况、患者家属意见等都应加以考虑。

二、血管内栓塞技术

（一）动脉瘤介入材料的进展

颅内动脉瘤栓塞材料的发展经历了 20 世纪 70 年代的可脱性球囊,20 世纪 80 年代的钨丝弹簧圈,20 世纪 90 年代的铂金弹簧圈到目前的液体栓塞材料等多个阶段,促进了介入栓塞颅内动脉瘤的不断进步与发展。针对动脉瘤介入治疗的安全性及复发再通率等问题,一些新型材料孕育而生,如三维弹簧圈,生物涂层弹簧圈,水膨胀弹簧圈以及尚处于开发阶段的涂有生物活性细胞、组织或生长因子的栓塞材料为动脉瘤致密栓塞、减低再通率提供了可靠保障。解脱方式也由最初的游离弹簧圈、机械解脱弹簧圈、电解脱弹簧圈到水解脱弹簧圈。另外,颅内专用支架的出现为宽颈、夹层、梭形、微小及特殊部位的动脉瘤治疗带来了新的方法和思路。

1. 水解脱弹簧圈

目前临床应用的主要有 Microvention 公司的 Microplex 系列(MCS)、Hydrogel 系列弹簧圈(HES)和 Cordis 公司的 Trufill 系列弹簧圈(Trufill DCS)的第二代产品 Orbit 弹簧圈。其成篮时有明显的向心性填塞特点,空隙位于瘤体中部,便于弹簧圈放置,易于达到致密栓塞,比电解可脱式弹簧圈(GDC)更柔软,成形自然,对动脉瘤形态的顺应性更好,更有利于不规则、分叶状动脉瘤的栓塞。同时其水压解脱方式更安全、更可靠、更迅速。

2. 表面修饰及生物活性弹簧圈

（1）Matrix 弹簧圈：其 30％为金属成分,70％为被覆的生物活性物质,相对于 GDC 裸圈,

Matrix 弹簧圈致血栓能力更强,能促进动脉瘤腔内纤维结缔组织增生,同时栓塞后动脉瘤的体积可随共聚物的吸收而缩小,在巨大动脉瘤的治疗中能缓解其占位效应。近年来随着 Matrix 弹簧圈的应用,其并发症的报道主要有:Matrix 弹簧圈能促进瘤腔内血栓形成,故有增加血栓事件的潜在风险;Matrix 弹簧圈表面活性物质的存在与裸铂金圈相比,其硬度增加,光滑度下降,在狭小空间内的栓塞操作中可能由于弹簧圈、微导管张力的突然释放,导致动脉瘤的破裂。有学者报道 102 例动脉瘤使用 Matrix 弹簧圈栓塞,9 例发生术中破裂,占 8.82%,均为小动脉瘤,且有 5 例为前交通动脉瘤,为最常见的并发症。

(2)水膨胀弹簧圈(HES):Microvention 公司推出的 Ydrogel 系列弹簧圈包括 Hydrocoil 弹簧圈和内膨胀的 Hydrosoft 弹簧圈。Hydrocoil 弹簧圈提高栓塞致密性不是通过血栓的形成,而是水凝胶自身成分,降低了血栓溶解复发的可能性。该生物弹簧圈有望提高动脉瘤的完全栓塞率和降低远期再通率。Cloft 等报道 HES 的安全性和铂金弹簧圈无明显差别,但完全或近乎完全栓塞率达 90.1%,高于铂金弹簧圈组。然而 HES 被覆的水凝胶涂层遇水 5 分钟后就开始膨胀,对操作者有较高的要求。而 Microvention 后来推出了 Hydrosoft 内膨胀圈,该器具有水凝胶膨胀内芯,没有操作时间限制,几乎不产生任何导管移位,易于输送,在微小动脉瘤及栓塞残余瘤颈时更具有优势。

(3)纤毛弹簧圈:美国 EV、公司生产的 Nexus 弹簧圈于 2005 年通过 FDA 认证投入了临床使用,此类弹簧圈通过在一级铂金圈丝间夹带聚乙丙交酯微丝,形成纤毛,在动脉瘤腔内交叉形成网格,通过增大与血液的接触面积,促进血栓形成,同时能防止血栓的早期溶解和血栓再机化,从而减少动脉瘤的复发率。

(4)放射性弹簧圈:将 32P 离子置入普通弹簧圈表面制成放射性弹簧圈,32P 的原位放射作用能促进瘤腔纤维化和瘤颈新生内皮生长,可望降低动脉瘤再通率。32P 释放的 β 射线的活性度低、穿透性低、半衰期短,这确保其不会对邻近组织产生放射性损伤。

(二)窄颈动脉瘤的栓塞

前循环动脉瘤采用颈动脉或股动脉入路,椎-基动脉系统动脉瘤采用股动脉入路。在微导丝指引下,微导管到位后,应将微导丝立即退出。操作过程中,动作务必轻柔,可在同轴导管内持续高压灌注肝素盐水,以减少摩擦,防止血凝;微导管内应绝对保持无回血,以避免电流分散。经血管造影证实微导管头位于瘤腔内,方可置入 GDC。当 GDC 送入微导管时,呈直的形状向前行进,没有摩擦力。一旦铅弹簧圈伸出微导管,即在动脉瘤腔内呈中心性环状盘曲。置入弹簧圈的直径应小于动脉瘤腔直径,如弹簧圈进入困难或逸出动脉瘤口时,提示弹簧圈过大或弹簧圈盘曲不自然,应慢慢抽回弹簧圈于微导管内原来位置,或根据动脉瘤大小调换弹簧圈的型号。在确定弹簧圈完全进入动脉瘤内(GDC 近端铂金标记重合)并盘曲满意时,即可开始电解脱落。脱落后,须复查造影以评估栓塞量,并决定是否需再放置弹簧圈,以及放置何种规格的弹簧圈,手术结束后,将微导管从动脉瘤内慢慢退出,并再次复查血管造影,评估栓塞效果。

(三)宽颈动脉瘤的栓塞

1.再塑形技术

囊辅助弹簧圈栓塞动脉瘤技术适用于以下情况:①宽颈动脉瘤,RSN<1.5。②动脉瘤与载瘤动脉之间界限不清。③动脉瘤累及附近血管分支,如基底动脉尖动脉瘤,累及双侧或单侧大脑后动脉 P_1 段。④不可脱球囊骑跨动脉瘤颈,微导管置入动脉瘤腔内后,经微导管置入

弹簧圈栓塞动脉瘤,充盈球囊封堵动脉瘤颈,防止弹簧圈突入载瘤动脉,泄掉球囊,经微导管再次置入弹簧圈栓塞动脉瘤,再次充盈球囊,防止载瘤动脉受累。重复上述步骤,直至动脉瘤完全栓塞后,撤出微导管,泄掉球囊并撤出。

根据动脉瘤的部位不同,球囊的选择也有不同。对于端侧型动脉瘤,可选用 Hyperglide 球囊;对于分叉部动脉瘤,可选用 Hyperform 球囊。再塑形技术的优点:①充盈的球囊可以暂时固定微导管,防止微导管在置入弹簧圈过程中移位;②防止置入的弹簧圈经瘤颈突入或脱入载瘤动脉;③反复充盈球囊可使弹簧圈栓塞更致密,提高动脉瘤的栓塞率,有效防止动脉瘤复发。

再塑形技术的缺点:①球囊反复充盈,撕裂瘤颈或动脉瘤过度栓塞,有可能诱发动脉瘤或载瘤动脉破裂出血;②反复充盈球囊,增加原位血栓形成机会,会延长远端血管缺血时间;③反复充盈球囊,增加局部血管内皮损伤机会,有可能造成迟发性血管狭窄;④瘤颈附近动脉硬化斑块形成,球囊发放充盈,造成局部斑块脱落,或夹层形成,或附近穿支闭塞风险;⑤双系统的操作,增加了技术难度及手术时间。

2.支架结合弹簧圈技术

随着电解可脱卸弹簧圈在临床的应用,颅内动脉瘤血管内治疗获得了满意的效果。但对于宽颈的动脉瘤,弹簧圈栓塞治疗容易突入载瘤动脉,造成其闭塞,而且多数仅能达到部分栓塞,大型动脉瘤复发率高达87%。而 GDC 系统设计的出发点主要是利用该系统的电致栓性,即通电后促进动脉瘤内血栓形成。多数学者认为,动脉瘤内急性闭塞的最重要原因是对瘤内血流的机械性破坏,以及随后的血栓形成。从人体中应用 GDC 栓塞治疗的组织病理学检查结果也显示,动脉瘤内血栓的机化过程是非常缓慢的,而且瘤颈处未见内膜覆盖。对于仅能部分栓塞的颅内宽颈动脉瘤,瘤内能否形成血栓并进一步发生机化,以及瘤颈部位能否产生内膜化,是决定动脉瘤栓塞治疗后是否复发的关键因素。

近年来,柔软、安全的支架输送系统使冠状动脉支架可以通过迂曲的颅底血管,从而使应用血管内支架进行瘤颈重塑形成为可能。血管内支架最初是在 1964 年由 Dotter 等首次提出,并于 1969 年进行了相关的实验研究。1997 年,Higashida 等第一次联合使用冠状动脉支架与 GDC 治疗基底动脉破裂性梭形动脉瘤。首先,利用支架的支撑作用进行载瘤动脉重构,支架的置入使弹簧圈固定在动脉瘤内而不突入载瘤动脉或发生移位,动脉瘤的瘤颈覆盖率及致密栓塞率得到显著提高。其次,血流经过宽颈动脉瘤时会发生滑流,从瘤颈远端进入,直接冲击动脉瘤的远外侧壁。支架置入后,这种滑流失去黏附力而对动脉瘤远侧壁的冲击明显减轻。此外,虽然在动脉瘤内填塞了弹簧圈,但由于血流对弹簧圈仍有持续的搏动性冲击,部分患者可能发生弹簧圈压缩或变形,而且弹簧圈栓塞并不能改变局部血管壁的薄弱情况,因而存在动脉瘤的复发可能性。研究表明,支架置入后动脉瘤内血流速度显著减慢,流入道血流沿着支架网孔分散,从而减少对动脉瘤壁的冲击性剪切力,在改变动脉瘤内血流动力学的同时也调整了载瘤动脉内的血流模式。目前,常用的颅内动脉瘤专用支架包括 4 种:Boston 公司的 Neuroform 支架、Cordis 公司的 Enterprise 支架、法国 BALT 公司的 LEO 支架和 EV3 公司最新型的 Solitaire AB 支架。而 Solitaire AB 支架在术中有可反复完全释放及回收的优势。新型支架特别是可回收支架的出现为新的支架置入技术探索提供了可能。

颅内动脉瘤治疗的最终目标是通过各种手段进行血管重建,以达到动脉瘤颈部的解剖愈合,才能完全消除复发及再出血的危险。单纯置入支架能否使动脉瘤闭塞,以避免动脉瘤复发,一直存在争议。可见单纯的支架置入并不能完全消除再出血的危险。支架结合弹簧圈栓塞后,动脉瘤瘤颈被半透明的新生内膜完全覆盖,内膜仍很薄。分析其可能的原因为瘤颈处除有支架网丝外,还存在血凝块和弹簧圈丝,尤其是支架的网丝和弹簧圈构成了更密集的网孔覆盖瘤颈和重建血管,更多地减少了进入动脉瘤的血流,这些物质成为新生内膜生长的脚手架,因而内膜生长会较快。

支架可以起到一种栅栏作用,增加弹簧圈致密栓塞的可能,降低再通和复发,也可阻塞弹簧圈进入载瘤动脉,以避免影响载瘤动脉血流。支架可隔开动脉瘤,可作为内皮生长的模具。改变动脉瘤内的血流动力学,可减少血对瘤壁的冲击,减少动脉瘤破裂的可能。支架可降低重要穿支血管的阻塞事件,减少并发症。支架结合弹簧圈技术主要适用于下列情况:①宽颈动脉瘤,RSN<1.2;②梭形动脉瘤。

3. 双微导管技术

对于相对宽颈动脉瘤,尤其是急诊蛛网膜下腔出血的宽颈动脉瘤,在不能充分准备相应抗血小板聚集药物的情况下,简单技术难以保持弹簧圈的稳定性时,双微导管技术可以提供帮助。双微导管技术可通过同一导管鞘及导引导管,将两根微导管同时置入动脉瘤腔内,弹簧圈经一根微导管置入动脉瘤腔后并不解脱,经另一微导管置入第二根弹簧圈,当两根弹簧圈稳定缠结在一起并保持稳定后,根据实际情况解脱一根弹簧圈,随后经该微导管置入第三根弹簧圈,当该弹簧圈与瘤腔内弹簧圈缠结稳定后解脱,重复上述步骤直至动脉瘤致密栓塞。两根微导管头端的位置可以在瘤腔内处于相同部位,便于弹簧圈稳定缠结;也可以一根微导管头端深入瘤腔,主要填塞瘤腔,而另一微导管头端置于瘤颈附近,置入弹簧圈封堵瘤颈。两根微导管所置入的弹簧圈缠结固定后,可交互解脱,也可保留封堵瘤颈的弹簧圈,只解脱填塞瘤腔微导管的弹簧圈,直至瘤腔致密填塞后解脱封堵瘤颈的弹簧圈。

4. 覆膜支架技术

覆膜支架表面被覆共聚物薄膜,是治疗巨大、宽颈、梭形动脉瘤的理想选择。其治疗目标在于重建载瘤动脉或封闭血管壁缺损,而传统的栓塞治疗目的在于填塞动脉瘤腔。2002年Islak等首次报道应用覆膜支架治疗宽颈动脉瘤及梭形动脉瘤各1例,而国内也有报道采用颅内专用Willis支架用于动脉瘤治疗。但是覆膜支架诱导内皮增殖及血栓形成的作用更强,硬度高,顺应性差,对于迂曲部位动脉瘤,到位较困难,且会造成分支动脉的闭塞,在球囊扩张支架对迂曲血管的拉伸过程中可能造成动脉破裂,故目前仅用于无重要分支血管,位置较低的颈内动脉、椎动脉部分动脉瘤的治疗,而柔软、顺应性更高的颅内专用自膨式覆膜支架有待进一步发展。

5. 血流重建技术

这个概念于2006年最先由日本的Fujimura等提出,即通过支架置入改变流入动脉瘤内的血流方式,造成迟发性血栓来治疗动脉瘤。血流重建和覆膜支架的治疗重点均在载瘤动脉,后者主要依靠覆膜实现血管的即刻解剖,但同时造成分支动脉的闭塞,而血流重建技术不易造成上述并发症。目前,常用的密网孔率血流重建支架包括Pipeline支架(EV3公司)和Silk支架(BALT公司)。Lylyk等报道使用Pipeline支架栓塞63例动脉瘤,即刻栓塞率为8%,但18个月随访影像学完全栓塞率达95%。但是支架形成血栓,支架释放后分支血管安全性等问题仍待进一步评估。近年来也有关于血管重建支架治疗后迟发型动脉瘤破裂及术后缺血事件发生的报道,具体原因及机制也在进一步探讨中,而其适应证目前也局限在其他方法难以处理的动脉瘤。

6. 载瘤动脉闭塞

上述几种技术的目的都是既要闭塞动脉瘤，又要保持载瘤动脉的血流畅通。但对于一些特殊动脉瘤，如巨大、夹层、蛇形、假性动脉瘤等，可能就要把载瘤动脉闭塞术作为最后的治疗选择。所谓载瘤动脉闭塞术，就是把生长动脉瘤的脑动脉整个牺牲掉。由于人脑循环有丰富的吻合代偿机制，所以牺牲掉某根脑动脉可能不会引起神经功能缺陷。而在脑循环代偿机制不健全的患者中，载瘤动脉闭塞则会引起偏瘫、失语等后遗症。

第三章　胃肠外科疾病

第一节　胃十二指肠溃疡

胃十二指肠黏膜的局限性圆形或椭圆形的全层黏膜缺损，称为胃十二指肠溃疡。近20余年来对该病的治疗已发生根本性改变。由于强力胃酸分泌抑制药——质子泵抑制药的出现，对幽门螺杆菌（Hp）在胃十二指肠溃疡致病机制中作用的认识，以及内镜技术的发展等原因，该病内科治疗的效果大为改观，需要手术处理者减少，一般仅限于并发症的处理，即溃疡穿孔、出血及幽门梗阻；或一些特殊情况如胰源性溃疡、胃溃疡发生恶变等。以往所谓的"难治性"溃疡、巨大溃疡（直径＞2 cm）等作为外科适应证的病例已经越来越少。胃大部切除术、各种形式的迷走神经切断术治疗胃十二指肠溃疡已很少采用，而代之以更加微创、保守而合理的手术方式。

一、病因病理

（一）胃酸

胃酸分泌异常与胃十二指肠溃疡发病关系密切。1910年，Shmart提出"无酸无溃疡"的观点，十二指肠溃疡患者的基础和餐后胃酸分泌均高于正常人。胃液酸度过高、胃蛋白酶原激活、黏膜产生自体消化是胃十二指肠溃疡的主要发病机制。

胃酸分泌受迷走神经和促胃液素的调控，即所谓的神经性胃酸分泌和体液性胃酸分泌。①神经性胃酸分泌：迷走神经兴奋时通过两种机制刺激胃酸分泌，一是通过释放乙酰胆碱直接刺激胃壁细胞，二是作用于胃窦部黏膜促其释放促胃液素。所以切除胃窦部不仅可以消除体液性胃酸分泌，也可以降低部分神经性胃酸分泌。对视觉、嗅觉和味觉的刺激，胃的膨胀以及血糖降低到2.8 mmol/L等都可刺激迷走神经中枢兴奋，引起胃酸分泌的增加。②体液性胃酸分泌：进食后胃窦部黏膜受食物刺激产生促胃液素，促胃液素经血液循环作用于胃壁细胞并促其分泌胃酸。促胃液素的分泌和释放受胃液酸度的调节，pH降低到3.5以下时，促胃液素分泌释放减少；pH达到1.5以下时，则完全不释放。食物进入空肠上段后也可促使空肠释放肠促胃液素刺激胃酸分泌，但这种作用较小。

胃蛋白酶是胃液中的主要作用酶。当胃液pH＞4.5时，胃蛋白酶处于非激活状态，而当胃液pH达到1.5～2.5时，胃蛋白酶消化蛋白质作用最强。

（二）胃黏膜屏障

胃黏膜屏障由胃黏液和黏膜柱状上皮细胞的紧密连接构成。胃黏液除具有润滑作用外，还有中和、缓冲胃酸的作用。胃的黏膜上皮细胞能够阻止Na^+从黏膜细胞内扩散入胃腔以及胃腔内的H^+逆流入黏膜细胞内。非甾体抗炎药、肾上腺皮质类固醇激素、胆汁酸盐、酒精类均可破坏胃黏膜屏障，造成H^+逆流入黏膜细胞，引起胃黏膜水肿、出血、糜烂，甚至溃疡。机械性损伤、缺血性病变、营养不良等因素都可减弱胃黏膜的屏障功能。

（三）Hp

Hp与胃十二指肠溃疡形成之间的关系已得到公认。Hp在我国胃十二指肠溃疡患者的检出率分别为70％和90％。Hp属于革兰阴性杆菌,呈弧形或S形,可产生多种酶类,重要的有尿素酶、过氧化氢酶、磷脂酶和蛋白酶。Hp菌株还能产生细胞空泡毒素和毒素相关蛋白,可能参与损伤胃十二指肠黏膜和黏膜屏障,导致H^+内渗,影响碳酸氢盐、促胃液素及胃酸分泌,改变胃血流等。Hp被清除后,胃炎和胃十二指肠溃疡易被治愈且复发率低,也能降低胃十二指肠溃疡大出血患者的再出血率。

二、十二指肠溃疡

(一)发病机制

迷走神经张力过高引起胃酸分泌增多是十二指肠溃疡形成的主要原因。十二指肠溃疡患者基础与最大胃酸分泌分别是正常人的2.2和1.6倍。造成胃酸分泌过多的主要原因有:迷走神经过度兴奋、壁细胞较正常人多,以及胃排空过快致酸性胃液损伤十二指肠球部黏膜。临床治疗消化性溃疡的手术均以减少胃酸分泌为主要目的。

Hp感染与十二指肠溃疡的形成相关。

(二)临床表现

十二指肠溃疡为我国常见病,可见于任何年龄,但多见于中青年男性。临床表现为上腹部或剑突下烧灼样或钝性痛,疼痛多在进食后3~4小时发作。饥饿痛和夜间痛与基础胃酸分泌量过高有关。服用抗酸药物或进食能使疼痛停止或缓解。体检可有右上腹压痛。十二指肠溃疡为慢性过程,呈反复发作,病史可达几年甚至十几年。腹痛有周期性发作的特点,好发季节为秋冬季,可因不良情绪或解热镇痛药等诱发。

(三)辅助检查

X线钡剂和纤维胃镜检查可帮助确诊。

1. 龛影

龛影为诊断十二指肠球部溃疡的直接征象,多见于球部偏基底部。正位,龛影呈圆形或椭圆形,加压时周围有整齐的环状透亮带,称"日晕征"。切线位,龛影为突出球内壁轮廓外的乳头状影。

2. "激惹征"

钡剂于壶腹部不能停留,迅速排空,称为"激惹征"。

3. 十二指肠球部畸形

其为十二指肠球部溃疡常见的重要征象。表现为球一侧出现指状切迹,后者不恒定,随蠕动而变浅、消失,球外形呈山字形、花瓣形及小球状等畸形。

4. 假性憩室

其形态及大小可改变,尚可见黏膜皱襞进入憩室内,而龛影形态不变。

5. 黏膜皱襞改变

黏膜皱襞增粗、平坦或模糊,可呈放射状纠集到龛影边缘。

6. 球后溃疡

球后溃疡较常见,大小不一,多位于肠腔内侧,外侧壁常有痉挛收缩或瘢痕形成,使管腔狭窄,多呈偏心性。凡十二指肠降段上部发现痉挛收缩,应考虑球后溃疡的可能。

（四）治疗

随着消化性溃疡与 Hp 感染有关的发现，绝大多数十二指肠溃疡患者得到了有效的内科治疗，只有在十二指肠溃疡并发各种严重合并症，如急性穿孔、急性大出血和瘢痕性幽门梗阻时才选择手术治疗。经内科治疗无效的十二指肠溃疡，即顽固性溃疡，可根据病情行壁细胞迷走神经切断术。但外科治疗越来越少。

三、胃溃疡

（一）发病机制

胃溃疡的患者胃酸常正常或低于正常，胃黏膜屏障功能减弱、H^+ 逆向扩散或胃潴留则是胃溃疡形成的主要原因。①胃潴留：胃内容物的滞留刺激胃窦黏膜分泌促胃液素，或胃内的低酸环境减弱了对胃窦黏膜分泌促胃液素的抑制作用，使溃疡患者血促胃液素水平较正常人增高，刺激了胃酸的分泌。临床上复合性溃疡的患者 95% 左右是先有十二指肠溃疡，幽门痉挛或十二指肠球部狭窄致胃潴留时，胃溃疡就易于发生。②十二指肠液反流：反流液中的胆汁、胰液等既能直接损伤胃黏膜细胞，又能破坏胃黏膜屏障功能，促进逆向扩散，导致黏膜出血、糜烂与溃疡形成。临床上发现胃溃疡多合并胃窦炎，且越靠近幽门炎症越重，也说明胃溃疡的发生与十二指肠液反流有关。③壁细胞功能异常：分泌的胃酸直接排入黏膜内，造成胃黏膜的损伤。

Hp 感染与胃溃疡的形成有一定的关系。

（二）分型

虽然胃溃疡可以发生在胃的任何部位，但大部分在小弯切迹处。约 60% 为 Ⅰ 型溃疡，与过多的胃酸分泌无关，相反可能是低胃酸状态。大部分位于胃体与胃窦黏膜过渡区的 1.5 cm 范围之内，与十二指肠、幽门等黏膜异常无关。Ⅱ 型胃溃疡（15%）是指溃疡位于胃体和十二指肠，与高胃酸有关。Ⅲ 型溃疡位于幽门前，占 20%，与高胃酸有关。Ⅳ 型溃疡是高位近贲门溃疡，小于 10%，与高胃酸无关。另外，有一些大弯溃疡，但是发生率小于 5%。

（三）临床表现

胃溃疡发病年龄一般较十二指肠溃疡大，在 50 岁左右，以男性多见。胃溃疡腹痛没有十二指肠溃疡腹痛那样有规律。腹痛多发生在餐后 0.5～1 小时，持续 1～2 小时。进食不能缓解疼痛，甚至加剧疼痛。压痛点多在剑突与脐之间的正中线或略偏左。抑酸药物疗效欠佳，不如十二指肠溃疡好，治疗后易复发，原因可能与发病机制不同有关。

胃溃疡常易引起大出血、急性穿孔等并发症。胃溃疡约有 5% 癌变，因此对于年龄较大，典型症状消失，呈不规则持续腹痛或症状日益加重，伴体重减轻、消瘦乏力、贫血等表现的患者，应引起注意。

（四）辅助检查

X 线钡剂和纤维胃镜检查多可确诊。胃溃疡可见于胃的任何部位，但以胃窦部最为多见，约占 90%，大多数胃溃疡位于胃体与胃窦交界处胃窦一侧的小弯侧和近幽门前方。较少见的有高位溃疡、后壁溃疡和复合性溃疡。

（1）龛影为溃疡病的直接征象。切线位，龛影凸出于胃内壁轮廓之处，呈乳头状或半圆形；正位，龛影为圆形或椭圆形，其边缘光滑整齐。

（2）龛影周围黏膜纹。切线位，龛影与胃交界处显示 1～2 mm 的透明细线影，见于龛影的上缘或下缘,或龛影的整个边缘。

(3)狭颈征。切线位,龛影口部与胃腔交界处有 0.5～1 cm 一段狭于龛影的口径,称为狭颈征。

(4)项圈征。在龛影口部有一边缘光滑细线状密度减低区,如颈部戴的项圈,称为"项圈征"。

(5)龛影周围的"日晕征"。正位,龛影周围有宽窄不一致的透亮带,边缘光滑,称为"日晕征"。

(6)以龛影为中心的黏膜皱襞纠集。其呈放射状分布,其外围逐渐变细消失,为慢性溃疡的另一征象。

(7)溃疡病的其他 X 线征象。胃大弯侧指状切迹;胃小弯侧缩短;胃角切迹增宽;幽门管狭窄性梗阻,胃内滞留液体。

(五)治疗

胃溃疡外科手术绝对适应证有:急性穿孔,形成弥漫性腹膜炎者;急性大出血,或反复呕血,有生命危险者;并发幽门梗阻,严重影响进食及营养者;有恶变的可疑者。手术相对适应证:经内科系统治疗 3 个月以上仍不愈合者;经 X 线钡剂或胃镜检查证实溃疡直径超过 2.5 cm 或高位溃疡者;曾并发过急性穿孔、急性大出血或溃疡已穿透至胃壁外者。

胃溃疡常用的手术方式是远端胃大部切除术,胃肠道重建以胃十二指肠吻合术(比尔罗特Ⅰ式吻合术)。Ⅰ型胃溃疡通常采用远端胃大部切除术,胃的切除范围在 50% 左右,行胃十二指肠吻合;Ⅱ、Ⅲ型胃溃疡宜采用远端胃大部切除加迷走神经干切断术,比尔罗特Ⅰ式吻合术吻合,如十二指肠炎症明显或是有严重瘢痕形成,则可行比尔罗特Ⅱ式吻合术胃空肠吻合;Ⅳ型,即高位小弯溃疡处理困难。根据溃疡所在部位的不同,可采用切除溃疡的远端胃大部切除术,可行比尔罗特Ⅱ式吻合术胃空肠吻合,为防止反流性食管炎也可行鲁氏 Y 形胃空肠吻合。溃疡位置过高可以采用旷置溃疡的远端胃大部切除术或近端胃大部切除术治疗。术前或术中应对溃疡做多处活检,以排除恶性溃疡的可能。对溃疡恶变病例,应行胃癌根治术。

四、胃十二指肠溃疡急性穿孔

急性穿孔是胃十二指肠溃疡的严重并发症,也是外科常见的急腹症之一。起病急、病情重、变化快是其特点,常需紧急处理,若诊治不当,可危及患者生命。

(一)病因及发病机制

胃十二指肠溃疡穿孔发生在慢性溃疡的基础上,患者有长期溃疡病史,但在少数情况下,急性溃疡也可以发生穿孔。下列因素可促进穿孔的发生。①精神过度紧张或劳累,增加迷走神经兴奋程度,溃疡加重而穿孔。②饮食过量,胃内压力增加,使溃疡穿孔。③应用非类固醇抗炎药(NSAIDs)和十二指肠溃疡、胃溃疡的穿孔密切相关,有研究显示,治疗患者时应用这类药物是主要的促进因素。④免疫抑制,尤其在器官移植患者中应用激素治疗。⑤其他因素,包括患者年龄增加、慢性阻塞性肺疾病、创伤、大面积烧伤和多器官功能障碍。

(二)临床表现

1.症状

患者以往多有溃疡病症状或肯定的溃疡病史,而且近期常有溃疡活动的症状。可在饮食不当后或在清晨空腹时发作。典型的溃疡急性穿孔表现为骤发腹痛,十分剧烈,如刀割或烧灼样,为持续性,但也可有阵发加重。由于腹痛发作突然而猛烈,患者甚至有一时性昏厥感。

疼痛初起部位多在上腹或心窝部,迅即延及全腹面,以上腹为重。由于腹后壁及膈肌腹膜受到刺激,有时可引起肩部或肩胛部牵涉性疼痛,可有恶心感及反射性呕吐,但一般不重。

2.体征

患者仰卧拒动,急性痛苦病容,由于腹痛严重而致面色苍白、四肢凉、出冷汗、脉率快、呼吸浅。腹式呼吸因腹肌紧张而消失。在发病初期,血压仍正常,腹部有明显腹膜炎体征,全腹压痛明显,上腹更重,腹肌高度强直,即所谓板样强直。肠鸣音消失。如腹腔内有较多游离气体,则叩诊时肝浊音界不清楚或消失。随着腹腔内细菌感染的发展,患者周身感染中毒症状以及肠麻痹、腹胀、腹腔积液等腹膜炎症也越来越重。

溃疡穿孔后,临床表现的轻重与漏出至游离腹腔内的胃肠内容物的量有直接关系,即与穿孔的大小,穿孔时胃内容物的多少(空腹或饱餐后),以及孔洞是否很快被邻近器官或组织粘连堵塞等因素有关。穿孔小或漏出的胃肠内容物少或孔洞很快即被堵塞,则漏出的胃肠液限于上腹,或顺小肠系膜根部及升结肠旁沟流至右下腹,腹痛程度可以较轻,腹膜刺激征也限于上腹及右侧腹部。

(三)辅助检查

如考虑为穿孔,应做必要的实验室检查,检查项目包括血常规、血清电解质和淀粉酶,穿孔时间较长的需检查肾功能、血清肌酐、肺功能并进行动脉血气分析,监测酸碱平衡。常见白细胞升高及核左移,但在免疫抑制和老年患者中有时没有。血清淀粉酶一般是正常的,但有时升高,通常小于正常的 3 倍。肝功能一般是正常的。除非就诊延迟,血清电解质和肾功能是正常的。

胸部 X 线片和立位及卧位腹部 X 线片是必需的。约 70% 的患者有腹腔游离气体,因此无游离气体者不能排除穿孔。当疑为穿孔但无气腹者,可做水溶性造影剂上消化道造影检查,确立诊断腹膜炎体征者,这种 X 线造影是不需要的。

诊断性腹腔穿刺在部分患者是有意义的,若抽出液中含有胆汁或食物残渣常提示有消化道穿孔。

(四)诊断和鉴别诊断

1.诊断

胃十二指肠溃疡急性穿孔后表现为急剧上腹痛,并迅速扩展为全腹痛,伴有显著的腹膜刺激征,结合 X 线检查发现腹部膈下游离气体,诊断性腹腔穿刺抽出液含有胆汁或食物残渣等特点,正确诊断一般不困难。在既往无典型溃疡病者,位于十二指肠及幽门后壁的溃疡小穿孔,胃后壁溃疡向小网膜腔内穿孔,老年体弱、反应性差者的溃疡穿孔及空腹时发生的小穿孔等情况,症状、体征不太典型,较难诊断。另需注意的是,X 线检查未发现膈下游离气体并不能排除溃疡穿孔的可能,因约有 20% 患者穿孔后可以无气腹表现。

2.鉴别诊断

(1)急性胰腺炎:溃疡急性穿孔和急性胰腺炎都是上腹部突然受到强烈化学性刺激而引起的急腹症,因而在临床表现上有很多相似之处,在鉴别诊断上可能造成困难。急性胰腺炎的腹痛发作虽然也较突然,但多不如溃疡穿孔者急骤,腹痛开始时有由轻而重的过程,疼痛部位趋向于上腹偏左及背部,腹肌紧张程度也略轻。血清及腹腔渗液的淀粉酶含量在溃疡穿孔时可以有所增高,但其增高的数值尚不足以诊断。急性胰腺炎 X 线检查无膈下游离气体,B 超及 CT 提示胰腺肿胀。

(2)胆石症、急性胆囊炎：胆绞痛发作以阵发性为主，压痛较局限于右上腹，而且压痛程度也较轻，腹肌紧张远不如溃疡穿孔者显著。腹膜炎体征多局限在右上腹，有时可触及肿大的胆囊，Murphy 征阳性，X 线检查无膈下游离气体，B 超提示有胆囊结石、胆囊炎，如血清胆红素有增高，则可明确诊断。

(3)急性阑尾炎：溃疡穿孔后胃十二指肠内容物可顺升结肠旁沟或小肠系膜根部流至右下腹，引起右下腹腹膜炎症状和体征，易被误诊为急性阑尾炎穿孔。仔细询问病史当能发现急性阑尾炎开始发病时的上腹痛一般不十分剧烈，阑尾穿孔时腹痛的加重也不以上腹为主，腹膜炎体征则右下腹较上腹明显。

(4)胃癌穿孔：胃癌急性穿孔所引起的腹内病理变化与溃疡穿孔相同，因而症状和体征也相似，术前难以鉴别。老年患者，特别是无溃疡病既往史而近期内有胃部不适或消化不良及消瘦、体力差等症状者，当出现溃疡急性穿孔的症状和体征时，应考虑到胃肠穿孔的可能。

(五)治疗

胃十二指肠溃疡急性穿孔的治疗原则首先是终止胃肠内容物继续漏入腹腔，使急性腹膜炎好转，以挽救患者的生命。经常述及的 3 个高危因素是：①术前存在休克；②穿孔时间超过 24 小时；③伴随严重内科疾病。这三类患者病死率高，可达 5%～20%；而无上述高危因素者病死率<1%。故对此三类患者的处理更要积极、慎重。具体治疗方法有 3 种，即非手术治疗、手术修补穿孔以及急症胃部分切除和迷走神经切断术，现在认为后者(胃部分切除术和迷走神经切断术)不是溃疡病的合理手术方式，已很少采用。术式选择主要依赖患者一般状况、术中所见、局部解剖和穿孔损伤的严重程度。

1.非手术治疗

近年来，特别是在我国，对溃疡急性穿孔采用非手术治疗累积了丰富经验，大量临床实践经验表明，连续胃肠吸引减压可以防止胃肠内容物继续漏向腹腔，有利于穿孔自行闭合及急性腹膜炎好转，从而使患者免遭手术痛苦，其病死率与手术缝合穿孔者无显著差别。为了能够得到满意的吸引减压，鼻胃管在胃内的位置要恰当，应处于最低位。非手术疗法的缺点是不能去除已漏入腹腔内的污染物，因此只适用于腹腔污染较轻的患者。其适应证：①患者无明显中毒症状，急性腹膜炎体征较轻，或范围较局限，或已趋向好转，表明漏出的胃肠内容物较少，穿孔已趋于自行闭合；②穿孔是在空腹情况下发生的，估计漏至腹腔内的胃肠内容物有限；③溃疡本身不是根治性治疗的适应证；④有较重的心肺等重要脏器并发症，致使麻醉及手术有较大风险。但在 70 岁以上、诊断不能肯定、应用类固醇激素和正在进行溃疡治疗的患者，不能采取非手术治疗方法。

因为手术治疗的效果确切，非手术治疗的风险并不低(腹内感染、脓毒症等)，一般认为非手术治疗要极慎重。在非手术治疗期间，需动态观察患者的全身情况和腹部体征，若病情无好转或有所加重，即需及时改用手术治疗。

2.手术治疗

手术治疗包括单纯穿孔缝合术和确定性溃疡手术，本节主要阐述前者相关内容。

单纯穿孔缝合术是目前治疗溃疡穿孔主要的手术方式。只要闭合穿孔不致引起胃出口梗阻，就应首先考虑。缝闭瘘口、中止胃肠内容物继续外漏后，彻底清除腹腔内的污染物及渗出液。术后须经过一段时间的内科治疗，溃疡可以愈合。缝合术的优点是操作简便，手术时间短，安全性高。一般认为，以下为单纯穿孔缝合术的适应证：穿孔时间超过 8 小时，腹腔内感染及炎症水肿较重,有大量脓性渗出液;以往无溃疡病史或有溃疡病史未经正规内科治疗,无出血、梗阻并发症,特别是十二指肠溃疡;有其他系统器质性疾病而不能耐受彻底性溃疡手术。单纯穿孔缝合术通常采用经腹手术,穿孔以丝线间断横向缝合,再用大网膜覆盖,或以网膜补片修补;也可经腹腔镜行穿孔缝合大网膜覆盖修补。一定吸净腹腔内渗液,特别是膈下及盆腔内渗液。吸除干净后,腹腔引流并非必须。对所有的胃溃疡穿孔患者,需做活检或术中快速病理学检查,若为恶性,应行根治性手术。单纯溃疡穿孔缝合术后仍需内科治疗,Hp感染者需根除 Hp,以减少复发的机会,部分患者因溃疡未愈合仍需行彻底性溃疡手术。

五、胃十二指肠溃疡大出血

胃十二指肠溃疡患者有大量呕血、柏油样黑便,引起红细胞、血红蛋白和血细胞比容明显下降,脉率加快,血压下降,出现休克前期症状或呈现为休克状态,称为溃疡大出血,不包括小量出血或仅有大便隐血阳性的患者。胃十二指肠溃疡出血,是上消化道大出血中最常见的原因,占 50% 以上。

(一)临床表现

胃十二指肠溃疡大出血的临床表现主要取决于出血的量及出血速度。

1.症状

呕血和柏油样黑便是胃十二指肠溃疡大出血的常见症状,多数患者只有黑便而无呕血症状,迅猛的出血则为大量呕血与紫黑血便。呕血前常有恶心症状,便血前后可有心悸、眼前发黑、乏力、全身疲软,甚至晕厥症状。患者过去多有典型溃疡病史,近期可有服用阿司匹林或NSAIDs 药物等情况。

2.体征

一般失血量在 400 mL 以上时,有循环系统代偿的现象,如面色苍白、脉搏增速但仍强有力,血压正常或稍增高。继续失血达 800 mL 后即可出现明显休克的体征,如出汗、皮肤凉湿、脉搏快弱、血压降低、呼吸急促等。患者意识清醒,表情焦虑或恐惧。腹部检查常无阳性体征,也可能有腹胀、上腹压痛、肠鸣音亢进等。约半数患者体温增高。

(二)辅助检查

大量出血早期,由于血液浓缩,血常规变化不大,以后红细胞计数、血红蛋白、血细胞比容均呈进行性下降。

为了正确诊断出血的来源,必须施行上消化道内镜检查。内镜下胃十二指肠溃疡出血病灶特征现多采用 Forrest 分级:FⅠa,可见溃疡病灶处喷血;FⅠb,可见病灶处渗血;FⅡa,病灶处可见裸露血管;FⅡb,病灶处有血凝块附着;FⅢ,溃疡病灶基底仅有白苔而无上述活动性出血征象。根据上述内镜表现,除 FⅢ外,只要有其中一种表现均可确定为此次出血的病因及出血部位。

选择性腹腔动脉或肠系膜上动脉造影也可用于血流动力学稳定的活动性出血患者,可明确病因与出血部位,指导治疗,并可采取栓塞治疗或动脉内注射垂体加压素等介入性止血措施。

(三)诊断和鉴别诊断

1.诊断

有溃疡病史者,发生呕血与黑便,诊断并不困难。10%~15% 的患者出血无溃疡病史,鉴别出血的来源较为困难。大出血时不宜行上消化道钡剂检查,因此,急诊纤维胃镜检查在胃十二指肠溃疡出血的诊断中有重要作用,可迅速明确出血部位和病因,出血 24 小时内胃镜检查检出率可达 70%～80%,超过 48 小时则检出率下降。

2. 鉴别诊断

胃十二指肠溃疡出血应与应激性溃疡出血、胃癌出血、食管静脉曲张破裂出血、贲门黏膜撕裂综合征和胆管出血相鉴别。

(四)治疗

治疗原则是补充血容量,防止失血性休克,尽快明确出血部位,并采取有效的止血措施,防止再出血。总体上,治疗方式包括非手术治疗及手术治疗。

1. 非手术治疗

其主要是针对休克的治疗,主要措施如下。①补充血容量,建立可靠畅通的静脉通道,快速滴注平衡盐液,做输血配型试验。同时严密观察血压、脉搏、尿量和周围循环状况,并判断失血量,指导补液。失血量达全身总血量的 20% 时,应输注羟乙基淀粉、右旋糖酐或其他血浆代用品,用量在 1000 mL 左右。出血量较大时可输注浓缩红细胞,也可输全血,并维持血细胞比容不低于 30%。输注液体中晶体与胶体之比以 3∶1 为宜。监测生命体征,测定中心静脉压、尿量,维持循环功能稳定和良好呼吸、肾功能十分重要。②留置鼻胃管,用生理盐水冲洗胃腔,清除血凝块,直至胃液变清,持续低负压吸引,动态观察出血情况。可经胃管注入 200 mL 含 8 mg 去甲肾上腺素的生理盐水溶液,每 4～6 小时 1 次。③急诊纤维胃镜检查可明确出血病灶,还可同时施行内镜下电凝、激光灼凝、注射或喷洒药物等局部止血措施。检查前必须纠正患者的低血容量状态。④止血、制酸、生长抑素等药物的应用:经静脉或肌肉注射巴曲酶;静脉给予 H_2 受体拮抗药(西咪替丁等)或质子泵抑制药(奥美拉唑等);静脉应用生长抑素(善宁、奥曲肽等)。

2. 手术治疗

内镜止血的成功率可达 90%,使急诊手术大为减少,且具有创伤小、极少并发穿孔和可重复实施的优点,适用于绝大多数溃疡出血,特别是高危老年患者。内镜处理后发生再出血时仍建议首选内镜治疗,仅在以下患者考虑手术处理:①难以控制的大出血,出血速度快,短期内发生休克,或较短时间内(6～8 小时)需要输注较大量血液(>800 mL)方能维持血压和血细胞比容;②纤维胃镜检查发现动脉搏动性出血,或溃疡底部血管显露再出血危险很大;③年龄在 60 岁以上,有心血管疾病、十二指肠球后溃疡以及有过相应并发症;④近期发生过类似的大出血或合并穿孔或幽门梗阻;⑤正在进行药物治疗的胃十二指肠溃疡患者发生大出血,表明溃疡侵蚀性大,非手术治疗难以止血。

手术介入的方式,经常采用的有:①单纯止血手术;②部分胃切除术;③(选择性)迷走神经切断＋胃窦切除或幽门成形术;④介入血管栓塞术。

六、胃十二指肠溃疡瘢痕性幽门梗阻

胃十二指肠溃疡瘢痕性幽门梗阻是指幽门附近的溃疡瘢痕愈合后,造成胃收缩时胃内容物不能通过,并因此发生呕吐、营养障碍、水电解质紊乱及酸碱平衡失调等一系列改变的情况。

（一）临床表现

1.症状

多数患者有长期溃疡症状多次发作的病史。在幽门梗阻发生后,症状的性质和节律逐渐改变。原有的空腹疼痛为上腹部膨胀或沉重感所代替,后又可出现阵发性胃收缩痛,进食后反而加重。患者常自己诱发呕吐以缓解症状。经过一段时间后,呕吐成为突出的症状,为自发性,多在下午或晚间出现,呕吐物量很大,多为积存的食物,甚至有前一两天所进食物,并含大量黏液,且有酸臭味,一般无血液或胆汁,呕吐后上腹膨胀感即显著减轻。在此时期腹痛消失,但全身情况变差,出现消瘦、便秘、尿少、无力、食欲缺乏等症状。

2.体征

体检时所见为营养不良(皮肤干燥松弛,皮下脂肪消失),上腹隆起,有时可见自左肋下至右上腹的胃蠕动波,手拍上腹部时有振水音。有碱中毒低血钙时,耳前叩指试验和上臂压迫试验可呈阳性。

（二）辅助检查

清晨空腹置入胃管,可抽出大量有酸臭味的液体和食物残渣。胃液分析一般为胃酸过多,但在已有长期幽门梗阻的患者,胃酸常减少。

血液生化检查可发现血清钾、氯化物和血浆蛋白低于正常,非蛋白氮增高,血气分析发现代谢性碱中毒。

X线钡剂检查不仅证明有幽门梗阻存在,并可确定梗阻是否为机械性,以及原发病的性质。

（三）诊断及鉴别诊断

1.诊断

根据长期溃疡病史、特征性呕吐和体征,结合生化及X线钡剂检查即可诊断幽门梗阻。

2.鉴别诊断

需与痉挛水肿性幽门梗阻、十二指肠壶腹部以下的梗阻性病变、胃窦部与幽门的癌肿、成人幽门肌肥厚症相鉴别。

（四）治疗

溃疡并发瘢痕性幽门梗阻后需要进行手术治疗,治疗的目的首先是解除梗阻,使食物和胃液能进入小肠,从而矫正水、电解质及酸碱失衡,改善营养。与此同时,减少胃酸以去除胃溃疡的成因。

术式以胃大部切除术为主,也可采用迷走神经切断加胃窦切除术。对胃酸低、溃疡已愈合的患者,特别是老年或全身健康状况差的患者,可以仅做胃空肠吻合术以解除梗阻,或同时加做迷走神经切断术。

七、胃十二指肠溃疡手术方式

胃十二指肠溃疡最常用的手术方式包括胃大部切除术及胃迷走神经切断术两种。

（一）胃大部切除术

胃大部切除术包括胃大部切除及胃肠道重建两大部分,在我国是治疗胃十二指肠溃疡首选术式。

1. 切除原则

(1)胃切除的范围:胃切除的范围和表面的解剖一致,远端胃部分切除的范围以切除的百分比表示可分为 4 类。①胃次全切除,80% 的胃切除。②胃部分切除,65%~70% 的胃切除。③半胃切除,50% 的胃切除。④胃窦切除,30%~40% 的胃切除,胃小弯侧进一步向近端切除舌形胃小弯组织 3~5 cm。胃切除量大,溃疡的复发率低,但术后并发症发生率高。一般来讲,切除要求高泌酸的十二指肠溃疡与 Ⅱ、Ⅲ 型胃溃疡切除范围应不少于胃的 60%,低泌酸的Ⅰ型胃溃疡则可略小(50% 左右)。胃切除范围的解剖标志是从胃小弯胃左动脉第一降支的右侧到胃大弯胃网膜左动脉最下第一个垂直分支左侧的连线,按此连线大致可切除胃的 60%。

(2)溃疡病灶的处理:胃溃疡病灶应尽量予以切除,十二指肠溃疡如估计溃疡病灶切除很困难时则不应勉强,可改用溃疡旷置术(Bancroft 术式)。比尔罗特Ⅱ式吻合术胃切除后,酸性胃内容物不再接触溃疡病灶,旷置的溃疡可自行愈合。

(3)吻合口的位置与大小:胃切除后,胃空肠吻合可置于横结肠前或横结肠后。食物通过的速度主要取决于吻合口与空肠肠腔的口径,胃空肠吻合口以 3~4 cm(两横指)为宜,过大易引起倾倒综合征,过小可能增加胃排空障碍。

(4)近端空肠的长度与走向:越靠近十二指肠的空肠,黏膜抗酸能力越强,日后发生吻合口溃疡的可能性越小。在无张力和不成锐角的前提下,吻合口近端空肠段宜短。结肠后术式要求从 Treitz 韧带至吻合口的近端空肠长度为 6~8 cm,结肠前术式以 8~10 cm 为宜。近端空肠与胃大小弯之间的关系并无固定格式,但要求近端空肠位置应高于远端空肠,以利排空;如果近端空肠与胃大弯吻合,应将远端空肠置于近端空肠前,以防内疝。

2. 吻合方式

胃大部切除后胃肠道重建基本方式是胃十二指肠吻合或胃空肠吻合。

(1)比尔罗特Ⅰ式吻合术胃大部切除术:远端胃大部切除后,将残胃与十二指肠吻合。

(2)比尔罗特Ⅱ式吻合术胃大部切除术:即切除远端胃后,缝合关闭十二指肠残端,残胃和上端空肠端侧吻合。

(3)胃空肠鲁氏 Y 形吻合:即远端胃大部切除后,缝合关闭十二指肠残端,在距十二指肠悬韧带 10~15 cm 处切断空肠,残胃和远端空肠吻合,距此吻合口以下 45~60 cm 空肠与空肠近侧断端吻合。

(二)胃迷走神经切断术

迷走神经切断术治疗十二指肠溃疡在国外应用广泛,通过阻断迷走神经对壁细胞的刺激,消除神经性胃酸分泌;消除迷走神经引起的促胃液素分泌,减少体液性胃酸分泌。胃迷走神经切断术按照阻断水平不同,可分以下 3 种类型。

1. 迷走神经干切断术

在食管裂孔水平切断左、右腹腔迷走神经干,又称为全腹腔迷走神经切断术。

2. 选择性迷走神经切断术

又称为全胃迷走神经切断术,是在迷走神经左干分出肝支、右干分出腹腔支以后再将迷走神经予以切断,切断了到胃的所有迷走神经支配,减少了胃酸的分泌。

上述两种迷走神经切断术,术后均可引起胃蠕动减退,仍需同时加做幽门成形、胃空肠吻合、胃窦切除等胃引流手术。

3.壁细胞迷走神经切断术

又称为胃近端迷走神经切断术。方法是自幽门上 7 cm 起紧贴胃壁小弯切断迷走神经前、后支分布至胃底、胃体的分支,向上延伸至胃食管连接部。保留迷走神经前后干、肝支、腹腔支及分布到胃窦的"鸦爪"神经支。为减少术后溃疡复发,确保迷走神经切断的彻底性,应注意在食管下段切断迷走神经后干于较高处分出的胃支(Grassi 神经)。

(三)手术疗效评定

各种胃切除术与迷走神经切断术的疗效评定,可参照 Visick 标准,从优到差分为 4 级。①Ⅰ级:术后恢复良好,无明显症状。②Ⅱ级:偶有不适及上腹饱胀、腹泻等轻微症状,饮食调整即可控制,不影响日常生活。③Ⅲ级:有轻到中度倾倒综合征、反流性胃炎症状,需要药物治疗,可坚持工作,能正常生活。④Ⅳ级:中、重度症状,有明显并发症或溃疡复发,无法正常工作与生活。

八、术后并发症

(一)早期并发症

1.胃出血

术后胃出血多采用非手术疗法止血,必要时可做纤维胃镜检查或行选择性血管造影,明确出血部位和原因,还可局部应用血管收缩药或栓塞相关的动脉止血。当非手术疗法不能止血或出血量大时,应手术止血。

2.胃排空障碍

术后拔除胃管后,患者出现上腹持续性饱胀、钝痛,并呕吐带有食物和胆汁的胃液。多数患者经非手术治疗,如禁食、胃肠减压、营养支持、给予胃动力促进药等能好转。

3.胃壁缺血坏死、吻合口破裂或瘘

是发生在迷走神经切断术后的严重并发症。由于术中切断了胃小弯侧的血供,可引起小弯胃壁缺血坏死。缺血坏死多局限于小弯黏膜层,局部形成坏死性溃疡的发生率为 20％左右,溃疡大于 3 cm 时可引起出血,导致胃壁全层坏死穿孔者少见。术中缝合胃小弯前后缘浆肌层,可预防此并发症。术后若发现胃小弯有缺血坏死应禁食、严密观察,有穿孔腹膜炎时应再次手术,修补穿孔,腹腔引流。

吻合口破裂或瘘常在术后 1 周左右发生。常与缝合技术不当、吻合口张力过大、组织血供不足有关,在贫血、水肿、低蛋白血症的患者中更易出现。术后发生吻合口破裂患者有高热、脉速、腹痛以及弥漫性腹膜炎的表现,须立即手术修补、腹腔引流;症状较轻、无弥漫性腹膜炎时,可先行禁食、胃肠减压、充分引流、肠外营养、抗感染等综合措施,必要时手术治疗。

4.十二指肠残端破裂

是发生在比尔罗特Ⅱ式吻合术胃切除术后早期的严重并发症。临床表现为突发上腹部剧痛,发热,腹膜刺激征以及白细胞计数增加,腹腔穿刺可有胆汁样液体。一旦确诊,应立即手术。

5.术后梗阻

术后梗阻包括吻合口梗阻和输入袢、输出袢梗阻,后两者见于比尔罗特Ⅱ式吻合术胃大部切除术后。

(1)输入袢梗阻:有急、慢性两种类型。急性输入袢梗阻多发生于比尔罗特Ⅱ式吻合术结肠前输入段对胃小弯的吻合术式。临床表现为上腹部剧烈疼痛、呕吐伴上腹部压痛,呕吐物量少,多不含胆汁,上腹部有时可扪及包块。急性完全性输入袢梗阻属闭袢性肠梗阻,易发生肠绞窄,病情不缓解者应行手术解除梗阻。慢性不全性输入袢梗阻,表现为餐后 0.5 小时左右上腹胀痛或绞痛,伴大量呕吐,呕吐物为胆汁,几乎不含食物,呕吐后症状缓解消失。由于消化液潴积在输入袢内,进食时消化液分泌增加,输入袢内压力突增并刺激肠管剧烈收缩,引发喷射样呕吐,也称输入袢综合征。不全性输入袢梗阻,应采用禁食、胃肠减压、营养支持等治疗,若无缓解,可行空肠输出、输入袢间的侧—侧吻合或改行鲁氏 Y 形胃肠吻合解除梗阻。

(2)输出袢梗阻:比尔罗特Ⅱ式吻合术胃切除术后吻合口下方输出段肠管因术后粘连、大网膜水肿、炎性肿块压迫形成梗阻,或是结肠后空肠胃吻合,将横结肠系膜裂口固定在小肠侧,引起缩窄或压迫导致梗阻。临床表现为上腹部饱胀,呕吐含胆汁的胃内容物。钡剂检查可以明确梗阻部位。若非手术治疗无效,应手术解除病因。

(3)吻合口梗阻:吻合口太小或是吻合时胃肠壁组织内翻过多而引起,也可因术后吻合口炎症水肿出现暂时性梗阻。吻合口梗阻若经非手术治疗仍无改善,可手术解除梗阻。

(二)远期并发症

1. 碱性反流性胃炎

多在胃切除手术或迷走神经切断加胃引流术后数月至数年发生,由于比尔罗特Ⅱ式术后碱性胆汁、胰液、肠液流入胃中,破坏胃黏膜屏障,导致胃黏膜充血、水肿、糜烂等改变。临床主要表现为上腹或胸骨后烧灼痛,呕吐胆汁样液体和体重减轻。抑酸药治疗无效,较为顽固。治疗可服用胃黏膜保护剂、胃动力药及胆汁酸结合药考来烯胺(消胆胺)。症状严重者可行手术治疗,一般采用鲁氏 Y 形胃肠吻合,以减少胆汁反流入胃的机会。

2. 倾倒综合征

是由于胃大部切除术后,原有的控制胃排空的幽门窦、幽门括约肌及十二指肠球部解剖结构不复存在,加上部分患者胃肠吻合口过大(特别是比尔罗特Ⅱ式吻合术),导致胃排空过速所产生的一系列综合征。根据进食后出现症状的时间可分为早期与晚期两种类型,部分患者也可同时出现。①早期倾倒综合征:发生在进食后 0.5 小时内,患者可出现心悸、心动过速、出汗、无力、面色苍白等一过性血容量不足表现,并有恶心、呕吐、腹部绞痛、腹泻等消化道症状。治疗主要采用饮食调整疗法,即少量多餐,避免过甜食物,减少液体摄入量,并降低渗透浓度常可明显改善症状。饮食调整后症状不能缓解者,以生长抑素治疗,常可奏效。②晚期倾倒综合征:在餐后 2～4 小时出现症状,主要表现为头晕、苍白、出冷汗、脉细弱甚至有晕厥等。采取饮食调整、食物中添加果胶以延缓糖类吸收等措施可缓解症状。严重病例可用生长抑素奥曲肽 0.1 mg 皮下注射,每日 3 次,以改善症状。

3. 溃疡复发

胃切除术后可形成吻合口溃疡,临床表现为溃疡症状再现,有腹痛及出血。可采用制酸药、抗 Hp 感染等非手术治疗,无效者可再次手术,行迷走神经干切断术或扩大胃切除手术。二次手术有一定难度,应当做好术前评估与准备。为了排除胃泌素瘤引起胰源性溃疡的可能,应测血促胃液素水平。

4. 营养性并发症

由于胃大部切除术后,胃容量减少,容易出现饱胀感,使得摄入量不足,引起体重减轻、营养不良。术后饮食调节十分重要,应给予高蛋白、低脂饮食,补充铁剂与足量维生素,通过食物构成的调整结合药物治疗,情况可获改善。胃大部切除术后患者,约 1/3 术后晚期可有钙、磷代谢紊乱,出现骨质疏松、骨软化。增加钙的摄入,补充维生素 D,可以预防或减轻症状。

5.迷走神经切断术后腹泻

腹泻是迷走神经切断术后的常见并发症,发生率为 5%～40%。以迷走神经干切断术后最为严重多见,壁细胞迷走神经切断术后较少发生。与肠转运时间缩短、肠吸收减少、胆汁酸分泌增加以及刺激肠蠕动的体液因子释放有关。多数患者口服洛哌丁胺(易蒙停)、考来烯胺能有效控制腹泻。

6.残胃癌

胃十二指肠溃疡患者行胃大部切除术后 5 年以上,残余胃发生的原发癌称残胃癌。随访显示发生率在 2%左右,大多在手术后 20～25 年出现。可能与残胃常有萎缩性胃炎有关。患者有上腹疼痛不适、进食后饱胀、消瘦、贫血等症状,胃镜及活检可以确诊。一旦确诊应采用手术治疗。

第二节　胃癌

胃癌是我国最常见的恶性肿瘤之一,死亡率居恶性肿瘤首位。胃癌多见于男性,男女发育比约为 2∶1。平均死亡年龄为 61.6 岁。

一、病因

胃癌病因不十分清楚,与以下因素有关。

（一）地域环境

地域环境不同,胃癌的发病率也大不相同,发病率最高的国家和最低的国家之间相差可达数十倍。在世界范围内,日本发病率最高,美国则很低。我国的西北部及东南沿海各省的胃癌发病率远高于南方和西南各省。生活在美国的第二、第三代日本移民由于地域环境的改变,发病率逐渐降低。而苏联靠近日本海地区居民胃癌的发病率则是苏联中、西部的 2 倍之多。

（二）饮食因素

饮食因素是胃癌发生的最主要原因。具体因素如下所述。

1.饮食含有致癌物

如亚硝胺类化合物、真菌毒素、多环烃类等。

2.饮食含有致癌物前体

如亚硝酸盐,经体内代谢后可转变成强致癌物亚硝胺。

3.饮食含有促癌物

如长期高盐饮食破坏了胃黏膜的保护层,使致癌物直接与胃黏膜接触。

（三）化学因素

1.亚硝胺类化合物

多种亚硝胺类化合物均致胃癌。亚硝胺类化合物在自然界存在的不多,但合成亚硝胺的前体物质亚硝酸盐和二级胺却广泛存在。亚硝酸盐及二级胺在 pH 1～3 或细菌的作用下可合成亚硝胺类化合物。

2.多环芳烃类化合物

最具代表性的致癌物质是 3,4-苯并芘。污染、烘烤及熏制的食品中 3,4-苯并芘含量增高。3,4-苯并芘经过细胞内粗面内质网的功能氧化酶活化成二氢二醇环氧化物，并与细胞的 DNA、RNA 及蛋白质等大分子结合，致基因突变而致癌。

（四）Hp

1994 年 WHO 国际癌症研究机构得出"Hp 是一种致癌因子，在胃癌的发病中起病因作用"的结论。Hp 感染率高的国家和地区常有较高的胃癌发病率，且随着 Hp 抗体滴度的升高胃癌的危险性也相应增加。Hp 感染后是否发生胃癌与年龄有关，儿童期感染 Hp 发生胃癌的危险性增加；而成年后感染多不足以发展成胃癌。Hp 致胃癌的机制有如下提法：①促进胃黏膜上皮细胞过度增生；②诱导胃黏膜细胞凋亡；③Hp 的代谢产物直接转化胃黏膜；④Hp 的 DNA 转换到胃黏膜细胞中致癌变；⑤Hp 诱发同种生物毒性炎症反应，这种慢性炎症过程促使细胞增生和增加自由基形成而致癌。

（五）癌前疾病和癌前病变

这是两个不同的概念，胃的癌前疾病指的是一些发生胃癌危险性明显增加的临床情况，如慢性萎缩性胃炎、胃溃疡、胃息肉、胃黏膜巨大皱襞症、残胃等；胃的癌前病变指的是容易发生癌变的胃黏膜病理组织学变化，但其本身尚不具备恶性改变，现阶段得到公认的是不典型增生。不典型增生的病理组织学改变主要是细胞的过度增生和丧失了正常的分化，在结构和功能上部分丧失与原组织的相似性。不典型增生分为轻度、中度和重度三级。一般而言重度不典型增生易发生癌变。不典型增生是癌变过程中必经的一个阶段，这一过程是一个谱带式的连续过程，即正常→增生→不典型增生→原位癌→浸润癌。

此外，遗传因素、免疫监视机制失调、癌基因（如 C-met、K-ras 基因等）的过度表达和抑癌基因（如 p53、APC、MCC 基因等）突变、重排、缺失、甲基化等变化都与胃癌的发生有一定的关系。

二、临床表现

（一）症状

早期患者多无症状，以后逐渐出现上消化道症状，包括上腹部不适、心窝部隐痛、食后饱胀感等。胃窦癌常引起十二指肠功能的改变，可以出现类似十二指肠溃疡的症状。如果上述症状未得到患者或医生的充分注意而按慢性胃炎或十二指肠溃疡处理，患者可获得暂时性缓解。随着病情的进一步发展，患者可逐渐出现上腹部疼痛加重、食欲减退、消瘦、乏力等；若癌灶浸润胃周血管则引起消化道出血，根据患者出血速度的快慢和出血量的大小，可出现呕血或黑便；若幽门被部分或完全梗阻则可致恶心与呕吐，呕吐物多为隔夜宿食和胃液；贲门癌和高位小弯癌可有进食哽噎感。此时虽诊断容易但已属于晚期，治疗较为困难且效果不佳。因此，外科医生对有上述临床表现，尤其是中年以上的患者应细加分析，合理检查以避免延误诊断。

（二）体征

早期患者多无明显体征，上腹部深压痛可能是唯一值得注意的体征。晚期患者可能出现：上腹部肿块、左锁骨上淋巴结肿大、直肠指诊在直肠前凹触到肿块、腹水等。

三、诊断

胃镜和 X 线钡餐检查仍是目前诊断胃癌的主要方法，胃液脱落细胞学检查现已较少应用。此外，利用连续病理切片、免疫组化、流式细胞分析、RT-PCR 等方法诊断胃癌微转移也取得了一些进展，本节将做简单介绍。

（一）纤维胃镜

纤维胃镜优点在于可以直接观察病变部位，且可以对可疑病灶直接钳取小块组织做病理组织学检查。胃镜的观察范围较大，从食管到十二指肠都可以观察及取活检。检查中利用刚果红、亚甲蓝等进行活体染色可提高早期胃癌的检出率。若发现可疑病灶应进行活检，为避免漏诊，应在病灶的四周钳取 4～6 块组织，不要集中一点取材或取材过少。

（二）X 线钡餐检查

X 线钡餐检查通过对胃的形态、黏膜变化、蠕动情况及排空时间的观察确立诊断，痛苦较小。近年随着数字化胃肠造影技术逐渐应用于临床使影像更加清晰，分辨率大为提高，因此 X 线钡餐检查仍是目前胃癌的主要诊断方法之一。其不足是不能取活检，且不如胃镜直观，对早期胃癌诊断较为困难。进展期胃癌 X 线钡餐检查所见与 Borrmann 分型一致，即表现为肿块（充盈缺损）、溃疡（龛影）或弥漫性浸润（胃壁僵硬、胃腔狭窄等）3 种影像。早期胃癌常需借助于气钡双重对比造影。

（三）影像学检查

影像学检查常用的有腹部超声、超声内镜（EUS）、多层螺旋 CT（MSCT）等。这些影像学检查除了能了解胃腔内和胃壁本身（如超声内镜可将胃壁分为 5 层对浸润深度做出判断）的情况外，主要用于判断胃周淋巴结，胃周器官肝、胰及腹膜等部位有无转移或浸润，是目前胃癌术前 TNM 分期的首选方法。分期的准确性普通腹部超声为 50%，EUS 与 MSCT 相近，在76% 左右，但 MSCT 在判断肝转移、腹膜转移和腹膜后淋巴结转移等方面优于 EUS。此外，MSCT 扫描三维立体重建模拟内镜技术近年也开始用于胃癌的诊断与分期，但尚需进一步积累经验。

（四）胃癌微转移的诊断

胃癌微转移的诊断主要采用连续病理切片、免疫组化、反转录聚合酶链反应（RT-PCR）、流式细胞术、细胞遗传学、免疫细胞化学等先进技术，检测淋巴结、骨髓、周围静脉血及腹腔内的微转移灶，阳性率显著高于普通病理检查。胃癌微转移的诊断可为医生判断预后、选择术式、确定淋巴结清扫范围、术后确定分期及建立个体化的化疗方案提供依据。

四、鉴别诊断

大多数胃癌患者经过外科医师初步诊断后，通过 X 线钡餐或胃镜检查都可获得正确诊断。在少数情况下，胃癌需与胃良性溃疡、胃肉瘤、胃良性肿瘤及慢性胃炎相鉴别。

（一）胃良性溃疡

胃良性溃疡与胃癌相比较，一般病程较长，曾有典型溃疡疼痛反复发作史，抗酸剂治疗有效，多不伴有食欲减退。除非合并出血、幽门梗阻等严重的并发症，多无明显体征，不会出现近期明显消瘦、贫血、腹部包块甚至左锁骨上淋巴结肿大等。更为重要的是，X 线钡餐和胃镜检查，良性溃疡常小于 2.5 cm，圆形或椭圆形龛影，边缘整齐，蠕动波可通过病灶；胃镜下可见黏膜基底平坦,有白色或黄白色苔覆盖,周围黏膜水肿、充血,黏膜皱襞向溃疡集中。而癌性溃疡与此有很大的不同,详细特征参见胃癌诊断部分。

（二）胃良性肿瘤

胃良性肿瘤多无明显临床表现,X线钡餐为圆形或椭圆形的充盈缺损,而非龛影。胃镜则表现为黏膜下包块。

五、治疗

（一）手术治疗

手术治疗是胃癌最有效的治疗方法。胃癌根治术应遵循以下3点要求:①充分切除原发癌灶;②彻底清除胃周淋巴结;③完全消灭腹腔游离癌细胞和微小转移灶。

胃癌的根治度分为3级。①A级:D>N,即手术切除的淋巴结站别大于已有转移的淋巴结站别;切除胃组织切缘1 cm内无癌细胞浸润。②B级:D=N,或切缘1 cm内有癌细胞浸润,也属于根治性手术。③C级:仅切除原发灶和部分转移灶,有肿瘤残余,属于非根治性手术。

1. 早期胃癌

20世纪50～60年代曾将胃癌标准根治术定为胃大部切除加DF淋巴结清除术,小于这一范围的手术不列入根治术。但是多年来经过多个国家大宗病例的临床和病理反复实践与验证,发现这一原则有所欠缺,并由此提出对某些胃癌可行缩小手术,包括缩小胃的切除范围、缩小淋巴结的清除范围和保留一定的脏器功能。这样使患者既获得了根治又有效地减小了手术的侵袭、提高了手术的安全性和手术后的生存质量。常用的手术方式如下。①内镜或腔镜下黏膜切除术:适用于黏膜分化型癌,隆起型<20 mm、凹陷型（无溃疡形成）<10 mm。该术式创伤小但切缘癌残留率较高,达10％。②其他手术:根据病情可选择各种缩小手术,常用的有腹腔镜下或开腹胃部分切除术、保留幽门的胃切除术、保留迷走神经的胃部分切除术和 D_1 手术等,病变范围较大的则应行 D_2 手术。早期胃癌经合理治疗后黏膜癌的5年生存率为98.0％、黏膜下癌为88.7％。

2. 进展期胃癌

根治术后5年生存率一般在40％左右。对局限性胃癌未侵犯浆膜或浆膜为反应型、胃周淋巴结无明显转移的患者,以DF手术为宜。局限型胃癌已侵犯浆膜、浆膜属于突出结节型,应行DF手术。NF阳性时,在不增加患者并发症的前提下,选择DF手术。一些学者认为扩大胃周淋巴结清除术能够提高患者术后5年生存率,并且淋巴结的清除及病理学检查对术后的正确分期、正确判断预后、指导术后监测和选择术后治疗方案都有重要的价值。

3. 胃癌根治术

胃癌根治术包括根治性远端或近端胃大部切除术和全胃切除术3种。根治性胃大部切除术的胃切断线依胃癌类型而定,Borrmann Ⅰ型和Borrmann Ⅱ型可少一些、Borrmann Ⅲ型则应多一些,一般应距癌外缘4～6 cm并切除胃的3/4～4/5;根治性近端胃大部切除术和全胃切除术应在贲门上3～4 cm切断食管;根治性远端胃大部切除术和全胃切除术应在幽门下3～4 cm切断十二指肠。以L区胃癌 D_2 根治术为例说明远端胃癌根治术的切除范围:切除大网膜、小网膜、横结肠系膜前叶和胰腺被膜;清除 N_1 淋巴结3、4d、5、6组;N_2 淋巴结1、7、8a、9、11p、12a、14v组;幽门下3～4 cm处切断十二指肠;距癌边缘4～6 cm切断胃。根治性远端胃大部切除术后消化道重建与胃大部切除术后相同。根治性近端胃大部切除术后将残胃与食管直接吻合,要注意的是其远侧胃必须保留全胃的 1/3 以上,否则残胃将无功能。根治性全胃切除术后消化道重建的方法较多,常用的有两种。①食管空肠 Roux-en-Y 法:应用较广泛并在此基础上演变出多种变法。②食管空肠祥式吻合法:常用 Schlatter 法,也有多种演变方法。全胃切除术后的主要并发症有食管空肠吻合口瘘、食管空肠吻合口狭窄、反流性食管炎、排空障碍、营养性并发症等。

4.扩大胃癌根治术与联合脏器切除术

扩大胃癌根治术是指包括胰体、胰尾及脾在内的根治性胃大部切除术或全胃切除术。联合脏器切除术是指联合肝或横结肠等脏器的切除术。联合脏器切除术损伤大、生理干扰重,故不应作为姑息性治疗的手段,也不宜用于年老体弱,心、肺、肝、肾功能不全或营养、免疫状态差的患者。

5.姑息手术

其目的有二:一是减轻患者的癌负荷;二是解除患者的症状,如幽门梗阻、消化道出血、疼痛或营养不良等。术式主要有以下 3 种:①姑息性切除,即切除主要癌灶的胃切除术;②旁路手术,如胃空肠吻合术;③营养造口,如空肠营养造口术。

6.腹腔游离癌细胞和微小转移灶的处理

术后腹膜转移是术后复发的主要形式之一。已侵出浆膜的进展期胃癌随着受侵面积的增大,癌细胞脱落的可能性也增加,为消灭脱落到腹腔的游离癌细胞,可采取如下措施。

(1)腹腔内化疗:可在门静脉内、肝脏内和腹腔内获得较高的药物浓度,而外周血中的药物浓度则较低,这样药物的不良反应就随之减少。腹腔内化疗的方法主要有两种:①经皮腹腔内置管;②术中皮下放置植入式腹腔泵或 Tenckhoff 导管。

(2)腹腔内高温灌洗:在完成根治术后应用封闭的循环系统,以 42～45 ℃的蒸馏水恒温下行腹腔内高温灌洗,蒸馏水内可添加各种抗癌药物,如 ADM、DDP、MMC、醋酸氯己定等。一般用 4000 mL 左右的液体,灌洗 3～10 分钟。早期胃癌无须灌洗。T_2 期胃癌虽未穿透浆膜,但考虑到胃周淋巴结转移在 40% 以上,转移癌可透过淋巴结被膜形成癌细胞的二次脱落、术中医源性脱落以及 T_2 期胃癌患者死于腹膜转移的达 1.2%～1.8%,所以也主张行腹腔内高温灌洗。至于 T_3 期与 T_4 期胃癌,腹腔内高温灌洗则能提高患者的生存期。

(二)化学治疗

胃癌对化疗药物有低至中度的敏感性。胃癌的化疗可于术前、术中和术后进行,本节主要介绍常用的术后辅助化疗。术后化疗的意义在于在外科手术的基础上杀灭亚临床癌灶或脱落的癌细胞,以达到降低或避免术后复发、转移的目的。目前对胃癌术后化疗的疗效仍存在较大的争议,一些荟萃分析显示术后化疗患者的生存获益较小。

1.适应证

(1)根治术后患者:早期胃癌根治术后原则上不必辅以化疗,但具有下列一项以上者应辅助化疗:癌灶面积>5 cm²、病理组织分化差、淋巴结有转移、多发癌灶或年龄<40 岁。进展期胃癌根治术后无论有无淋巴结转移,均需化疗。

(2)非根治术后患者:如姑息性切除术后、旁路术后、造瘘术后、开腹探查未切除以及有癌残留的患者。

(3)不能手术或再发的患者:要求患者全身状态较好、无重要脏器功能不全。4 周内进行过大手术、急性感染期、严重营养不良、胃肠道梗阻、重要脏器功能严重受损、血白细胞低于 $3.5 \times 10^9/L$，血小板低于 $80 \times 10^9/L$ 等不宜化疗。化疗过程中如出现上述情况也应终止化疗。

2. 常用化疗方案

已证实胃癌化疗联合用药优于单一用药。临床上常用的化疗方案及疗效如下。

(1) FAM 方案：由 5-FU（氟尿嘧啶）、ADM（多柔比星）和 MMC（丝裂霉素）三药组成，用法为 5-FU（600 mg/m²），静脉滴注，第 1、第 8、第 29、第 36 日；ADM 30 mg/m²，静脉注射，第 1、第 29 日；MMC 10 mg/m²，静脉注射，第 1 日。每 2 个月重复 1 次。有效率为 21%～42%。

(2) UFTM 方案：由 UFT（替加氟/尿嘧啶）和 MMC 组成，用法为 UFT 600 mg/d，口服；MMC 6～8 mg，静脉注射，每周 1 次。以上两药连用 8 周，有效率为 9%～67%。

(3) 替吉奥（S-1）方案：由替加氟（FT）、吉莫斯特（CDHP）和奥替拉西钾三药按一定比例组成，前者为 5-FU 前体药物，后两者为生物调节剂。用法为：40 mg/m²，每天 2 次，口服；6 周为 1 个疗程，其中用药 4 周，停药 2 周。有效率为 44.6%。

近年胃癌化疗新药如紫杉醇类（多西他赛）、拓扑异构酶 I 抑制药（伊立替康）、口服氟化嘧啶类（卡培他滨）、第三代铂类（奥沙利铂）等备受关注，含新药的化疗方案呈逐年增高趋势，这些新药单药有效率＞20%，联合用药疗效更好，可达 50% 以上。此外，分子靶向药物联合化疗也在应用和总结经验中。

（三）放射治疗

胃癌对放射线敏感性较低，因此多数学者不主张术前放疗。因胃癌复发多在癌床和邻近部位，故术中放疗有助于防止胃癌的复发。术中放疗的优点为：①术中单次大剂量（20～30 Gy）放射治疗的生物学效应明显高于手术前、手术后相同剂量的分次照射；②能更准确地照射到癌复发危险较大的部位，即肿瘤床；③术中可以对周围的正常组织加以保护，减少放射线的不良反应。术后放疗仅用于缓解由狭窄、癌浸润等所引起的疼痛以及对残癌处（非黏液细胞癌）银夹标志后的局部治疗。

（四）免疫治疗

生物治疗在胃癌综合治疗中的地位越来越受到重视。主要包括：①非特异性免疫增强剂，临床上应用较为广泛的主要有卡介苗、短小棒状杆菌、香菇多糖等；②过继性免疫制剂，属于此类的有淋巴因子激活的杀伤细胞（LAK）、细胞毒性 T 细胞（CTL）以及一些细胞因子，如白细胞介素 2（IL-2）、肿瘤坏死因子（TNF）、干扰素（IFN）等。

（五）基因治疗

基因治疗主要有抑癌基因治疗、自杀基因治疗、反义基因治疗、核酶基因转染治疗和基因免疫治疗等。虽然这些治疗方法目前多数还仅限于动物实验，但正逐步走向成熟，有望将来成为胃癌治疗的新方法。

第三节　急性胃扭转

胃因各种原因而发生沿其纵轴或横轴的过度转位称为胃扭转，但先天性内脏反位除外。胃扭转可发生于任何年龄，但以 40～60 岁多见。胃扭转在临床并不常见，有急性和慢性之分，慢性较急性常见。急性胃扭转与解剖异常有密切关系，发展迅速，不易诊断，常导致治疗延误，以往报道死亡率可高达 30％～50％,但随着现代诊疗技术的进步,病死率已降至 1％～6％。

一、病因

急性胃扭转多数存在解剖学因素,在不同诱因激发下致病。胃的正常位置主要依靠食管下端和幽门固定,其他部位由肝胃韧带、胃结肠韧带、胃脾韧带以及十二指肠制约,故不能作 180°的转动。若韧带松弛或缺如,在某些诱因下即可发生部分或全部胃扭转。暴饮暴食、急性胃扩张、胃下垂等都是胃扭转的诱发因素。较大的食管裂孔疝、膈疝、膈肌膨出、周边脏器如肝脏或胆囊的炎性粘连等,都可使胃的解剖位置变化或韧带松弛,而发生继发性胃扭转。

二、临床分型

根据扭转方式不同,胃扭转可分为以下 3 型。

(一)纵轴型或器官轴型扭转

胃沿贲门与幽门的连线(纵轴)发生旋转,胃大弯向上向右翻转,致小弯向下,大弯向上。胃可自前方或后方发生旋转,有时横结肠也随大弯向上移位。

(二)横轴型或系膜轴型扭转

即胃沿小弯中点至大弯的连线(横轴)发生旋转。幽门向上向左旋转,胃窦转至胃体之前,或胃底向下向右旋转,胃体转至胃窦之前。胃前后壁对折而形成两个腔。

(三)混合型扭转

混合型扭转兼有上述两型不同程度的扭转,约占 10％。3 种类型中以横轴型扭转最常见,纵轴型次之,混合型少见。

三、临床表现

急性胃扭转起病突然,有突发的上腹部疼痛,程度剧烈,并放射至背部或左胸肋部。常伴频繁呕吐,量不多,不含胆汁。如为胃近端梗阻则为干呕。胃管常难以插入。体检见上腹膨胀而下腹柔软平坦。急性胃扭转造成较完全的贲门梗阻时,上腹局限性膨胀疼痛、反复干呕和胃管不能插入三联征被认为是诊断依据。如扭转程度较轻,则临床表现很不典型。

四、辅助检查

(一)实验室检查

血常规可出现白细胞、中性粒细胞升高,出现并发症如上消化道大出血时,则出现急性血红蛋白下降。也可出现低钠、低钾血症等。

(二)影像学检查

1.X 线检查

立位胸腹部平片可见左上腹有宽大液平的胃泡影,胃角向右上腹或向后固定,不随体位改变,左侧膈肌抬高或有膈疝表现,犹如胃泡位于下胸腔。

2.上消化道钡剂造影检查

在胃扭转早期可见十二指肠无钡剂充盈,典型表现为钡剂不能通过贲门。若经胃管减压成功,缓解急症状态后再行钡剂造影检查,纵轴型扭转可见胃上下颠倒,胃大弯位于胃小弯之上,胃底液平面不与胃体相连,胃体变形,幽门向下,胃黏膜皱襞可呈扭曲走行;横轴型扭转可见胃食管连接处位于膈下的异常低位,而远端胃位于头侧,胃体、胃窦重叠,贲门和幽门可在同一水平,食管下端梗阻,呈尖削阴影。

（三）内镜检查

急性胃扭转时行胃镜检查具有难度,可发现镜头插入受阻,胃内解剖关系失常,包括胃大弯侧纵行皱襞在上方,而胃小弯在下方,胃前后位置颠倒,胃形态改变或消失,无法看见幽门等。在有些患者可发现食管炎、胃肿瘤或胃溃疡。经内镜充气或旋转镜身等操作后部分胃扭转可复位,成为胃扭转良好的非手术治疗选择。

五、治疗

急性胃扭转少见于临床,且其临床表现与其他急腹症有混淆之处,容易发生误诊。发生急性胃扭转时应先试行放置胃管,若能抽出部分液体气体,可以缓解急性症状,为进一步检查和治疗创造条件。胃镜已成为诊断和治疗本病的主要手段。

胃镜复位方法:胃镜通过贲门后先注气扩张胃体腔,然后循腔进镜,以确定胃扭转的类型、部位、方向、程度,依胃扭转的类型采取不同方法复位。若胃腔潴留液过多,应首先吸出再注气循腔进镜,根据扭转方向逆时针或顺时针旋转镜身并向前推进,若能看见幽门,继续注气即可复位,有时需要旋转数次方能复位。若侧卧位胃镜不易进入胃腔,让患者变换为仰卧位可能容易将胃镜置入。复位后可给患者腹部加压,进流质饮食3天。

急性胃扭转若胃管减压和内镜诊疗未成功,即应急诊手术治疗。胃扭转可能导致胃壁缺血坏死,但少见。多数情况下术前诊断难以明确,而是以急腹症诊断剖腹探查,在术中明确诊断。若胃扩张明显,应先抽除积气积液后再探查。若发现导致胃扭转的病因,如膈疝、胃肿瘤或溃疡、粘连带、周围韧带松弛等,应针对病因进行手术治疗,如膈疝修补和胃固定术等。若需行胃切除术或较复杂的手术,必须评估患者整体情况,在可耐受的情况下进行。否则应遵循损伤控制原则（DC）,以最简单迅速的方式结束手术,病情好转后再行后期治疗。围术期需纠正水、电解质紊乱,给予液体和营养支持,术后应持续胃肠减压数天。

第四节　胃肠道异物

胃肠道异物主要见于误食,进食不当或经肛门塞入。美国消化内镜学会2011年《消化道异物和食物嵌塞处理指南》指出,异物摄入和食物团嵌塞在临床上并非少见,80％以上的异物可以自行排出,无须治疗。但故意摄入的异物63％～76％需要行内镜治疗,12％～16％需要外科手术取出。经肛途径异物常见于借助器具的经肛门性行为,医源性（纱布、体温计等）遗留,外伤或遭恶意攻击塞入,绝大多数可通过手法取出,少数需外科手术治疗。下文按两种途径分别阐述。

一、经口吞入异物

（一）病因

1. 发病对象

多数异物误食发生在儿童,好发年龄段为6个月至6岁;成年人误食异物多发生于精神障碍,发育延迟,酒精中毒以及在押人员等,可一次吞入多种异物,也可有多次吞入异物病史;

牙齿缺如的老年人易吞入没有咀嚼的大块食物或义齿。

2.异物种类

报道种类相当多,多为动物骨刺、牙签、果核、别针、鱼钩、食品药品包装、义齿、硬币、纽扣电池等,也有磁铁、刀片、缝针、毒品袋及各种易于拆卸吞食的物品,在押人员吞食的尖锐物品较多,常用纸片、塑料等包裹后再吞下,但仍存在风险。

(二)诊断

1.临床表现

多数病例并无明显症状。完全清醒、有沟通能力的儿童和成人,一般都能确定吞食的异物,指出不适部位。一些患者并不知道他们吞食了异物,而在数小时、数天甚至数年后出现并发症。幼儿及精神病患者可能对病史陈述不清,如果突然出现呛咳、拒绝进食、呕吐、流涎、哮鸣、血性唾液或呼吸困难等症状时,应考虑到吞食异物的可能。颈部出现肿胀、红斑、触痛或捻发音提示口咽部损伤或上段食管穿孔。腹痛、腹胀、肛门停止排气应考虑肠梗阻。发热、剧烈腹痛,腹膜炎体征提示消化道穿孔可能。在极少数情况下可出现脸色苍白、四肢湿冷、心悸、口渴、焦虑不安或淡漠以至于昏迷,可能为异物刺破血管,造成失血性休克。

2.体格检查

对于消化道异物病例,病史、辅助检查远较体格检查重要。多数患者无明显体征。当出现穿孔、梗阻及出血时,相应出现腹膜炎、腹胀或休克等体征。

3.辅助检查

(1)胸腹正侧位 X 线片:可诊断大多数消化道异物及位置,了解有无纵隔和腹腔游离气体,然而鱼刺、木块、塑料、大多数玻璃和细金属不容易被发现。不推荐常规钡餐检查,因有误吸危险,且造影剂裹覆异物和食管黏膜,可能会给内镜检查造成困难。

(2)CT:可提高异物检出的阳性率,且更好地显示异物位置和与周围脏器的关系,但是对透 X 线的异物为阴性。

(3)手持式金属探测仪:可检测多数吞咽的金属异物,对儿童可能是非常有用的筛查工具。

(4)内镜检查:结肠镜和胃镜是消化道异物诊疗的最常用方法,且可以直接取出部分小异物。

需特别指出的是,一些在押人员为逃避关押,常用乳胶避孕套或透明薄膜包裹尖锐金属异物后吞食,或将金属异物贴于后背造成 X 线片假象,应当予以鉴别。

(三)治疗

首先了解通气情况,保持呼吸道通畅。

1.非手术治疗

包括等待或促进异物自行排出和内镜治疗。

(1)处理原则:消化道异物一旦确诊,必须决定是否需要治疗、紧急程度和治疗方法。影响处理方法的因素包括患者年龄,临床状况,异物大小、形状和种类,存留部位,内镜医师技术水平等。内镜介入的时机,取决于发生误吸或穿孔的可能性。锋利物体或纽扣电池停留在食管内,需紧急进行内镜治疗。异物梗阻食管,为防止误吸,也需紧急内镜处理。圆滑无害的小型异物则很少需要紧急处理,大多可经消化道自发排出。任何情况下异物或食团在食管内的停留时间都不能超过 24 小时。儿童患者异物存留于食管的时间可能难以确定,因此可发生透壁性糜烂、瘘管形成等并发症。喉咽部和环咽肌水平的尖锐异物,可用直接喉镜取出。而环咽肌水平以下的异物,则应用纤维胃镜。胃镜诊治可以在患者清醒状态下或是在静脉基础麻醉下进行,取决于患者年龄、配合能力、异物类型和数量。

(2)手术器械:取异物必须准备的手术器械包括鼠齿钳、鳄嘴钳、息肉圈套器、息肉抓持器、Dormier 篮、取物网、异物保护帽等。有时可先用类似异物在体外进行模拟操作,以设计适当的方案。在取异物时使用外套管可以保护气道,防止异物掉入,取多个异物或食物嵌塞时允许内镜反复通过,取尖锐异物时可保护食管黏膜免受损伤。对于儿童外套管则并不常用。异物保护帽用于取锋利或尖锐物体。为确保气道通畅,气管插管是备选方法。

(3)钝性异物的处理:使用异物钳、鳄嘴钳、圈套器或者取物网,可较容易地取出硬币。光滑的球形物体最好用取物网或取物篮。在食管内不易抓取的物体,可以推入胃中以更易于抓取。有报道在透视引导下使用 Foley 导管取出不透 X 线的钝性物体的方法,但取出异物时 Foley 导管不能控制异物,不能保护气道,也不能评估食管损伤状况,故价值有限。如果异物进入胃中,大多在 4～6 天内排出,有些异物可能需要 4 周才能排出。在等待异物自行排出的过程中,要指导患者日常饮食,可以增加一些富有纤维素的食物(如韭菜),以利异物排出,并注意观察粪便以发现排出的异物。小的钝性异物,如果未自行排出,但无症状,可每周进行一次 X 线检查,以跟踪其进程。在成人,直径＞2.5 cm 的圆形异物不易通过幽门,如果 3 周后异物仍在胃内,就应进行内镜处理。异物一旦通过胃,停留在某一部位超过 1 周,也应考虑手术治疗。发热、呕吐、腹痛是紧急手术探查的指征。

(4)长形异物的处理:长度超过 6～10 cm 的异物,诸如牙刷、汤勺,很难通过十二指肠。可用长型外套管(＞45 cm)通过贲门,用圈套器或取物篮抓住异物拉入外套管中,再将整个装置(包括异物、外套管和内镜)一起拉出。

(5)尖锐异物的处理:因为许多尖锐和尖细异物在 X 线下不易显示,所以,X 线检查阴性的患者必须行内镜检查。停留在食管内的尖锐异物应急诊治疗。环咽肌水平或以上的异物也可用直接喉镜取出。尖锐异物虽然大多数能够顺利通过胃肠道而不发生意外,但其并发症发生率仍高达 35%。故尖锐异物如果已抵达胃或近端十二指肠,应尽量用内镜取出,否则应每天行 X 线检查确定其位置,并告诉患者在出现腹痛、呕吐、持续体温升高、呕血、黑便时立即就诊。对于连续 3 天不前行的尖锐异物,应考虑手术治疗。使用内镜取出尖锐异物时,为防黏膜损伤,可使用外套管或在内镜端部装上保护兜。

(6)纽扣电池的处理:对吞入纽扣电池的患者要特别关注,因纽扣电池可能在被消化液破坏外壳后有碱性物质外泄,直接腐蚀消化道黏膜,很快发生坏死和穿孔,导致致命性并发症,故应急诊处理。通常用内镜取石篮或取物网都能成功。另一种方法是使用气囊,空气囊可通过内镜工作通道,到达异物远端,将气囊充气后向外拉,固定住电池一起取出。操作过程中应使用外套管或气管插管保护气道。如果电池不能从食管中直接取出,可推入胃中用取物篮取出。若电池在食管以下,除非有胃肠道受损的症状和体征,或反复 X 线检查显示较大的电池(直径＞20 mm)停留在胃中超过 48 小时,否则没有必要取出。电池一旦通过十二指肠,85% 会在 72 小时内排出。这种情况下每 3～4 天进行一次 X 线检查是适当的。使用催吐药处理吞入的纽扣电池并无益处,还会使胃中的电池退入食管。胃肠道灌洗可能会加快电池排出,泻药和抑酸剂并未证明对吞入的电池有任何作用。

(7)毒品袋的处理:"人体藏毒"是现代毒品犯罪的常见运送方法,运送入常将毒品包裹在塑料中或乳胶避孕套中吞入。这种毒品包装小袋在 X 线下通常可以看到,CT 检查也可帮助发现。毒品袋破损会致命,用内镜取出时有破裂危险,所以禁用内镜处理。毒品袋在体内若不能向前运动,出现肠梗阻症状,或怀疑毒品袋有破损可能时,应行外科手术取出。

(8)磁铁的处理:吞入磁铁可引起严重的胃肠道损伤和坏死。磁铁之间或与金属物体之间的引力,会压迫肠壁,导致坏死、穿孔、肠梗阻或肠扭转,因此应及时去除所有吞入的磁铁。

(9)硬币的处理:最常见于幼儿吞食。如果硬币进入食管内,可观察 12~24 小时,复查 X 线检查,通常可自行排出且无明显症状。若出现流涎、胸痛、喘鸣等症状,应积极处理取出硬币。若吞入大量硬币,还需警惕并发锌中毒。

(10)误食导致直肠肛管损伤异物的处理:多因小骨片、鱼刺、小竹签等混在食物中,随进食时大口吞咽而进入消化道,随粪便进入直肠,到达狭窄的肛管上口时,因位置未与直肠肛管纵轴平行而嵌顿,可刺伤或压迫肠壁过久,导致直肠肛管损伤。小骨片等直肠异物经肛门钳夹取出一般不难,但有时异物大部分刺入肠壁,肛窥直视下不易寻找,需用手指仔细触摸确定部位,取出异物后还需仔细检查防止遗漏。

2.手术治疗

(1)处理原则:需手术治疗的情况如下。①尖锐异物停留在食管内,或已抵达胃或近端十二指肠,内镜无法安全取出者,或已通过近端十二指肠,每天行 X 线检查连续 3 天不前行。②钝性异物停留胃内 3 周以上,内镜无法取出,或已通过胃,但停留在某一部位超过 1 周。③长形异物很难通过十二指肠,内镜也无法取出。④出现梗阻、穿孔、出血等症状及腹膜炎体征。

(2)手术方式:进入消化道的异物可停留在食管、幽门、回盲瓣等生理性狭窄处,需根据不同部位采取不同手术方式。①开胸异物取出术:尖锐物体停留在食管内,内镜无法取出,或已造成胸段食管穿孔,甚至气管割伤,形成气管-食管瘘,继发纵隔气肿、脓肿、肺脓肿等,均应行开胸探查术,酌情采用食管镜下取出异物加一期食管修补术、食管壁切开取出异物,或加空肠造瘘术。②胃前壁切开异物取出术:适用于胃内尖锐异物,或钝性异物停留胃内 3 周以上,内镜无法取出者,术中全层切开胃体前壁,取出异物后再间断全层缝合胃壁切口,并作浆肌层缝合加固。③幽门切开异物取出术:适用于近端十二指肠内尖锐异物,或钝性异物停留近端十二指肠 1 周以上,或长形异物无法通过十二指肠,内镜无法取出者。沿胃纵轴全层切开幽门,使用卵圆钳探及近端十二指肠内的异物并钳夹取出,过程中注意避免损伤肠壁,不可强行拉出,取出异物后沿垂直胃纵轴方向横行全层缝合幽门切口,并作浆肌层缝合加固,行幽门成形术。④小肠切开异物取出术:适用于尖锐异物位于小肠内,连续 3 天不前行,或钝性异物停留小肠内 1 周以上时。术中于异物所在部位沿小肠纵轴全层切开小肠壁,取出异物后,垂直小肠纵轴全层缝合切口,并作浆肌层缝合加固。⑤结肠异物取出术:适用于尖锐异物位于结肠内连续 3 天不前行,或钝性异物停留结肠内 1 周以上,肠镜无法取出者。绝大多数结肠钝性异物可推动,对于降结肠、乙状结肠的钝性异物多可开腹后顺肠管由肛门推出,对于升结肠、横结肠的钝性异物可挤压回小肠,再行小肠切开异物取出术。对于结肠内尖锐异物,可在其所处部位切开肠壁取出,根据肠道准备情况决定是否一期缝合,也可将缝合处外置,若未愈合则打开成为结肠造瘘,留待以后行还瘘手术,若顺利愈合则可避免结肠造瘘,3 个月后再将外置肠管送纳腹腔。⑥特殊情况的处理:对于梗阻、穿孔、出血等并发症,如梗阻严重术中可行肠减压术、肠造瘘术;穿孔至腹腔者,需行肠修补术(小肠)或肠造瘘术(结肠),并彻底清洗腹腔,放置引流;肠坏死较多者需切除坏死肠段,酌情一期吻合(小肠)或肠造瘘(结肠);尖锐异物刺破血管者予相应止血处理。

二、经肛门置入异物

(一)病因

1. 发病对象

多由非正常性行为引起,患者多见于 30～50 岁男性。偶有外伤造成异物插入,体内藏毒,或因排便困难用条状物抠挖过深难以取出等,极少数为医疗操作遗留。

2. 异物种类

多为条状物和瓶状物,种类繁多,曾见于临床的有按摩棒、假阳具、黄瓜、衣架、茄子、苹果、雪茄、灯泡、圣诞饰品、啤酒瓶、扫帚、钢笔、木条等,也有因外伤插入的钢条,极少数情况为医源性纱布、体温计等。

(二)诊断

1. 临床表现

异物部分或全部进入直肠,造成肛门疼痛,腹胀,直肠黏膜和肛门括约肌损伤者有疼痛及出血,若导致穿孔可出现剧烈腹痛、会阴坠胀、发热等症状,合并膀胱损伤者有血尿、腹痛、排尿困难等症状。一部分自行取出异物的患者,仍有可能出现出血和穿孔,此类患者往往羞于讲述病因,可能为诊断带来困难。较轻的异物性肛管直肠损伤,由于就诊时间晚,多数发生局部感染症状。

2. 体格检查

由于患者多羞于就医,就医前多自行反复试图取出异物,就医后也可能隐瞒部分病史,因此体格检查尤为重要。腹部体检有腹膜炎体征者,应怀疑穿孔和腹腔脏器损伤,肛门指诊为必须项目,可触及异物,探知直肠和括约肌损伤情况。

3. 辅助检查

体格检查怀疑穿孔可能时,血常规检查白细胞计数和中性粒细胞比值升高有助于帮助判断。放射学检查尤为重要,腹部立卧位 X 线片可显示异物形状、位置,CT 有助于判断是否穿孔及发现其他脏器损伤。

(三)治疗

1. 处理原则

(1)对直肠异物病例首先需明确是否发生直肠穿孔,向腹腔穿孔将造成急性腹膜炎,腹膜返折以下穿孔将引起直肠周围间隙严重感染。X 线腹平片可显示异物位置和游离气体,可帮助诊断穿孔。若患者出现低血压,心动过速,严重腹痛或会阴部红肿疼痛,发热,体查发现腹膜炎体征,X 线腹平片存在游离气体,可诊断为直肠穿孔。应立即抗休克和抗生素治疗,尽快完善术前准备,放置尿管,急诊手术。若病情稳定,生命体征正常,但不能排除穿孔,可行 CT 检查以协助诊断。此类穿孔通常发生于腹膜返折以下,CT 可发现直肠系膜含气、积液,周围脂肪模糊。当异物被取出或进入乙状结肠,行肛门镜或肠镜检查可明确乙状结肠、直肠损伤或异物位置。

(2)对于没有穿孔和腹膜炎、生命体征稳定的患者,大多数异物可在急诊室或手术室内取出。近肛门处异物可直接或在骶麻下取出。对远离肛门进入直肠上段或乙状结肠的异物不可使用泻剂和灌肠,因可能造成直肠损伤,甚至可能将异物推至更近端的结肠,可尝试在肛门镜或肠镜下取出,否则只能手术取出异物。

(3)取出异物后,应再次检查直肠,以排除缺血坏死或肠壁穿孔。

(4)应当指出的是,直肠异物患者中同性恋者较多,为 HIV 感染高危人群,在处理直肠异物尤其是尖锐异物时,医务人员应注意自身防护。

2. 经肛门异物取出

多采用截石位,有利于暴露肛门,而且便于下压腹部,以助取出异物。

使直肠和肛门括约肌放松是经肛异物取出的关键,可以用腰麻、骶麻或静脉麻醉,配合充分扩肛,以利于暴露和观察。如果异物容易被手指触到,可在扩肛后使用 Kocher 钳或卵圆钳夹持住异物,将其拉至肛缘取出。之后需用乙状结肠镜或肠镜检查远端结肠和直肠有无损伤。直肠异物种类很多,需根据具体情况设计不同方式取出。

(1)钝器:如前所述,在患者充分镇静、扩肛、异物靠近肛管的情况下,使用器械钳夹或手指可较为容易地取出异物。在操作过程中可要求患者协助作用力排便动作,使异物下降靠近肛管,以便取出。

(2)光滑物体:光滑物体如酒瓶、水果等不易抓取,水果等破碎后无伤害的物体可以破碎后取出,但酒瓶、灯泡等破裂后可造成损伤的物体应小心避免其破碎。光滑异物与直肠黏膜紧密贴合,将异物向下拉扯时可形成真空吸力妨碍取出,此时可尝试放置 Foley 尿管在异物与直肠壁之间,扩张尿管球囊,使空气进入,去除真空状态,取出异物。

(3)尖锐物体:尖锐物体的取出比较困难,而且存在黏膜撕裂、出血、穿孔等风险,需要外科医生在直视或内镜下仔细、耐心操作。异物取出后应再次检查直肠以排除损伤。

3. 肠镜下异物取出

适用于上段直肠或中下段乙状结肠,肠镜可提供清晰的画面,可观察到细小的直肠黏膜损伤。有报道使用肠镜可顺利取出 45% 的乙状结肠异物和 76% 的直肠异物,而避免了外科手术。常用方法是用息肉圈套套住异物取出。使用肠镜还可起到去除真空状态的作用,适用于光滑异物的取出。成功取出异物后应在肠镜下再次评估结直肠损伤情况。

4. 手术治疗

经肛门或内镜多次努力仍无法取出异物时需手术取出。有穿孔、腹膜炎等情况也是明确的手术适应证。在开腹或腹腔镜手术中,可尝试将异物向远端推动,以尝试经肛门取出。不能成功则须开腹切开结肠取出异物,之后可根据结肠清洁程度一期缝合,或将缝合处外置。若异物已导致结直肠穿孔,则按结直肠损伤处理。还应注意勿遗漏多个异物,或已破碎断裂的异物部分。

(四)并发症及术后处理

直肠异物最危险的并发症是直肠或乙状结肠穿孔,接诊医生应作三方面的判断:①患者全身情况;②是否存在穿孔,穿孔部位位于腹腔还是腹膜返折以下;③腹腔穿刺是否存在粪样液体。治疗的 4D 原则是:粪便转流,清创,冲洗远端和引流。

若发现直肠黏膜撕裂,最重要的是确认有无肠壁全层裂伤,若排除后,较小的撕裂出血一般为自限性,无需特殊处理,而撕裂较大时需在麻醉下缝合止血,或用肾上腺素生理盐水纱布填塞。术后 3 天内应调整饮食或经肠外营养支持,尽量减少大便。

开腹取异物术后易发切口感染,对切口的处理可采用甲硝唑冲洗、切口内引流,或采用全层减张缝合关腹,并预防性使用抗生素。

若因肛门括约肌损伤或断裂导致不同程度大便失禁,需进行结肠造瘘术、括约肌修补或成形术和造瘘还纳术的多阶段治疗。

第五节　急性肠梗阻

急性肠梗阻是指肠内容物运行由于某些原因发生阻塞,继而引起全身一系列病理生理反应和临床症状。

一、分类

(一)机械性肠梗阻

临床最多见,由于机械性原因使肠内容物不能通过。多见于肠道肿瘤,肠管受压,肠腔狭窄和粘连引起的肠管成角、纠结成团等。肠道粪石梗阻主要见于老年人。

(二)动力性肠梗阻

分为麻痹性肠梗阻和痉挛性肠梗阻,肠道本身无器质性病变,前者由于肠道失去蠕动功能,以至于肠内容物不能运行,如低钾血症时;后者则由于肠壁平滑肌过度收缩,造成急性肠管闭塞而发生梗阻,见于急性肠炎和慢性铅中毒等,较为少见。

(三)血运性肠梗阻

肠系膜血管栓塞或血栓形成,引起肠道血液循环障碍,肠管失去蠕动能力,肠内容物停止运行。

二、病因

主要原因依次为肠粘连、疝嵌顿、肠道肿瘤、肠套叠、肠道蛔虫症、肠扭转等。据大宗资料报道,肠粘连引起的肠梗阻占 70%～80%。

三、病理生理

急性肠梗阻病因繁多,但肠腔阻塞后的病理生理变化主要概括为以下 6 个方面。

(一)肠腔积液积气

正常情况下,人体消化道内的少量气体,随肠蠕动向下推进,部分由肠道吸收,其余最后经肛门排出。消化道气体约 70%来自经口吞入的空气,约 30%来自肠腔内细菌的分解发酵。这些气体在肠梗阻时不能被吸收和排除,再加上肠道细菌大量繁殖和发酵作用,肠腔胀气会越来越重。肠梗阻时肠道和其他消化腺分泌的大量消化液正常吸收循环途径被阻断,梗阻近端肠腔内大量积液,病程晚期还有肠壁病变引起的渗出,再加上呕吐丢失,将造成严重的水、电解质平衡紊乱,循环血量不足和休克。严重膨胀扩张的小肠还引起腹腔压力增高,膈肌抬高,影响下腔静脉回流,加重心动过速和呼吸急促。

(二)细菌易位与毒素吸收

急性肠梗阻时肠道细菌迅速繁殖,产生大量有毒物质,并经损伤的肠黏膜屏障和通透性增高的末梢血管进入血液循环,肠腔内细菌也发生易位,进入血液、淋巴循环和腹腔,引起全身中毒反应和感染。

(三)肠壁血运障碍

急性完全性肠梗阻的近端肠管扩张逐渐加重,肠壁逐渐变薄,张力增高,进而引起肠壁血运障碍,即绞窄性肠梗阻,肠黏膜可发生溃疡和坏死,肠壁出现出血点和瘀斑,肠腔和腹腔内均有血性液体渗出。随着时间延长,过度扩张的肠壁会因缺血而坏死,继而肠管破裂,引起急性腹膜炎。

以上病理生理改变持续进展将最终导致 MODS 和死亡。

四、临床表现

急性肠梗阻的症状与梗阻部位和时间有明显关系,位置越高则呕吐越明显,容易出现水、电解质平衡紊乱;位置愈低则腹胀愈明显,容易出现中毒和感染;病情随时间逐渐加重。急性肠梗阻的共同症状包括腹痛、腹胀、呕吐和停止排气排便。

(一)腹痛

无血运障碍的单纯性肠梗阻为阵发性腹痛。肠管内容物下行受阻,其近端肠管会加强蠕动,因此出现阵发性绞痛,逐渐加剧。其特点是发作时呈波浪式由轻至重,可自行缓解,有间歇,部位不定。腹痛发作时在有些患者的腹壁可见肠型,听诊可闻及高调肠鸣音。腹痛发作频率随蠕动频率变化,早期较频繁,数分钟至数秒钟一次,至病程晚期肠管严重扩张或绞窄时则转为持续性胀痛。绞窄性肠梗阻腹痛多为持续性钝痛或胀痛,伴阵发性加剧,引起腹膜炎后腹痛最明显处多为绞窄肠管所在部位。麻痹性肠梗阻腹痛较轻,为持续性全腹胀痛,甚至没有明显腹痛,而主要表现为明显腹胀。

腹痛随病情发展而变化,阵发性绞痛转为持续性腹痛伴阵发性加剧提示病情加重,肠梗阻可能由不全性转为完全性,单纯性转为绞窄性。

(二)呕吐

急性肠梗阻时多数患者有呕吐症状,呕吐程度和呕吐物性质与梗阻部位及程度有关。高位小肠梗阻呕吐发生早而频繁,早期为反射性,吐出胃内食物和酸性胃液,随后为碱性胆汁。低位小肠梗阻呕吐发生较晚,可吐出粪臭味肠内容物。结肠梗阻少有呕吐。呕吐和腹痛常呈相关性,病程早期呕吐后腹痛可暂时缓解。如呕吐物为棕褐色或血性时应考虑已发生绞窄性肠梗阻。麻痹性肠梗阻的呕吐为溢出性,量较少。

(三)腹胀

腹胀症状与梗阻部位有明显关系,高位梗阻因呕吐频繁,胃肠道积气积液较少,腹胀不明显。低位梗阻时腹胀明显。

(四)停止排气、排便

不完全性肠梗阻时肛门还可排出少量粪便和气体,完全性肠梗阻则完全停止排气排便。在高位完全性肠梗阻病例,梗阻以下肠道内的积气、积便在病程早期仍可排出,故有排气排便并不说明梗阻不存在。绞窄性肠梗阻时,可出现黏液血便。

(五)全身症状

急性肠梗阻早期全身情况变化不大,晚期则出现发热、脱水、水电解质及酸碱平衡紊乱、休克,并发肠坏死穿孔时则出现腹膜炎体征。

（六）体征

腹部膨隆与梗阻部位有关,低位梗阻较明显,可为全腹均匀膨隆或不对称膨隆,随病程进展加重,在腹壁薄的患者可见肠型。腹部叩诊鼓音。未发生肠绞窄或穿孔时,腹肌软,但因肠道胀气膨隆导致腹壁张力升高,可干扰对腹肌紧张的判断。压痛定位不明确,可为广泛轻压痛。发生肠绞窄或穿孔后,压痛明显,定位在绞窄肠管部位或遍及全腹,并有反跳痛和肌紧张。在病程早期听诊可闻及高调金属声响样肠鸣音,至病程晚期近端肠道严重扩张,发生肠绞窄、肠穿孔或麻痹性肠梗阻,肠鸣音消失。应注意在年老体弱患者,即使已发生肠绞窄或穿孔,腹部体征也可能表现不明显。

对肠梗阻患者的体检应注意腹股沟区,特别是肥胖患者,其嵌顿疝可能被掩埋于厚层脂肪中而被忽略。肛门指诊应作为常规检查,可发现直肠肿瘤、手术吻合口狭窄或盆腔肿瘤等。多数肠梗阻患者直肠空虚,若直肠内聚集多量质硬粪块,则梗阻可能为粪块堵塞引起,多见于老年人,勿轻易手术探查。

五、辅助检查

（一）立位 X 线腹平片

立位 X 线腹平片是诊断是否存在肠梗阻最常用也最有效的检查,急性肠梗阻表现为肠道内多发液气平面,小肠梗阻表现为阶梯状液平面;若见鱼肋征,即扩大的肠管内密集排列线条状或弧线状皱襞影,则为空肠梗阻征象;结肠梗阻表现为扩大的结肠腔和宽大的液气平面,而小肠扩张程度较轻。无法直立的患者可拍侧卧位片,平卧位片可以体现肠腔大量积气,但无法体现液气平面。

（二）超声检查

简便快捷,可在床边进行。肠梗阻时超声可见梗阻近端肠管扩张伴肠腔内积液,而远端肠管空瘪。小肠梗阻近端肠道内径常大于 3 cm,结肠梗阻近端内径常大于 5 cm。根据扩张肠管的分布可大致判断梗阻部位,小肠高位梗阻时上腹部和左侧腹可见扩张的空肠回声,呈"琴键征";小肠低位梗阻时扩张肠管充满全腹腔,右下腹及盆腔内扩张肠管壁较光滑(回肠);结肠梗阻时形成袋状扩张,位于腹周。严重结肠梗阻时肠管明显扩张,小肠与结肠的形态难以区分,但回盲瓣常可显示。机械性肠梗阻时近端肠管蠕动增强,扩张肠管无回声区内的强回声斑点呈往返或漩涡状流动;而麻痹性肠梗阻时肠壁蠕动减弱或消失,肠管广泛扩张积气;绞窄性肠梗阻时肠管粘连坏死呈团块状,肠壁无血流信号。超声诊断肠梗阻的敏感性可达89%～96%,而且对引起梗阻的病因,如肿瘤、嵌顿疝等也可提供重要线索。

（三）CT

平卧位 CT 横切面影像可显示肠管扩张和肠腔内多发气液平面。机械性肠梗阻有扩张肠管和塌陷肠管交界的"移行带征";麻痹性肠梗阻常表现为小肠、结肠均有扩张和积气积液,而常以积气为主,无明显"移行带征";血运障碍性肠梗阻除梗死或栓塞血管供血的相应肠管扩张、肠壁水肿增厚外,梗阻肠管对应血管可见高密度血栓,或增强扫描见血管内充盈缺损。CT 还有助于发现引起肠梗阻的病因,如肿瘤、腹腔脓肿、腹膜炎、胰腺炎等。

（四）实验室检查

常规实验室检查见水、电解质及酸碱平衡紊乱,低钾、低钠血症常见,白细胞升高,中性粒细胞比值升高等。

六、诊断

依据症状、体征和影像学检查,急性肠梗阻的诊断不难确立。完整的急性肠梗阻诊断应包括以下要点。

(一)梗阻为完全性或不完全性

不完全性肠梗阻具有腹痛腹胀、呕吐等症状,但病情发展较慢,可有少量排气、排便,立位腹平片见肠道少量积气,可有少数短小液气平面。完全性肠梗阻病情发展快而重,早期可能有少量排气、排便,但随病情进展,排气、排便完全停止,立位腹平片见肠道扩张明显,可见多个宽大液气平面。

(二)梗阻部位高低

高位小肠梗阻,呕吐出现早而频繁,水、电解质与酸碱平衡紊乱严重,腹胀不明显,立位腹平片见液气平面主要位于左上腹。低位小肠梗阻呕吐出现晚,一次呕吐量大,常有粪臭味,腹胀明显,腹痛较重,立位腹平片见宽大液气平面,主要位于右下腹或遍布全腹。

(三)梗阻性质

是机械性还是动力性肠梗阻,性质不同,处理方法也不同。机械性肠梗阻常伴有阵发性绞痛,可见肠型和蠕动波,肠鸣音高亢。而麻痹性肠梗阻则呈持续性腹胀,腹部膨隆均匀对称,无阵发性绞痛,肠鸣音减弱或消失,多有原发病因存在。痉挛性肠梗阻的特点是阵发性腹痛开始快,缓解也快,肠鸣音多不亢进,腹胀也不明显。机械性肠梗阻的立位腹平片见充气扩张肠管仅限于梗阻以上肠道,麻痹性肠梗阻则可见从胃、小肠至结肠普遍胀气,痉挛性肠梗阻时胀气多不明显。

(四)梗阻为单纯性还是绞窄性

绞窄性肠梗阻预后严重,须立即手术治疗,而单纯性肠梗阻可先保守治疗。出现下列临床表现者应考虑有绞窄性肠梗阻存在。①腹痛剧烈,在阵发性疼痛间歇仍有持续性疼痛。②出现难以纠正的休克。③腹膜刺激征明显,体温、脉搏、白细胞逐渐升高。④呕吐物或肠道排泄物中有血性液体,或腹腔穿刺抽出血性液体。⑤腹胀不对称,可触及压痛的肠袢,并有反跳痛。在临床实际中肠绞窄的表现可能并不典型,若延误手术可危及生命,外科医师应提高警惕,急性肠梗阻经积极保守治疗效果不明显,腹痛不减轻,即应考虑手术探查。

(五)梗阻病因

详细询问病史,结合临床资料全面分析。婴幼儿急性肠梗阻多见于肠套叠和腹股沟疝嵌顿,青壮年多见于腹外疝嵌顿,老年人常见于消化道和腹腔原发或转移肿瘤。有腹部损伤或手术史则粘连性肠梗阻可能性大,房颤、风湿性心瓣膜病等可引起肠系膜血管血栓,饱食后运动出现的急性肠梗阻多考虑肠扭转引起。

七、治疗

(一)非手术治疗

为患者入院后的紧急处置措施,可能使部分病例病情得到缓解,为进一步检查和择期手术创造条件,也作为急诊手术探查前的准备措施。

1.禁食和胃肠减压

禁止一切饮食,放置鼻胃管(长度 55～65 cm)并持续负压吸引。减少胃肠道积气、积液和张力有利于改善肠壁血液循环,减轻腹胀和全身中毒症状,改善呼吸及循环。

2.补充血容量和纠正水电解质、酸碱平衡失调

患者入院后立即建立静脉通道,给予充分的液体支持。对已有休克征象者可先快速输注5%葡萄糖盐水或林格液 1000 mL。高位小肠梗阻常有脱水,低钾、低钠、低氯血症和代谢性碱中毒,其中以低钾血症最为突出,可进一步导致肠麻痹,加重梗阻病情。尿量大于 40 mL/h可静脉滴注补钾。低钾、低钠纠正后代谢性碱中毒多能随之纠正。低位小肠梗阻多表现为脱水,低钠、低钾血症和代谢性酸中毒,其中以低钠血症更为突出。轻度低钠血症一般补充 5%葡萄糖盐水 1000 mL 后多可纠正,重度低钠血症患者则需根据实验室检查结果在补液中加入相应量的 10%氯化钠溶液。对急性肠梗阻患者的补液量应包括已累计丢失量、正常需要量和继续丢失量,其中丢失量还包括因组织水肿而移至组织间隙的循环液体量。应记录尿量、间断复查实验室指标,对重症患者还应监测中心静脉压(CVP),以酌情调整补液量和成分。对绞窄性肠梗阻患者可适当输血浆、白蛋白或其他胶体液,以维持循环胶体渗透压,有利于维持循环血量稳定,减轻组织水肿。

3.应用抗生素防治感染

急性肠梗阻时由于肠内容物淤滞,肠道细菌大量繁殖,肠壁屏障功能受损容易发生细菌易位,出现绞窄性肠梗阻时感染将更加严重,故应用广谱抗生素为必要措施。

4.营养支持

禁食时间超过 48 小时应给予全肠外营养支持,经外周静脉输注最好不超过 7 天,而经深静脉导管可长期输注,但应注意防治导管感染等并发症。

5.抑制消化道分泌

应用生长抑素可有效抑制消化液分泌,减少肠道积液,降低梗阻肠段压力。

6.其他

输注血浆或白蛋白同时应用利尿剂,有助于减轻肠壁水肿。

(二)手术治疗

经非手术治疗无效,病情进展者,已出现绞窄性肠梗阻或预计将出现肠绞窄的患者应行急诊手术治疗。需根据梗阻病因、性质、部位及全身情况综合评估,选择术式。手术原则是在最短时间内用最简单有效的方法解除梗阻。若伴有休克,待休克纠正后手术较为安全。若估计肠管已坏死而休克短时间内难以纠正者,应在积极抗休克同时进行手术探查。

手术切口应考虑有利于暴露梗阻部位,多采用经腹正中线切口或经右腹直肌探查切口。应尽量在估计无粘连处进入腹腔,探查粘连区,锐性加钝性分离粘连,显露梗阻部位。已坏死的肠段、肿瘤、结核和狭窄部位应行肠段切除。若肠道高度膨胀影响手术操作,可先行肠腔减压,在肠壁开小口吸取肠内容物及气体,过程中尽量避免腹腔污染。

对肠道生机的判断是决定是否切除及切除范围的依据,主要从肠壁色泽、弹性、蠕动、血供、边缘动脉搏动等方面进行判断。遇判断有难度时,可用温热生理盐水湿敷肠袢,或以0.5%～1%的普鲁卡因 10～30 mL 在相应系膜根部注射,以缓解血管痉挛,并将此段肠管放回腹腔,15～20 分钟后再观察。若肠壁颜色转为正常,弹性和蠕动恢复,肠系膜边缘动脉搏动

可见,则不必切除,若无好转则应切除。多数小肠部分切除后吻合较为安全。若绞窄肠段过长,患者情况危重,或切除范围涉及结肠,应在切除坏死肠段后做近远端肠造瘘,待病情稳定后二期行肠吻合术。

八、术后处理

手术后对患者应密切监护,老年、体弱及重症患者应进入 ICU 治疗。常见术后并发症包括以下 3 个方面。

(一)腹腔和切口感染

肠管坏死已存在较严重的腹腔感染,肠管切开减压和肠段切除易污染腹腔和切口,故术后发生感染的风险较高。术中应尽量避免肠内容物污染,关腹前应用生理盐水、聚维酮碘溶液或甲硝唑充分清洗腹腔,留置有效的腹盆腔引流,切口建议采用全层减张缝合,以消除死腔,即使有感染渗出也可向外或向腹腔排除,避免因感染而敞开切口。

(二)腹胀和肠麻痹

术后应继续监测和补充电解质,进行肠外营养支持,继续鼻胃管减压。可用少量生理盐水灌肠,促进肠蠕动,减少肠粘连。若广泛肠粘连在手术中未能完全分离,或机械性肠梗阻存在多个病因,而手术只解决了某个病因,应警惕术后再次出现机械性肠梗阻,必要时需再次手术。

(三)肠漏和吻合口漏

是粘连性肠梗阻术后的常见并发症。急性肠梗阻时肠壁水肿变脆,分离粘连时容易损伤,且在术中容易忽略,而在术后出现肠内容物外漏,引起急性腹膜炎。急性肠梗阻手术切除梗阻部位,行肠吻合时,近端肠管扩张变粗,而远端肠管较细,大口对小口吻合有一定难度,加之肠壁的炎性水肿和腹膜炎,容易造成术后吻合口漏。术后肠漏和吻合口漏的预后取决于其部位、流量、类型等,轻者经通畅引流,加强支持治疗后可以愈合,重者需及时再次手术治疗。

第六节 炎性肠病

炎性肠病(IBD)泛指一组原因不明的慢性肠道炎症性病变,通常指 Crohn 病和溃疡性结肠炎。

一、Crohn 病

Crohn 病(CD)是一种病因尚不十分明确的肠道慢性肉芽肿性炎性疾病,由纽约 Mount Sinai 医院的 Burrill 和 Crohn 于 1932 年首次报道,多见于美国、西欧、北欧和东欧,我国等亚洲国家相对少见,但近年来有逐渐增多的趋势。日本目前的发病率已经接近欧美,可以预见其可能将成为我国消化系统较常见疾病之一。Crohn 病表现为局灶性、不对称性的肠壁炎症,可出现在从口腔至肛门的任何部位,而回肠和右半结肠是最常被累及的部位,其中以回肠末段最多见。Crohn 病的炎性病灶呈透壁性、节段性、非对称性分布,易发生瘘管及脓肿。本病患者多为青壮年,多数病情呈长期反复发作,严重影响生活质量甚至危及生命。Crohn 病在一定程度上可认为是一种难以治愈的终身疾病。

（一）病因

Crohn 病病因尚不明确，有多种学说，其中以感染和免疫异常学说较受关注。其他还有精神因素、食物过敏及家族遗传等病因学说，可能起诱发或加重本病的作用。

（二）病理

早期 Crohn 病的损害主要发生在胃肠道淋巴滤泡和 Peyer 淋巴结，这些淋巴结在回肠末段最为丰富，且此处本身肠管最狭窄，肠内容物停留时间最长，因此该区病变最明显。急性期受累肠管水肿、充血，肠壁组织中有炎性细胞浸润，浆膜表面常有灰白色纤维素沉积，淋巴组织增生，继之出现浅溃疡。在小溃疡部位的淋巴滤泡中有时可发现肉芽肿，说明可能在溃疡形成之前已有淋巴细胞在黏膜基底部局灶性集中，以后再有柱状上皮退化。该段肠系膜也可受累，表现为明显的水肿增厚，淋巴结急性肿大。其后肠壁间有多量纤维增生，进而形成肠袢间粘连。黏膜下层有慢性炎性细胞浸润，黏膜增生形成假性息肉，这时出现明显的肠壁变厚、僵硬，并出现部分梗阻现象。肠黏膜面可出现深浅不同的溃疡，但一般呈息肉样增生状态，肠系膜因有纤维增生而变厚，且呈皱缩状，同时系膜间脂肪组织也明显增生。慢性期肠管因高度纤维化，不但变厚而且变细，出现较严重的梗阻，也可因肠袢间紧密粘连而形成梗阻。溃疡可穿出肠壁，形成腹内脓肿，但多数因脏器间先有粘连，容易形成肠袢间及肠袢与膀胱、阴道间的内瘘，部分穿破到腹壁外而形成外瘘。

（三）临床表现

1. 全身表现

体重下降，日渐消瘦为最常见的症状。部分患者有低热或中度发热，无寒战，此时为活动期病变，可伴有溃疡、窦道、瘘管形成，或局限性穿孔形成腹内脓肿。约 30％患者有肠道外全身性疾病，如关节炎、结节性红斑、脉管炎、硬化性胆管炎、胰腺炎等。

2. 腹痛

腹痛是 Crohn 病最常见的临床症状，疼痛多发生在右下腹或其周围，多呈间歇性发作，轻者仅有肠鸣和腹部不适，重者有剧烈绞痛。进食含纤维素多的食物常引起腹痛发作。病变进一步发展可形成肠梗阻，出现阵发性痉挛性疼痛。病变侵及回盲部时，疼痛常发生在脐周，以后局限于右下腹，与急性阑尾炎非常相似。有些病例既往无任何症状，突然发生剧烈腹痛，与肠穿孔极为相像，临床常误诊，剖腹探查时才证实为 Crohn 病。病变侵犯空肠可表现为上腹痛。

当脓肿广泛侵及肠系膜根部时，常以背痛为主诉，易被误诊为脊柱或肾脏病变。胃十二指肠受累可出现类似消化性溃疡的症状和幽门梗阻表现。

3. 腹泻

腹泻是 Crohn 病的另一个特点，腹泻次数与病变范围有关。腹泻每日 3～5 次至十余次，严重者可达数十次，常为水样便，也可出现黏液便或脓血便，易被误诊为细菌性痢疾。晚期患者可出现恶臭的泡沫样便。在有不全性梗阻时肠腔内大量积液，肠蠕动增强，腹泻加重。尤其是肠管广泛炎症并伴有内瘘时，使大量液体短路进入结肠，则出现更为严重的水样泻。腹泻呈慢性过程，间断急性发作，长期持续，会出现水电解质紊乱和营养代谢障碍。

4. 肠瘘

Crohn 病的特征之一是形成瘘管。内瘘是最常见的形式，发生率 30％～40％，病变侵及肠壁肌层和浆膜层,进一步发展向邻近的小肠、结肠、膀胱等形成粘连穿透。外瘘也是病变发展的一种形式,常见瘘管通向肛周皮肤,也有开口在腹壁或臀部。瘘管很少通向腹内实质器官,如肝脏、脾脏,但可在器官周围形成脓肿。

5.肠梗阻

梗阻多发于小肠,原因有急性炎症致黏膜充血、水肿、增厚;慢性炎症使肠壁增生、瘢痕形成,致肠腔狭窄,是 Crohn 病手术治疗的首要原因。

6.肠穿孔和腹腔脓肿形成

1%～2%的患者发生肠穿孔,急性肠穿孔在 Crohn 病较少见。大部分为慢性穿孔,在局部包裹形成脓肿,90%发生在末段回肠,且在系膜对侧缘,10%发生在空肠。脓肿多形成于肠管之间,或肠管与肠系膜或腹膜之间,也可发生于肠管切除后的吻合口漏,好发部位在回肠末段。

7.出血和营养不良

肠壁炎症充血、水肿、纤维化的慢性过程中,肠黏膜病灶可反复出血,患者可经常出现黑便。肠道广泛炎症导致吸收面积减少,菌群失调,发生腹泻、贫血、低蛋白血症、维生素缺乏及电解质紊乱。由于钙缺乏可出现骨质疏松,四肢躯干疼痛。病变侵犯十二指肠可引起消化道大出血。直肠肛门有溃疡时可出现大便带鲜血,但一般量少,易误诊为内痔出血。

总之,Crohn 病的临床表现无特异性,且病变侵犯部位不同则症状也各异,常与其他疾病相混淆,临床上极易误诊。体格检查往往在病变部位可触到肿块,局部有压痛,以右下腹肿块较为多见,形态为腊肠样,边界不清,较固定。发生肠梗阻时有腹胀,有时可见肠型或触及扩张肠管。

(四)辅助检查

有诊断意义的特殊检查为消化道钡剂造影和内镜检查。

1.X 线消化道钡剂造影

可显示小肠慢性炎症表现,包括:①肠道狭窄并呈跳跃式分布,肠壁的深浅溃疡和窦道。②钡剂通过窦道与毗邻的肠道相通,或进入腹腔脓肿内。③肠管失去正常形态,狭窄纠结紊乱。灌肠气钡双重造影可见肠壁的纵行溃疡或裂隙状溃疡,溃疡之间有正常肠黏膜,但由于黏膜下层水肿及纤维化,使正常黏膜隆起,X 线影像下形成卵石征。

2.内镜检查

纤维小肠镜和结肠镜均可显示病变部位,可见狭窄不一的肠腔,大小不等的溃疡,表浅圆形溃疡或匍行溃疡,黏膜水肿,呈卵石样结节性改变,假息肉和狭窄带等。病变常为节段性分布。活检组织中可见到肉芽肿,对诊断有极大帮助。

(五)治疗

1.支持疗法和对症处理

控制饮食,必要时禁食。有低蛋白血症和明显贫血时,要输血,输白蛋白,给予肠外营养支持,纠正水、电解质紊乱。给予解痉、止泻、抗炎治疗,应用肾上腺皮质激素控制症状,严重病例可谨慎使用免疫抑制剂。

2.外科手术治疗

Crohn 病的手术指征一直存在争议,多数学者认为无并发症的 Crohn 病应首先内科治疗,无效或出现各种消化道并发症才是外科手术的适应证。术后易复发和可能需多次手术是 Crohn 病的重要特性,在接受第 1 次手术后 10 年内约有 50％的复发者需再次手术。外科医生必须认识到,手术只是针对 Crohn 病并发症而施行,并不能达到治愈目的。

(1)急性肠梗阻:多数为慢性肠梗阻急性发作而收入院,主要原因除瘢痕、肉芽肿等机械因素外,肠道痉挛、肠壁充血水肿是急性发作的重要因素。经规范保守治疗病情无缓解,或持续加重者需尽快手术。

手术方式有两种。①短路手术,即将梗阻近端肠道与梗阻远端肠道行侧侧吻合,通过旁路跨过梗阻,将梗阻部位旷置,使肠道上下通畅。手术简单、实用、损伤小,适用于病情重、手术难度大的患者。部分患者远期效果差,也可能出现盲袢综合征。尽管如此,该术式对暂时性缓解危重或炎性肿块较大患者症状仍是行之有效的措施。②梗阻病变肠管切除,术中常规切开梗阻近端肠管减压,切除梗阻部位,行远近端肠管吻合。从长远看此手术优于短路手术,特别是有学者发现 Crohn 病患者并发的小肠癌,近一半发生在旷置肠管,故认为应切除病变肠管。

(2)肠穿孔:Crohn 病穿孔较少发生气腹,一旦确诊,必须急诊切除病变肠段,近端外置作肠造口,多为回肠造口。也有病变肠段切除后一期吻合的报道,主要应根据患者全身情况、腹腔污染情况以及病变程度和范围而定。病灶切除后复发部位一般在吻合口的近端肠管,出现吻合口不愈和肠漏,可能与病变切除范围不足有关,故确定切除范围极为重要。往往病变范围超过肉眼所见,一般应距离病变处 10~15 cm。

(3)腹腔脓肿:对较小的腹腔脓肿可采取保守治疗或行腹腔脓肿引流术,如 B 超或 CT 引导下的经皮穿刺置管引流。如治疗失败或脓肿中含有肠内容物则需要剖腹探查,切开脓肿,清洗引流,并需切除脓肿形成的来源,即穿孔的病变肠段,可行一期吻合。当脓肿腔较大或伴有发热等中毒症状时,应先行近端肠管造口术,待脓腔引流较彻底后,再择期手术切除病变肠管。造口部位应避开切口。

(4)肠瘘:由于 Crohn 病并不向穿透的组织扩散和侵袭,因此手术只需切除病变肠段,而被穿透的组织器官清创修补即可。需要注意的是,回肠-乙状结肠瘘若单纯将乙状结肠清创缝合,修补口瘘发生率较高,故需要切除部分乙状结肠。外瘘发生率较低,但对机体影响较大,应早期积极引流和抗感染治疗。待病情稳定,局部炎症消退后的非活动期,行病变肠段切除吻合、皮肤瘘道切除术。切除皮肤瘘管时要注意往往存在多个瘘口,广泛切除可能引起皮肤缺损,若缺损不大可直接缝合,或只将炎性肠管切除,腹壁不做过多扩创仍可治愈。

(5)消化道出血:主要表现为便血,量较少,常为慢性反复出血,大出血少见。保守治疗可使大部分出血得到缓解。当合并大出血时,若保守治疗不能奏效,可行血管介入治疗,找到出血部位予以栓塞止血。如仍无法控制出血,应行紧急手术。

(6)误诊手术处理:Crohn 病手术前确诊率很低,大部分以急性阑尾炎、肠梗阻、肠穿孔、肠出血诊断进行探查,尤其以急性腹痛就诊而被误诊为急性阑尾炎者不在少数。当 Crohn 病误诊为急性阑尾炎而手术时,有学者认为切除阑尾后容易发生肠瘘,故不主张行阑尾切除,但事实上术后肠瘘发生的部位常常不是阑尾根部盲肠,而是回肠末段。表面看来肠瘘与切除阑尾无关,但在这类患者术中可见盲肠和末段回肠充血、水肿、增厚,阑尾切除和局部探查扰动可能加重病变发展而导致肠瘘,故这类患者应禁行阑尾切除术。

外科手术并不能治愈 Crohn 病,而只针对其并发症,术后易复发及需再次手术是 Crohn

病的一个重要特征,患者一生之中可能需要多次手术,故过度的切除性手术可能导致短肠综合征等严重后果。手术时应遵循"节省肠管"的保守原则,全面探查肠管,了解病变范围,需要手术处理的只是那些有明显并发症的部位。术前术后应与内科医生及患者密切配合,制订合理的综合治疗方案,才能获得最佳治疗效果和生活质量。

二、溃疡性结肠炎

溃疡性结肠炎(UC)是一种以大肠黏膜和黏膜下层炎症为特点,病因不明的慢性疾病。病变多位于直肠和乙状结肠,也可延伸到降结肠,甚至整个结肠。其临床表现多样化,诊断缺乏特异性,近年来有不断增加的倾向,由其引起的并发症也有所增多。

(一)病因

UC病因至今未完全明了,多数学者认为与感染、遗传、自身免疫、饮食、环境及心理等因素有关。

(二)病理

UC病理表现为结肠弥漫性、连续性的表浅炎症,好发于直肠,向近侧结肠延续,累及乙状结肠,少数波及整个结肠,一般不累及小肠。全结肠受累时,在末端回肠可有反流性表浅炎症。UC病变深度一般限于黏膜和黏膜下层,肌层基本不受累。在少数严重病例,炎症和坏死可延伸至环肌层或纵肌层,使肠壁变薄,自发性穿孔的危险性增高。UC黏膜病变程度差别很大,可从正常黏膜到黏膜完全剥脱。肠黏膜细胞受炎症侵袭,肠壁充血、水肿、增生反复发作。炎症细胞浸润形成细小脓肿,脓肿间相互融合扩大形成溃疡。这些溃疡沿结肠纵轴发展,逐渐融合成大片溃疡。溃疡间黏膜增生形成假性息肉,其上皮可由不典型增生转为癌变,因此可认为UC是一种癌前病变。由于病变很少深达肌层,合并结肠穿孔、瘘管形成或结肠周围脓肿较少。在少数暴发型病例,病变侵及肌层并伴发血管炎和肠壁神经丛损害,使肠壁变薄、肠腔扩张、肠运动失调而形成中毒性巨结肠。炎症反复发作可使大量肉芽组织增生,肌层挛缩、变厚,造成结肠变形、缩短,结肠袋消失及肠腔狭窄。

(三)临床表现

根据病变发展的不同阶段,UC有轻重不一的临床表现。

1.轻型

病变部位仅累及结肠远端,症状轻,起病缓慢,腹泻轻,大便次数每日4次以下,大便多成形,可见少量黏液性血便,呈间歇性,可有腹痛,但程度轻,无全身症状。

2.中型

病变范围较广,症状持续半年以上。常有程度不等的腹泻、间断血便、腹痛及全身症状。结直肠病变为进行性加重,并发症有结直肠出血、狭窄性结肠梗阻、结肠穿孔、癌变等。

3.重型

病变累及结肠广泛而严重,易发生出血和中毒性结肠扩张。受累最重部位多在横结肠,由于肠袢极度膨胀,又称为中毒性巨结肠、中毒性结肠扩张或急性中毒性肠膨胀。约15%的UC患者可并发中毒性巨结肠而危及生命,其发病急骤,有显著的腹泻,日达6次以上,为黏液血便和水样便,伴发热、贫血、厌食、体重减轻等全身症状。严重者发生脱水、休克等毒血症征象。持续严重的腹痛、腹部膨隆、白细胞计数增多、低蛋白血症,提示结肠病变广泛而严重,已发展至中毒性巨结肠。

（四）诊断

UC 通常并无特异性临床表现。重症患者长期消耗，营养不良，出现高热和中毒性巨结肠时诊断并不困难，但为时较晚。有两项辅助检查对诊断有较大帮助。

1. 纤维结肠镜检查

大多数 UC 累及直肠和乙状结肠，通过结肠镜检查可明确诊断。镜下可见充血、水肿的黏膜，质脆而易出血，在进展性病例中可见溃疡，周围有隆起的肉芽组织和水肿黏膜，呈息肉样改变。在慢性进展性病例中，直肠和乙状结肠腔可明显狭窄。为明确病变范围，应做全结肠检查，同时做多处活检，以便和其他疾病相鉴别。

2. 气钡灌肠双重造影

有助于确定病变范围和严重程度。造影中可见结肠袋形态消失，肠壁不规则，假息肉形成，肠腔变细、僵直。在检查前应避免肠道清洁准备，以免使结肠炎恶化。一般检查前 3 天给予流质饮食即可。有腹痛患者禁做钡灌肠检查，应选择腹部 X 线平片或 CT 检查，观察有无中毒性巨结肠、结肠扩张及膈下游离气体。

（五）治疗

1. 全身支持疗法和对症处理

给予深静脉营养支持，纠正水、电解质平衡紊乱，纠正低钾血症。对于轻、中度患者可口服柳氮磺吡啶（SASP），常能达到较好效果，发作期每日 4～6 g，分 4 次服用。病情好转数周后减量，可改为每日 2 g，持续用药 1 年以上。对中、重度患者，结肠病变广泛的急性期和严重病变，应用肾上腺皮质激素对缓解症状、延迟病程有一定作用，可口服或静脉滴注，或加入生理盐水作保留灌肠。在急性发作期应用激素的效果是肯定的，但在慢性期应谨慎使用，注意其长期使用的不良反应。应用免疫抑制剂，如硫唑嘌呤等，能改善病程进展，控制临床症状，但不能改变基本病变，常用于静止期以减少复发。

2. 手术治疗

适应证包括中毒性巨结肠、并发肠穿孔或濒临穿孔、大量或反复出血、肠狭窄并发反复梗阻。手术方法如下。

（1）结直肠全切除、回肠造口术：主要针对结肠病变广泛并伴有低位直肠癌变，需做直肠切除者。在急诊情况下无须肠道准备，手术彻底，并发症少，无复发、癌变、吻合口漏之虑。但永久性回肠造口将给患者带来不便，较影响生活质量。

（2）全结肠切除、回直肠吻合术：主要适用于直肠无病变的患者。手术操作简便，避免永久造口，术后并发症少。但由于保留了直肠，术后有疾病复发和癌变的危险。

（3）全结肠直肠切除、回肛吻合术（IAA）及全结肠直肠切除、回肠储袋肛管吻合术（IPAA）：适用于慢性 UC 对内科治疗无效，或反复持续的结肠出血、肠狭窄或黏膜严重病变。这类手术既切除了结直肠（或直肠黏膜），又能保留有一定功能的肛门。尤其是 IPAA，因其储袋的储粪功能可减少排便次数，生活质量较好，更受患者欢迎。IPAA 术式须充分游离末段回肠系膜，使回肠末段能顺利拉至盆腔，制成二袢的 J 形或三袢的 S 形等储袋，与肛管吻合，疗效满意。

UC 的手术治疗分为急诊手术、限时手术和择期手术。肠穿孔、中毒性巨结肠、大量肠出血等常需急诊手术，旨在挽救患者生命，首选结肠次全切除、回肠造口、直肠残端缝闭，对危重患者可行末段回肠和乙状结肠双腔造口（双造口术），以转流粪便及排除结肠内容物，以后再行治疗性切除和重建手术。若经保守治疗病情转稳定,应强化支持治疗,力争在较好的条件下行择期手术。如不能控制出血,则应选择全部或次全结肠切除、回肠造口术,不必切除直肠,以减小手术创伤,留待日后再行治疗性切除和重建手术。结肠切除后粪流改道,即使直肠内仍有活动性病变,出血也可停止。全结肠直肠切除、回肠造口术为多年来施行的标准择期术式,其手术死亡率低、并发症少,结肠和直肠切除后根除了全部病变,多数患者能恢复正常生活和工作能力,不失为一种简单、安全的手术方式。但由于术后回肠造口不易管理,易致水、电解质平衡紊乱和造口皮肤碱性腐蚀,又因 UC 病变多在直肠和结肠远段,因此可行直肠、乙状结肠切除,降结肠造口,或直肠、左半结肠切除,横结肠造口术,以改善术后营养吸收,减少肠液丢失,且造口更易管理。而 IAA 和 IPAA 是近年来颇受推荐的 UC 手术治疗方法,在达到治疗目标的同时,避免了肠造口对患者心理和生活质量的巨大影响,更符合现代外科发展力求减少治疗创伤的方向。

3.中毒性巨结肠的治疗

多见于严重的 UC 患者,住院 UC 患者中约 60% 初次发病即发作。中毒性巨结肠为一段结肠急性炎症和明显扩张,扩张结肠主要位于横结肠和脾曲,小肠常无病变。正常小肠内无多量气体存留,如腹平片见小肠内有异常气体,并有严重代谢性碱中毒,常为中毒性巨结肠的先兆。该症以腹痛为主要表现,腹胀明显,腹部平片可见扩张增厚的结肠,肠腔直径可超过6 cm。急性中毒性巨结肠是 UC 特别危险的并发症,往往是暴发型病例,有腹痛剧烈、高度腹胀、发热、心动过速、反应迟钝等中毒症状,肠鸣音消失。实验室检查可见白细胞升高,低血钾、低蛋白血症和贫血。患者每日排便可达十余次,易引起水、电解质平衡紊乱。对中毒性巨结肠应首先采取积极支持疗法和对症处理,维持水、电解质和酸碱平衡,尽快应用抗生素,静脉给予皮质激素,约半数患者对药物保守治疗反应良好,可化急诊为平诊,改为择期手术。暂时性结肠扩张并不是急诊手术的适应证,如病情恶化,则手术应在 24 小时内进行。中毒性巨结肠经 24 小时保守治疗无效者,应急诊手术,方式首选结肠次全切除、回肠造口、直肠残端缝闭,留待以后行重建手术。手术可减少结肠穿孔的发生率,伴结肠穿孔的患者死亡率为 20%,而无穿孔仅为 4%。

第七节 短肠综合征

短肠综合征是指因各种原因行广泛小肠切除、手术造成小肠短路或误将胃与回肠吻合后,小肠消化吸收面积不足,无法维持生理需要,而导致进行性营养不良、水电解质紊乱,继而出现器官功能衰退、代谢障碍、免疫功能下降的临床综合征。

一、病因

导致短肠综合征的原因有很多,成人短肠综合征多见于因小肠扭转或肠系膜血管栓塞或血栓形成,导致大部小肠坏死,被迫行大部分小肠切除后;也见于因 Crohn 病、放射性肠损伤、反复肠梗阻、肠外瘘而多次切除小肠,致剩余肠道过短;或因严重外伤致大面积小肠毁损或肠系膜上血管损伤,而被迫切除大量小肠;胃肠手术中误将胃与回肠吻合,或高位与低位小肠间短路术后也造成短肠综合征。儿童短肠综合征多为先天性因素引起,如肠闭锁、坏死性小肠结肠炎等导致小肠长度不足或切除大量肠袢,无法维持足够营养吸收。

二、病理生理

短肠综合征的严重程度取决于切除肠管的范围及部位,是否保留回盲瓣,残留肠管及其他消化器官(如胰和肝)的功能状态,剩余小肠的代偿适应能力等。通常认为满足正常成人所需的小肠长度最低限度,在没有回盲瓣时为 1 m,而有回盲瓣时至少为 75 cm。大量小肠吸收面积的丢失将导致进行性营养不良、水电解质紊乱、代谢障碍等。另外,大量肠道激素(如胆囊收缩素、促胰液素、肠抑胃素等)的丢失,将导致肠道动力、转运能力等发生改变,幽门部胃泌素细胞增生(40%~50%的短肠综合征患者有胃酸分泌亢进)。回肠是吸收结合型胆盐及内因子结合性维生素 B_{12} 的部位,切除或短路后造成的代谢紊乱明显重于空肠。因胆盐吸收减少,未吸收的胆盐进入结肠将导致胆盐性腹泻,胆盐肠—肝循环减少将导致严重的胆盐代谢紊乱,因肝代偿合成胆盐的能力有限,将造成严重脂肪泻。切除较短回肠(<50 cm)时,患者通常能够吸收足够的内因子结合性维生素 B_{12},而当切除回肠>50 cm 时,将导致明显的吸收障碍,引起巨幼红细胞贫血及外周神经炎,并最终导致亚急性脊髓退行性改变。

短肠综合征时剩余小肠会发生代偿性改变,食物刺激及胃肠激素的改变使小肠绒毛变长、肥大,肠腺陷凹加深,黏膜细胞 DNA 量增加,肠管增粗、延长,黏膜皱襞变多。随黏膜的高度增生,酶和代谢也发生相应变化,钠—钾泵依赖的三磷酸腺苷、水解酶、肠激酶、DNA 酶、嘧啶合成酶活性均增加,而细胞二糖酶活性降低,增生黏膜内经磷酸戊糖途径的葡萄糖代谢增加。研究显示广泛肠切除后残余肠道可逐渐改善对脂肪、内因子和碳水化合物(特别是葡萄糖)的吸收。

三、临床表现

主要表现为早期的腹泻和后期的严重营养障碍。短肠综合征的症状一般可分为失代偿期、代偿期、代偿后期 3 个阶段。失代偿期(急性期)为第 1 阶段,是指发生短肠状况后早期,残留的肠道仅能少量吸收三大营养素和水、电解质,患者可出现不同程度的腹泻,与保留肠管的长度相关,多数患者并不十分严重,少数患者每天腹泻量可高达 2 L,重者可达 5~10 L,因此出现脱水、血容量不足、电解质紊乱及酸碱平衡失调。因胃泌素增多,胃酸分泌亢进,不仅使腹泻加重,消化功能进一步恶化,还可出现吻合口溃疡,甚至导致上消化道出血。数天后腹泻次数逐渐减少,生命体征逐渐稳定,胃肠动力恢复。这一阶段多需 2 个月。代偿期(适应期)为第 2 阶段,经治疗后机体内稳态得以稳定,腹泻次数减少,小肠功能也开始代偿,吸收功能有所增强,肠液丧失逐渐减少,肠黏膜出现增生。代偿期时间长短随残留小肠长度,有无回盲部和肠代偿能力而定,最长可达 2 年,一般在 6 个月左右。代偿后期(维持期)为第 3 阶段,小肠经代偿后具有一定的消化吸收能力,此时营养支持的方式与量已定型,需要长期维持,并预防并发症。

短肠综合征患者若无合理的营养支持治疗,会逐渐出现营养不良,包括体重减轻、疲乏、肌萎缩、低蛋白血症、皮肤角化过度、肌肉痉挛、凝血功能差及骨痛等。由于胆盐吸收障碍,胆汁中胆盐浓度下降,加上肠激素分泌减少,使胆囊收缩变弱,易发生胆囊结石。钙、镁缺乏可使神经、肌肉兴奋性增强,发生手足搐搦,长期缺钙还可引起骨质疏松。由于草酸盐在肠道吸收增加,尿中草酸盐过多而易形成泌尿系结石。长期营养不良可最终导致多器官功能衰竭。

四、治疗

根据病因及不同病程阶段采取相应治疗措施。因手术误行吻合造成的短肠状态需急诊再次手术改正吻合。肠切除术后短肠综合征急性期以肠外营养支持,维持水、电解质和酸碱平衡为主,适应期以肠外营养与逐步增加肠内营养相结合,维持期使患者逐步过渡到肠内营养为主。

因短肠综合征早期治疗需大量补液,后期需长期肠外营养支持,应选择中心静脉补液。可采用隧道式锁骨下静脉穿刺置管、皮下埋藏植入注射盒的中心静脉置管或经外周静脉穿刺中心静脉置管(PICC)。据部分学者经验,隧道式锁骨下静脉穿刺置管的并发症发生率(尤其是感染率),明显小于另外两种置管,护理也较方便,一般可保持2~3年不需换管。

(一)急性期治疗

应仔细记录24小时出入量,监测生命体征,定时复查血电解质、白蛋白、血糖、动脉血气分析,监测体重。术后24~48小时补充的液体应以生理盐水、葡萄糖注射液为主,也可给予一定量氨基酸及水溶性维生素。原则上氮源的供给应从小量开始,逐步增加氨基酸输入量,使负氮平衡状态逐步得到纠正。每天约补充6~8 L液体,电解质补充量随监测结果酌情调整。此期因肠道不能适应吸收面积骤然减少,患者可出现严重腹泻,大量体液丧失,高胃酸分泌,营养状况迅速恶化,易出现水、电解质紊乱、感染和血糖波动。此阶段应以肠外营养支持为主,进食甚至饮水均可加重腹泻。由于多数短肠综合征患者需接受长期肠外营养支持,不合理肠外营养配方或反复中心静脉导管感染可在短时间内诱发肝功能损害,使肠外营养无法实施。因此在制订肠外营养配方时应避免过度使用高糖,因过量葡萄糖会转化为脂肪沉积在肝脏,长期会损害肝功能;选择具有护肝作用的氨基酸;脂肪乳剂使用量不宜过大,一般不超过总热量的30%~40%,并采用中、长链脂肪乳;还应补充电解质、复合脂溶性维生素及水溶性维生素、微量元素等;所需热量和蛋白质要根据患者的实际情况进行个体化计算,热量主要由葡萄糖及脂肪提供。

由于长期肠外营养不仅费用昂贵,易出现并发症,而且不利于残留肠道的代偿,因此如有可能即使在急性期也应尽早过渡到肠内营养和口服进食。研究表明,肠内营养实施得越早,越能促进肠功能代偿。但短肠综合征患者能否从肠外营养过渡到肠内营养主要取决于残留肠管的长度和代偿程度,过早进食只会加重腹泻、脱水和电解质紊乱,因此从肠外营养过渡到肠内营养应十分谨慎。开始肠内营养时先以单纯的盐溶液或糖溶液尝试,逐步增量,随肠代偿的过程,逐步过渡到高蛋白、低脂、适量碳水化合物的少渣饮食,少食多餐,也可选用专用于短肠综合征患者的短肽型肠内营养制剂。

(二)肠康复治疗

急性期后期应进行肠康复治疗,即联合应用生长激素(重组人生长激素)、谷氨酰胺与膳食纤维。生长激素能促进肠黏膜细胞增殖,谷氨酰胺是肠黏膜细胞等生长迅速细胞的主要能量物质,而膳食纤维经肠内细菌酵解后,能产生乙酸、丙酸和丁酸等短链脂肪酸,丁酸不仅可提供能量,还能促进肠黏膜细胞生长。使用方法为重组人生长激素皮下注射$[0.05 \text{ mg}/(\text{kg} \cdot \text{d})]$,谷氨酰胺静脉滴注$[0.6 \text{ g}/(\text{kg} \cdot \text{d})]$,口服含膳食纤维素丰富的食物或营养液,持续3周或更长。

(三)防治感染

当患者持续发热,应及时行各项检查以排查感染原因并早期治疗。针对肠源性感染的可能性,无细菌培养和药敏试验结果时,经验性用药应选择覆盖厌氧菌和需氧菌的抗生素。

（四）控制腹泻

禁食及肠外营养可抑制胃肠道蠕动和分泌,延缓胃肠道排空,从而减轻腹泻。可酌情应用肠动力抑制药,如口服洛哌丁胺、阿片酊或黄连素等。腹泻严重难以控制者,应用生长抑素或奥曲肽可明显抑制胃肠道分泌,减轻腹泻。生长抑素首剂量 300 μg 静注,以后每小时 300 μg 静滴;或奥曲肽首剂量 50 μg 静注,以后每小时 25 μg 静滴,连用 3～5 天,腹泻次数明显减少后停用。

（五）抑制胃酸过多

术后胃酸分泌过多可应用质子泵抑制剂,目前抑酸效果最强的种类为埃索美拉唑,40 mg 静注,每日 2 次。

（六）手术治疗

一些探索用手术治疗短肠综合征的方法,如肠管倒置术等,并未形成治疗常规,效果仍待讨论。

小肠移植目前已成为治疗短肠综合征的理想方式。随着外科技术和免疫抑制方案的进步,经过 20 余年发展,目前小肠移植在美国已被纳入联邦医疗保险范畴,在一些先进的移植中心,1 年和 5 年生存率可高达 91％和 75％。我国南京军区南京总医院于 1994 年成功完成国内首例成人单独小肠移植,目前已有南京、西安、广州等多家移植中心共完成数十例单独或与其他脏器联合小肠移植,但与世界水平相比,小肠移植在中国仍是极富挑战的领域。

五、预防

外科医生应认识到短肠综合征的严重性,在手术中尽量避免过多切除小肠,对于小肠缺血病变范围广的病例,不应草率决定大面积切除,而应经扩血管措施后观察小肠活力,或暂行肠外置术观察,尽量抢救和保留肠管。

第八节　腹腔镜辅助胃切除术

自日本的 Kitano 等于 1994 年首次报道针对早期胃癌的腹腔镜辅助远端胃癌根治术以来,腹腔镜技术快速发展,腹腔镜胃切除术用于治疗早期胃癌的手术安全性和肿瘤学疗效已得到众多临床研究的证实。同时腹腔镜技术在进展期胃癌中的应用也逐步展开,并有多项大型临床研究正在进行,以评估其近期和远期疗效。我国腹腔镜胃癌手术起步晚,但发展迅速,尤其近 10 年来在全国各地医院已广泛开展,但各地发展不平衡、重数量轻质量、重创新轻规范等问题影响我国腹腔镜胃癌手术的进一步推广。

一、适应证

（1）胃下部和胃中下部癌,上缘距贲门 5～7 cm。

（2）根据中国《腹腔镜胃癌手术操作指南（2016）》,推荐术前胃癌肿瘤浸润深度＜T_{4a}并可以达到 D_2 根治性切除的,Ⅰ期、Ⅱ期、Ⅲa 期以内的进展期胃癌行腹腔远端胃癌根治术。

（3）开展临床研究单位可适当放开适应证至晚期胃癌的姑息性切除。

二、禁忌证

(1)肿瘤与周围组织广泛浸润。

(2)腹部严重粘连、重度肥胖、胃癌的急症手术(如急性梗阻、穿孔、大出血等)和心肺功能不良。

(3)全身情况不良,虽经术前治疗仍不能纠正或改善。

(4)有严重心、肺、肝、肾疾病而不能耐受手术。

(5)不能耐受二氧化碳气腹。

(6)术前诊断有远处转移或腹腔游离细胞学转移的证据。

(7)凝血功能障碍。

三、术前准备

1. 术前评估项目

(1)全身状态:ECOG 评分、身高、体重等。

(2)外周静脉血:血红蛋白、红细胞计数、白细胞计数、淋巴细胞计数、中性粒细胞计数、中性粒细胞百分比、血小板计数等。

(3)血清生化学:白蛋白、前白蛋白、总胆红素、谷草转氨酶、谷丙转氨酶、肌酐、尿素氮、空腹血糖、C 反应蛋白等。

(4)血清肿瘤标志物:CEA、CA19-9、CA125、CA724。

(5)全腹部 CT(层厚 10 mm 或以下),有条件的单位可行腹腔干动脉 CTA 检查,用于术前评估胃周血管变异。

(6)上消化道内镜检查及活检组织学检查,有条件单位可行超声内镜检查。

(7)胸片(正侧位)了解心肺情况,必要时行胸部 CT 检查。

(8)12 导联心电图。

2. 术前管理

(1)有营养风险的患者术前实施肠内或肠外营养支持,调整患者营养状况,纠正贫血、低蛋白血症,监测血清白蛋白、电解质情况。

(2)对于高龄、吸烟、糖尿病、肥胖及有慢性心脑血管疾病或血栓栓塞等既往史的高危患者,推荐进行围手术期的低分子量肝素预防给药、使用下肢防血栓裤、积极下肢按摩、呼吸功能训练等预防措施。

(3)麻醉前准备:患者术前禁食、禁水 8 小时。

(4)预防性抗生素的使用原则:术前 30 分钟开始首次静脉滴注,推荐选择头孢二代抗生素,如对头孢类抗生素过敏(包括过敏史或使用后过敏),允许根据临床具体情况选择其他类型的抗生素。

(5)合并幽门梗阻患者:术前充分胃肠减压;纠正水、电解质紊乱;予以 EN/TPN 营养支持;术前 3 天开始使用 10% 盐水洗胃(每天 2 次)。

(6)术前分期为 T_4 期,或怀疑累及横结肠系膜或横结肠的患者,术前应行肠道准备。

四、手术要点、难点及对策

1. 手术设备及器械

(1)常规设备:高清摄像显示系统或 3D 摄像显示系统、全自动高流量气腹机、冲洗吸引装置、录像和图像存储设备。

（2）常规器械：30°镜头、5 mm 和 12 mm 套管穿刺器、分离钳、无损伤胃肠抓钳、剪刀、持针器、血管夹、施夹器、标本袋、荷包钳和切口保护装置。

（3）特殊设备：超声刀相关能量平台、电凝器等。

（4）特殊器械：各种型号的直线切缝器和圆形吻合器。

2.麻醉及体位

均采取气管插管全身麻醉，患者取平卧位，两腿分开呈"大"字形，常规消毒铺巾，建立气腹，脐部下缘为观察孔。在双侧腹直肌外侧缘脐水平上 2 cm 处置入 5 mm 套管作为辅助操作孔；左右两侧锁骨中线与肋缘交点下方 2 cm 分别置入 12 mm 套管和 5 mm 套管。左侧为主操作孔，右侧为辅助操作孔，协助暴露。术者位于患者左侧，助手位于患者右侧，扶镜手位于患者两腿中间。

3.手术无瘤操作原则

（1）术中应尽可能在血管根部结扎静脉、动脉，防止肿瘤经血循环播散，同时清扫淋巴结，然后分离切除标本。

（2）术中操作轻柔，采用锐性分离，少用钝性分离，尽量不接触肿瘤，避免淋巴结破损，防止肿瘤扩散和局部种植。

（3）针对浆膜层受侵犯的肿瘤，可采用覆盖或涂抹各类胶予以保护。

4.胃切除范围和淋巴结清扫范围

进展期胃癌应切除大网膜、远端胃大部、部分十二指肠球部。T_2 期及以下胃癌可保留大网膜，在血管弓外 3 cm 范围内清扫。局限型胃癌胃切缘距肿瘤应＞3 cm，浸润型胃癌切缘距肿瘤应＞5 cm。切缘可疑时应行术中切缘组织病理学检查。对于侵犯幽门管的肿瘤，十二指肠切缘距肿瘤应＞3 cm。

远端胃癌根治术中，D_1 淋巴结清扫包括第 1、第 3、第 4sb、第 4d、第 5、第 6、第 7 组淋巴结；D_1＋淋巴结清扫在 D_1 淋巴结清扫范围基础上，清扫第 8a、第 9 组淋巴结；D_2 淋巴结清扫在 D_1 淋巴结清扫范围基础上，清扫第 8a、第 9、第 11p、第 12a 组淋巴结。

5.手术要点及步骤

对于远端胃癌根治术行腹腔镜下分离，以 D_2 淋巴结清扫为例，目前笔者单位遵循"分区操作、整块切除、合理重建"的原则，在进行胃周围淋巴结清扫时常规采用"8 步 6 区法"的标准化手术流程。①腹、盆腔探查和腹水细胞学检查。②悬吊肝脏，暴露视野。③胃网膜左血管区域，分离切断胃网膜左血管，清扫第 4sb 组淋巴结。④横结肠系膜区域，分离横结肠系膜前叶右侧部分，必要时剥离胰腺被膜。⑤胃网膜右血管区域，显露胰头、十二指肠球部，离断胃网膜右动静脉，清扫第 4d、第 6 组淋巴结。⑥胰腺上缘左侧区域，分离切断胃左动静脉，清扫第 7、第 9、第 11p 组淋巴结。⑦胰腺上缘右侧区域，分离肝总动脉表面，清扫第 8a、第 12a 组淋巴结。⑧胃小弯区域，离断肝胃韧带，分离胃右动静脉并清扫肝十二指肠韧带周围的淋巴脂肪组织（第 5、第 12a 组淋巴结），游离至食管裂孔，暴露右侧膈肌角，清扫第 1、第 3 组淋巴结。

（1）腹水细胞学和腹腔探查：建立气腹和放置套管后，进入腹腔，如发现存在腹水直接取腹水行脱落细胞学检查。如无腹水，则将 200 mL 生理盐水缓慢注入腹腔，在子宫直肠陷凹或膀胱直肠陷凹处对冲洗液收集采样，行细胞学检查。

常规探查腹腔和盆腔,检查有无肝脏、腹膜、肠系膜、盆腔等转移,确定病变部位及胃浆膜受侵情况,再次确定手术切除范围和淋巴结清扫范围。

(2)肝脏的悬吊:笔者所在单位一般使用"荷包线悬吊"法,此方式制作简单,而且费用较低。

操作方式:患者取头高脚低 15°~20°体位,助手持无损伤钳顶住膈肌脚附近,挑起肝左外叶,充分暴露小网膜,沿肝脏下缘切开肝胃韧带附着处。进针点取左侧锁骨中线与肋弓交点处。穿过腹壁,并穿过肝圆韧带;再经右侧锁骨中线与肋弓交点处附近穿出腹壁,用血管夹将荷包线与肝胃韧带残余部分固定,体外收紧荷包线,维持肝脏左叶部分张力进行悬吊并打结,注意避免悬吊过程中张力过大撕毁韧带组织,此时即可获得良好暴露。

(3)胃网膜左血管区域手术操作:该区域操作包括游离大网膜左侧,离断胃网膜左血管,离断部分脾胃韧带和胃短血管,清扫第 4sb 组淋巴结,并确定大弯侧切缘。第 4sb 组淋巴结位于大弯侧两层胃系膜之间,是沿胃网膜左动脉分布的淋巴结。与第 10 组淋巴结的分界线是胃网膜左动脉进入胃壁的第一支。

助手双手将大网膜向上提起展开,术者左手牵拉横结肠,形成三角牵拉,使大网膜处于紧绷状态。沿横结肠中部开始,于结肠上缘 5 mm 处切开大网膜在横结肠上的附着处,向左分离大网膜至结肠脾曲。

分离至脾下极附近时,助手右手挡住胃后壁,左手向右上方提起脾胃韧带,术者左手向左下轻压胰尾和横结肠系膜,充分暴露脾胃韧带及脾门区域。在胰尾末端或脾脏下极附近可显露胃网膜左血管,向远心端裸化该血管 1 cm 后,用血管夹夹闭后离断。然后继续向上离断 1~2 支胃短血管。将胃放回原位,助手双手牵拉胃壁将胃大弯侧展开,术者用左手牵拉大网膜,紧贴胃大弯分离大弯侧网膜及血管分支,向上分离至脾下极附近,彻底清扫第 4sb 组淋巴结,确定大弯近端侧切缘并裸化胃大弯。

注意在分离开始之前将大网膜向上翻起置于肝胃之间以便于后续暴露;助手牵拉脾胃韧带暴露胃网膜左血管时,动作要轻柔,避免撕裂脾下极。结扎胃网膜根部血管时,要避免损伤脾下极血管。

(4)横结肠系膜区域手术操作:该区域操作需分离横结肠系膜前叶右侧部分,将胃系膜和横结肠系膜分开,必要时沿间隙剥离胰腺被膜右侧部分。

助手将大网膜向上牵拉,术者牵拉横结肠,切断大网膜在横结肠右侧的附着部。分离横结肠系膜前叶时,助手左手向上、向前方牵拉胃窦,右手提起系膜前叶及网膜组织,术者向下牵拉横结肠系膜,此时前后叶之间可形成一个钝角平面,有助于辨别胃系膜与横结肠系膜之间的融合间隙,沿融合间隙锐性分离右侧横结肠系膜前叶。对于胃后壁病灶已经侵犯浆膜层的病例,可以考虑沿横结肠系膜前叶分离层面继续向上方扩展,充分剥离胰腺被膜。

注意胃系膜和横结肠系膜融合间隙为无血管区,若反复出现渗血、出血,极有可能进入错误的层面,需重新寻找融合间隙进行游离。遇到可疑之处,需反复确认结肠系膜血管走行,避免损伤横结肠系膜及其血管。肥胖患者大网膜肥厚,横结肠常常被包裹,要钝性、锐性分离相结合,避免损伤结肠。若术中损伤结肠,应立即予以修补。

(5)胃网膜右血管区域手术操作:该区域操作包括充分显露胰头、十二指肠,离断胃网膜右动静脉,显露胃十二指肠动脉,分离十二指肠球部后壁,清扫第 4d、第 6 组淋巴结,必要时清扫第 14v 组淋巴结。

沿胃系膜与横结肠系膜之间的融合间隙继续分离,充分显露十二指肠球部和胰头组织。助手左手将胃窦部夹起并向头侧翻转,右手提拉已分离的脂肪组织,术者左手取止血纱条轻柔下压胰腺组织,确认下方胃结肠静脉干后,自胰十二指肠上前静脉(ASPDV)与胃网膜右静脉(RGEV)汇合处开始,沿胃网膜右静脉向上分离周围淋巴脂肪组织,于胰十二指肠上前静脉水平的上方结扎切断胃网膜右静脉。

助手左手夹住胃窦,右手挑起十二指肠球部后壁,术者下压胰腺组织,在十二指肠后壁与胰头之间游离,显露胃十二指肠动脉(GDA),判断胃网膜右动脉(RGEA)走行。助手右手牵拉其附近淋巴脂肪组织,沿胃网膜右动脉分离,于根部结扎切断。部分患者有幽门下动脉分支,此时也需进行离断处理。

第 14v 组淋巴结不属于 D_2 淋巴结清扫范围,但对于第 6 组淋巴结有转移或高度可疑转移时,可考虑予以清扫。第 14v 组淋巴结上界为胰腺下缘,右侧界为胃网膜右静脉和胰十二指肠上前静脉汇合处,左侧界为肠系膜上静脉左侧,下界为结肠中静脉。

注意该区域操作时,因静脉壁较薄,动作要轻柔,避免钝性分离,防止静脉损伤出血。胰腺下缘常常存在小静脉直接汇入肠系膜上静脉,尽量避免离断这些小静脉,否则容易造成难以控制的出血。

(6)胰腺上方左侧区域手术操作:该区域操作包括离断胃左动脉和胃左静脉,清扫第 11p、第 7、第 9 组淋巴结。

助手左手夹起胃近端约 1/3 处的后壁,将胃胰皱襞向上翻转,右手牵拉已经分离的胰腺被膜前叶组织,术者左手用纱条轻压胰体。第 11p 组淋巴结右侧界为胃左动脉,左侧界为胃后动脉,下界为胰腺上缘,上界为膈肌脚。分离时首先显露脾动脉起始部,并向左侧细致地沿脾动脉分离,至胃后动脉分支处,并向头侧分离显露左侧膈肌脚,完成该组淋巴结清扫。

第 7 组淋巴结位于胃背侧系膜与胰腺被膜之间,从胃左动脉根部向上至胃分支之间的淋巴脂肪组织。助手夹起胃胰皱襞向上翻转,术者沿脾动脉根部向头侧分离,显露胃左动脉根部并予以结扎切断,继续沿着右侧膈肌脚和腹腔干周围软组织之间的界线分离后腹膜,从而完全清除第 9 组淋巴结。沿肝总动脉表面分离,显露胃左静脉并予以结扎切断,注意胃左静脉汇入门静脉有较多变异,术中需仔细辨认。

该区域操作时,助手暴露术野是手术的关键,团队成员要积极配合。脾动脉起始部位于腹主动脉表面,较其他血管位置恒定,首先解剖出脾动脉起始部,作为胰腺上缘清扫的突破口;脾动脉常走行在胰腺实质内,在清扫第 11p 组淋巴结时应注意周围脂肪组织与胰腺实质,避免损伤胰腺而造成术后胰漏;胃左动脉要留有足够的残端进行离断,防止断端血管夹脱落。

(7)胰腺上方右侧区域手术操作:该区域操作包括在胰腺上缘显露肝总动脉起始部,向右分离至肝总动脉分叉处(肝固有动脉、胃十二指肠动脉),清扫第 8a 组淋巴结,分离第 5 组和第 12a 组淋巴结背侧面。

第 8a 组淋巴结位于肝总动脉起始部至胃十二指肠动脉发出点的肝总动脉前上方。助手左手夹起胃窦后壁向上牵拉,右手提起胰腺被膜组织。术者左手轻压胰腺,沿肝总动脉表面自左向右分离其前方和上方的淋巴脂肪组织,至胃十二指肠动脉和肝固有动脉分叉处。继续沿肝固有动脉表面向头侧分离,如发现胃右动脉根部,则将其结扎切断。分离肝十二指肠韧带右侧,显露门静脉左侧壁,充分游离第 5、第 12a 组淋巴结背侧面。

该区域操作时,沿已经剥离的胰腺被膜层面分离,可以迅速找到肝总动脉,分离时超声刀非工作面紧贴肝总动脉,必要时使用分离钳进行探查分离;对于少数肝总动脉缺如患者,则直接于门静脉表面清扫淋巴脂肪组织。清扫过程中若出现脾静脉或门静脉出血,切忌用抓钳钳夹出血点,应使用纱布压迫止血,必要时镜下进行缝扎,大量出血时要果断填压后中转开腹。

(8)胃小弯区域手术操作:该区域操作包括清扫第5、第12a组淋巴结,确定小弯侧切缘,裸化至贲门附近,清扫第1、第3组淋巴结。

首先完成第5、第12a组淋巴结清扫,将胃放平,助手提起幽门上脂肪组织,沿幽门上切开,并继续沿肝固有动脉右侧切开肝十二指肠韧带表面腹膜,沿肝固有动脉表面分离,显露胃右动静脉并结扎切断,切断肝十二指肠韧带靠近门静脉侧腹膜,显露门静脉左侧壁,完成清扫。

切开肝胃韧带至食管附近,切开膈肌脚表面腹膜。然后于胃小弯侧预定切缘处切开肝胃韧带前叶,紧贴胃壁,沿胃壁向肝胃韧带后叶方向游离,向上分离至贲门部,完成第1、第3组淋巴结清扫。至此,远端胃癌 D_2 淋巴结清扫全部完成。

(9)消化道重建:可以采用以下方式。①小切口辅助消化道重建,是腹腔镜远端胃癌根治术后最常用的消化道重建方法。②完全腹腔镜下消化道重建,因其准确定位肿瘤边界较困难,且对术者技术要求较高,临床应用受到限制。两种方式下,可采用的吻合方式有胃十二指肠吻合术(BillrothⅠ式吻合术)、胃空肠吻合术(BillrothⅡ式吻合术)、胃空肠 Roux-en-Y 吻合术和胃空肠非离断 Roux-en-Y 吻合术。手术结束前,重建气腹,再次检查腹腔,放置引流管,关腹。

五、术后监测与处理

现代快速康复的理念在临床上逐渐得到推广,它通过多种模式的围手术期处理,控制病理生理变化,减少应激反应,维持机体生理状态,促进术后康复,减少并发症的发生率,缩短住院时间。除了术前宣教、合理的麻醉和手术方式外,术后康复治疗也尤为重要。

(1)术后第2天可拔除导尿管。如术后第2天胃管未见明显出血表现,可以拔除胃管。待肛门排气后恢复流质饮食,并逐渐过渡到半流质饮食和软食。

(2)术后48小时内预防性持续静脉镇痛。

(3)术后补液(包括葡萄糖、电解质、维生素等)或营养支持(肠内/肠外),总体上维持水、电解质平衡。尽早恢复经口饮食。

(4)鼓励患者术后早期活动。

六、常见并发症的预防与处理

1.腹腔镜手术特有并发症

(1)气腹相关并发症:术中、术后可能出现高碳酸血症或心、肺功能异常。术中严密监测气腹压力、观察套管位置,尽量避免出现广泛皮下气肿。术中保持良好的肌肉松弛度,尽量缩短手术时间。一旦出现上述情况应尽快结束手术,排除腹腔内残余的二氧化碳。

(2)穿刺相关并发症:建立气腹或套管穿刺入腹腔时引起,穿刺过程中提起腹壁并注意穿刺深度,避免损伤腹腔内血管及肠管,必要时行开放法建立气腹。

2.早期并发症

(1)术中损伤相邻脏器:术中可能损伤肝脏下极、胰腺、脾脏、十二指肠、横结肠等,选择正确的解剖层面进行分离,避免误伤。

(2)术中血管损伤:熟悉血管正常的解剖位置和变异情况,助手配合暴露正确的手术层次,熟练使用各种能量平台,团队密切配合,必要时中转开腹手术。

(3)腹腔内出血:术中选择正确的入路及层面是确保手术过程中安全性的前提,术后密切观察腹腔引流管,必要时再次手术止血。

(4)吻合口出血:术中采用合适的切缝器和吻合器,仔细观察,必要时使用 3-0 可吸收线进行全层缝合止血。一般术后吻合口出血经保守治疗可治愈。对于活动性出血患者,可进行消化内镜下止血或再次探查手术。

(5)吻合口漏:术中采用合适的吻合方式和吻合器械,按操作规范执行,离断过程中避免过度牵拉,以免残端张力过大,围手术期内及时纠正贫血及低蛋白血症。一旦发生吻合口漏应予以通畅引流,但凡发现引流不畅时,及时再次手术。术后 3 天以内的早期吻合口漏可采取缝合修补方式并进行充分引流,3 天以上中晚期吻合口漏建议行双套管引流。

(6)十二指肠残端漏:术中避免十二指肠裸化过程中能量平台的热损伤,离断过程中避免过度牵拉,以免残端张力过大。一旦发生十二指肠残端漏,应确保腹腔引流通畅,给予肠外营养支持、生长抑素等保守治疗;若发生引流不畅或合并其他并发症时,应及时进行手术引流。

(7)胰漏和胰腺炎:术后胰漏和胰腺炎偶发,围手术期内发生时应予以充分引流并使用生长抑素;若发现引流管引流不畅,应及时手术进行引流。

(8)淋巴漏:术中根据情况,妥善处理淋巴管的断端,如止血夹夹闭、能量平台的凝断等。发生淋巴漏时,应予以通畅引流、肠外营养或不含脂类的肠内营养支持,注意维持电解质平衡。

(9)肠梗阻:包括输入袢梗阻、输出袢梗阻和吻合口梗阻,多见于 Billroth Ⅱ 式重建患者。重建过程中重视输入袢距离,维持无张力原则,考虑到术后水肿情况,建议距离 Treitz 韧带远端肠管 8～10 cm 即可。术中使用医用几丁糖预防粘连,术后早期鼓励患者下床活动有助于降低肠梗阻发生。若保守治疗无效时,应及时考虑再次开腹行手术探查。

(10)术后胃瘫综合征:此并发症为术中彻底骨骼化分离的弊端,也是常见的 D_2 清扫后常见的并发症,一旦发生应予以禁食、胃肠减压及肠外营养或肠内鼻空肠营养支持等保守治疗,一般 4～6 周可逐渐恢复。

3.术后远期并发症

术后远期并发症的观察项目具体包括切口/戳孔疝、胃切除术后综合征、倾倒综合征(早期、晚期)、吻合部狭窄、机械性肠梗阻等。

七、临床效果评价

腹腔镜远端胃切除术用于治疗早期胃癌的手术安全性和有效性已得到众多临床研究的证实。Kitano 等回顾分析了 1994～2003 年 16 个中心的 1294 例腹腔镜早期胃癌手术的临床资料,研究结果显示,手术并发症发生率为 14.8%,手术死亡率为 0,肿瘤复发率为 0.6%,5 年总体生存率 Ⅰa 期为 99.8%,Ⅰb 期为 98.7%,Ⅱ 期为 85.7%。KLASS-01 研究是由韩国腹腔镜胃肠外科研究协作组发起的腹腔镜手术治疗早期胃癌的三期、多中心、非劣效性、前瞻性随机对照研究。该研究主要研究终点是 5 年生存率,次要研究终点是无病生存期、手术安全性、术后生活质量及对机体免疫状态的影响等。该研究纳入了 13 个中心的 1416 例术前

CT 和(或)超声内镜诊断为 I 期($cT_1N_{0\sim1}M_0$ 和 $cT_{2a}N_0M_0$)的胃癌患者,腹腔镜远端胃癌切除术组(LADG 组)和开放手术组(ODG 组)患者具有相似的临床病理特征。两组患者按照日本胃癌治疗指南均进行了 D_1+ 或 D_2 淋巴结清扫,部分患者进行了第 14v 组淋巴结清扫。研究显示,腹腔镜远端胃癌根治术具有更长的手术时间、更少的术中出血量、更短的术后住院天数及相对较少的淋巴结清扫数目。LADG 组患者术后 30 天内总体并发症发生率低于 ODG 组,两组间腹水或感染、腹腔内出血、消化道出血、吻合口瘘、肠梗阻及内科相关并发症的发生率差异无统计学意义,而 LADG 组的切口相关并发症明显低于 ODG 组。日本临床肿瘤学协作组(JCOG)胃癌协作组发起的多中心、前瞻性、三期临床研究(JCOG 0912 研究)也得出了相似的研究结果。该研究纳入了 33 个具有腹腔镜手术资质的临床研究中心的 921 例术前临床分期为 I a 期或 I b 期的胃癌患者。与 ODG 组相比,LADG 组同样具有更少的术中出血和更长的手术时间,两组之间消化道重建方式及淋巴结清扫范围的差异均无统计学意义,两组间 3~4 级术后并发症包括腹水或感染、腹腔内出血、消化道出血、吻合口瘘及肠梗阻等的差异无统计学意义。

随着清扫范围的扩大,进展期胃癌的 D_2 淋巴结清扫技术难度明显增加,一定程度上限制了腹腔镜技术在进展期胃癌的应用。近年来,不少医院对进展期胃癌已成功实施了腹腔镜手术,国内外学者也在积极开展临床研究证实腹腔镜手术治疗进展期胃癌的安全性和有效性。在 Huscher 等进行的腹腔镜与开腹胃手术治疗远端胃癌的前瞻性对比研究中,入选的 59 个病例中 78.0% 的为进展期胃癌,与开腹手术相比,腹腔镜辅助胃癌根治术的术后并发症发生率(OG:27.6%;LAG:26.7%)、手术死亡率(OG:6.7%;LAG:3.3%)、5 年总生存率(OG:58.9%;LAG:55.7%)与 5 年无病生存率(OG:7.3%;LAG:54.8%)均无统计学差异。KLASS 回顾性分析了 1998~2005 年,在 10 家医院由 10 名外科医生行腹腔镜手术治疗的 239 例进展期胃癌患者资料,结果显示 5 年生存率为 78.8%,5 年无病生存率为 85.6%,各分期 5 年生存率分别为 I b 期 90.5%、II a 期 86.4%、II b 期 78.3%、III a 期 52.8%、III b 期 52.9%、III c 期 37.5%。

我国进展期胃癌患者比例较高,也积极将腹腔镜技术应用于进展期胃癌。中国腹腔镜胃肠外科研究组(Chinese Laparoscopic Gastrointestinal Surgery Study Group,CLASS)回顾性分析了中国多个中心 2003~2009 年 1184 例局部进展期胃癌行腹腔镜手术的资料,结果显示中转开腹率为 6.3%,术后并发症发生率为 10.3%,术后肿瘤复发率为 16.7%,3 年总体生存率为 75.3%,3 年无病生存率为 69.0%,不同分期 3 年总体生存率分别为 I 期 89.7%、II 期 85%、III 期 60.5%。中国腹腔镜胃肠外科研究组 2012 年开展了 CLASS01 研究,以证实腹腔镜手术治疗进展期胃癌的临床效果,并公布了研究的近期结果。该研究在 2012~2014 年将 1056 例远端进展期胃癌($T_{2\sim4a}N_{0\sim3}M_0$)患者纳入研究,随机分为腹腔镜组(LG)和开放组(OG),两组患者术后并发症发生率(15.2% vs 12.9%,LG vs OG)、围手术期死亡率无显著差异(0.4% vs 0%,LG vs OG)。其远期结果还有待进一步随访。

腹腔镜技术治疗进展期胃癌的远期疗效尚需大样本前瞻性随机对照研究加以证实,目前中国、日本、韩国的学者都正在积极开展此类临床研究,将为未来腹腔镜技术治疗胃癌提供有力的循证医学依据。

第四章　肝胆外科疾病

第一节　肝囊肿

一、病因与病理

肝囊肿临床上较为常见，分先天性与后天性两大类，后天性多为创伤、炎症或肿瘤性因素所致，以寄生虫性如肝包虫感染所致最多见。先天性肝囊肿又称真性囊肿，最为多见，其发生原因不明，可由先天性因素所致，可能与肝内迷走胆管与淋巴管在胚胎期的发育障碍，或局部淋巴管因炎性上皮增生阻塞，导致管腔内分泌物滞留所致。可单发，也可多发，女性多于男性，从统计学资料来看，多发性肝囊肿多有家族遗传因素。

肝囊肿多根据形态学或病因学进行分类，Debakey 根据病因将肝囊肿分为先天性和后天性两大类，其中先天性肝囊肿又可分为原发性肝实质肝囊肿和原发性胆管性肝囊肿，前者又可分为孤立性和多发性肝囊肿；后者则可分为局限性肝内主要胆管扩张和 Caroli 病。后天性肝囊肿可分为外伤性、炎症性和肿瘤性，炎症性肝囊肿可由胆管炎性或结石滞留引起，也可与肝包囊病有关。肿瘤性肝囊肿则可分为皮样囊肿、囊腺瘤或恶性肿瘤引起的继发性囊肿。

孤立性肝囊肿多发生于肝右叶，囊肿直径一般从数毫米至 30 cm 不等，囊内容物多为清晰、水样黄色液体，呈中性或碱性反应，含液量一般在 500 mL 以上，囊液含有清蛋白、黏蛋白、胆固醇、白细胞、酪氨酸等，少数与胆管相通者可含有胆汁，若囊内出血可呈咖啡样。囊壁表面平滑反光，呈乳白色或灰蓝色，部分菲薄透明，可见血管走行。囊肿包膜通常较完整，囊壁组织学可分 3 层：①纤维结缔组织内层，往往衬以柱状或立方上皮细胞；②致密结缔组织中层，以致密结缔组织成分为主，细胞少；③外层为中等致密的结缔组织，内有大量的血管、胆管通过，并有肝细胞，偶可见肌肉组织成分。

多发性肝囊肿分两种情况：一种为散在的肝实质内很小的囊肿，另一种为多囊肝，累及整个肝脏，肝脏被无数大小不等的囊肿占据。显微镜下囊肿上皮可变性扁平或缺如；外层为胶原组织，囊壁之间可见为数较多的小胆管和肝细胞。多数情况下合并多囊肾、多囊脾，有的还可能同时合并其他脏器的先天性畸形。

二、临床表现

由于肝囊肿生长缓慢，多数囊肿较小且囊内压低，临床上可无任何症状。但随着病变的持续发展，囊肿逐渐增大，可出现邻近脏器压迫症状，如上腹饱胀不适，甚至隐痛、恶心、呕吐等，少数患者因囊肿破裂或囊内出血而出现急性腹痛。晚期可引起肝功能损害而出现腹水、黄疸、肝大及食管静脉曲张等表现，囊肿伴有继发感染时可出现畏寒、发热等症状。体检可发现上腹部包块，肝肿大，随呼吸上下移动、表面光滑的囊性肿物以及脾肿大、腹水及黄疸等相应体征。

肝囊肿巨大时 X 线平片可有膈肌抬高，胃肠受压移位等征象。

B 超检查见肝内一个或多个圆形、椭圆形无回声暗区，大小不等，囊壁菲薄，边缘光滑整齐,后方有增强效应。囊肿内如合并出血、感染,则液性暗区内可见细小点状回声漂浮,部分多房性囊肿可见分隔状光带。

CT 表现为外形光滑、境界清楚、密度均匀一致。平扫 CT 值为 0～20 Hu,增强扫描注射造影剂后囊肿的 CT 值不变,周围正常肝组织强化后使对比更清楚。

MRI 图像 T_1 加权呈极低信号,强度均匀,边界清楚;质子加权多数呈等信号,少数可呈略低信号;T_2 加权均呈高信号,边界清楚;增强后 T_1 加权囊肿不强化。

三、诊断

肝囊肿诊断多不困难,结合患者体征及 B 超、CT 等影像学检查资料多可做出明确诊断,但如要对囊肿的病因做出明确判断,需密切结合病史,应注意与下列疾病相鉴别。①肝包虫囊肿:有疫区居住史,嗜伊红细胞增多,Casoni 试验阳性,超声检查可在囊内显示少数漂浮移动点或多房性、较小囊状集合体图像。②肝脓肿:有炎症史,肝区有明显压痛、叩击痛,B 超检查在未液化的声像图上,多呈密集的点状、线状回声,脓肿液化时无回声区与肝囊肿相似,但肝脓肿呈不规则的透声区,无回声区内见杂乱强回声,长期慢性的肝脓肿,内层常有肉芽增生,回声极不规则,壁厚,有时可见伴声影的钙化强回声。③巨大肝癌中心液化:有肝硬化史以及进行性恶病质,B 超、CT 均可见肿瘤轮廓,病灶内为不规则液性占位。

四、治疗

对体检偶尔发现的小而无症状的肝囊肿可定期观察,无须特殊治疗,但需警惕其发生恶变。对于囊肿近期生长迅速,疑有恶变倾向者,宜及早手术治疗。

(一)孤立性肝囊肿的治疗

1. B 超引导下囊肿穿刺抽液术

B 超引导下囊肿穿刺抽液术适用于浅表的肝囊肿,或患者体质差,不能耐受手术,囊肿巨大有压迫症状者。抽液可缓解症状,但穿刺抽液后往往复发,需反复抽液,有继发出血和细菌感染的可能。近年有报道经穿刺抽液后向囊内注入无水酒精或其他硬化剂的治疗方法,但远期效果尚不肯定,有待进一步观察。

2. 囊肿开窗术或次全切除术

囊肿开窗术或次全切除术适用于巨大的肝表面孤立性囊肿,在囊壁最菲薄、浅表的地方切除 1/3 左右的囊壁,充分引流囊液。

3. 囊肿或肝叶切除术

囊肿在肝脏的周边部位或大部分突出肝外或带蒂悬垂者,可行囊肿切除。若术中发现肝囊肿较大或多个囊肿集中某叶或囊肿合并感染及出血,可行肝叶切除。此外,对疑有恶变的囊性病变,如肿瘤囊液为血性或黏液性或囊壁厚薄不一,有乳头状赘生物时,可即时送病理活检,一旦明确,则行完整肝叶切除。

4. 囊肿内引流术

术中探查如发现有胆汁成分则提示囊肿与肝内胆管相通,可行囊肿空肠 Roux-en-Y 吻合术。

(二)多发性肝囊肿的治疗

多发性肝囊肿一般不宜手术治疗,若因某个大囊肿或几处较大囊肿引起症状时,可考虑行一处或多处开窗术,晚期合并肝功能损害,有多囊肾、多囊膜等,可行肝移植或肝、肾多脏器联合移植。

第二节 肝脓肿

一、细菌性肝脓肿

(一)流行病学

细菌性肝脓肿通常指由化脓性细菌引起的感染,故也称化脓性肝脓肿。本病病原菌可来自胆管疾病(占 16%～40%),门静脉血行感染(占 8%～24%),经肝动脉血行感染报道不一,最多者为 45%,直接感染者少见,隐匿感染占 10%～15%。致病菌以革兰阴性菌最多见,其中 2/3 为大肠埃希菌,粪链球菌和变形杆菌次之;革兰阳性球菌以金黄色葡萄球菌最常见。临床常见多种细菌的混合感染。细菌性肝脓肿 70%～83% 发生于肝右叶,这与门静脉分支走行有关。左叶者占 10%～16%;左右叶均感染者为 6%～14%。脓肿多为单发且大,多发者较少且小。少数细菌性肝脓肿患者的肺、肾、脑及脾等也可有小脓肿。尽管目前对本病的认识、诊断和治疗方法都有所改进,但病死率仍为 30%～65%,其中多发性肝脓肿的病死率为 50%～88%,而孤立性肝脓肿的病死率为 12.5%～31%。本病多见于男性,男女比例约为 2:1。但目前的许多报道指出,本病的性别差异已不明显,这可能与女性胆管疾患发生率较高,而胆源性肝脓肿在化脓性肝脓肿发生中占主导地位有关。本病可发生于任何年龄,但中年以上者约占 70%。

(二)病因

肝由于接受肝动脉和门静脉双重血液供应,并通过胆管与肠道相通,发生感染的机会很多。但是在正常情况下由于肝的血液循环丰富和单核吞噬细胞系统的强大吞噬作用,可以杀伤入侵的细菌并且阻止其生长,不易形成肝脓肿。但是如各种原因导致机体抵抗力下降,或当某些原因造成胆管梗阻时,入侵的细菌便可以在肝内重新生长引起感染,进一步发展形成脓肿。化脓性肝脓肿是一种继发性病变,病原菌可由下列途径进入肝。

1.胆管系统

这是目前最主要的侵入途径,也是细菌性肝脓肿最常见的原因。当各种原因导致急性梗阻性化脓性胆管炎,细菌可沿胆管逆行上行至肝,形成脓肿。胆管疾病引起的肝脓肿占肝脓肿发病率的 21.6%～51.5%,其中肝胆管结石并发肝脓肿更多见。胆管疾病引起的肝脓肿常为多发性,以肝左叶多见。

2.门静脉系统

腹腔内的感染性疾病,如坏疽性阑尾炎、内痔感染、胰腺脓肿、溃疡性结肠炎及化脓性盆腔炎等均可引起门脉属支的化脓性门静脉炎,脱落的脓毒性栓子进入肝形成肝脓肿。近年来由于抗生素的应用,这种途径的感染已大为减少。

3.肝动脉

体内任何部位的化脓性疾患,如急性上呼吸道感染、亚急性细菌性心内膜炎、骨髓炎和痈等,病原菌由体循环经肝动脉侵入肝。当机体抵抗力低下时,细菌可在肝内繁殖形成多发性肝脓肿,多见于小儿败血症。

4.淋巴系统

与肝相邻部位的感染如化脓性胆囊炎、膈下脓肿、肾周围脓肿、胃及十二指肠穿孔等,病原菌可经淋巴系统进入肝,也可直接侵及肝。

5.肝外伤后继发感染

开放性肝外伤时,细菌从创口进入肝或随异物直接从外界带入肝引发脓肿。闭合性肝外伤,特别是中心型肝损伤患者,可在肝内形成血肿,易导致内源性细菌感染。尤其是合并肝内小胆管损伤,则感染的机会更高。

6.医源性感染

近年来,由于临床上开展了许多肝脏手术及侵入性诊疗技术,如肝穿刺活检术、经皮肝穿刺胆管造影术(PTC)、内镜逆行胰胆管造影术(ERCP)等,操作过程中有可能将病原菌带入肝形成肝的化脓性感染。肝脏手术时由于局部止血不彻底或术后引流不畅,形成肝内积血、积液均可引起肝脓肿。

7.其他

有一些原因不明的肝脓肿,如隐源性肝脓肿,可能是肝内存在隐匿性病变。当机体抵抗力减弱时,隐匿病灶"复燃",病菌开始在肝内繁殖,导致肝的炎症和脓肿。Ranson指出,25%隐源性肝脓肿患者伴有糖尿病。

(三)临床表现

细菌性肝脓肿并无典型的临床表现,急性期常被原发性疾病的症状所掩盖,一般起病较急,全身脓毒性反应显著。

1.寒战和高热

寒战和高热多为最早也是最常见的症状。患者在发病初期骤感寒战,继而高热,热型呈弛张型,体温在38~40 ℃,最高可达41 ℃,伴有大量出汗,脉率增快,一日数次,反复发作。

2.肝区疼痛

由于肝增大和肝被膜急性膨胀,肝区出现持续性钝痛;出现的时间可在其他症状之前或之后,也可与其他症状同时出现,疼痛剧烈者常提示单发性脓肿;疼痛早期为持续性钝痛,后期可呈剧烈锐痛,随呼吸加重者提示脓肿位于肝膈顶部;疼痛可向右肩部放射,左肝脓肿也可向左肩部放射。

3.乏力、食欲缺乏、恶心和呕吐

由于伴有全身毒性反应及持续消耗,患者可出现乏力、食欲缺乏、恶心、呕吐等消化道症状。少数患者还出现腹泻、腹胀以及顽固性呃逆等症状。

4.体征

肝区压痛和肝增大最常见。右下胸部和肝区叩击痛;若脓肿移行于肝表面,则其相应部位的皮肤呈红肿,且可触及波动性肿块。右上腹肌紧张,右季肋部饱满,肋间水肿并有触痛。左肝脓肿时上述症状出现于剑突下。并发于胆管梗阻的肝脓肿患者常出现黄疸。其他原因的肝脓肿,一旦出现黄疸,表示病情严重,预后不良。少数患者可出现右侧反应性胸膜炎和胸腔积液,可查及肺底呼吸音减弱、啰音和叩诊浊音等。晚期患者可出现腹水,这可能是由于门静脉炎以及周围脓肿的压迫影响门静脉循环及肝受损,长期消耗导致营养性低蛋白血症引起的。

（四）诊断

1.病史及体征

在急性肠道或胆管感染的患者中,突然发生寒战、高热,肝区疼痛、压痛和叩击痛等,应高度怀疑本病的可能,做进一步详细检查。

2.实验室检查

白细胞计数明显升高,总数达$(1\sim2)\times10^{10}$/L或以上,中性粒细胞百分比在90%以上,并可出现核左移或中毒颗粒,谷丙转氨酶、碱性磷酸酶升高,其他肝功能检查也可出现异常。

3.B超检查

B超检查是诊断肝脓肿最方便、简单又无痛苦的方法,可显示肝内液性暗区,区内有"絮状回声"并可显示脓肿部位、大小及距体表深度,并用以确定脓腔部位作为穿刺点和进针方向,或为手术引流提供进路。此外,还可供术后动态观察及追踪随访。能分辨肝内直径2cm以上的脓肿病灶,可作为首选检查方法,其诊断阳性率可达96%以上。

4.X线片和CT检查

X线片检查可见肝阴影增大、右侧膈肌升高和活动受限,肋膈角模糊或胸腔少量积液,右下肺不张或有浸润,以及膈下有液气面等。肝脓肿在CT图像上均表现为密度减低区,吸收系数介于肝囊肿和肝肿瘤之间。CT可直接显示肝脓肿的大小、范围、数目和位置,但费用昂贵。

5.其他

如放射性核素肝扫描(包括ECT)、选择性腹腔动脉造影等对肝脓肿的诊断有一定价值。但这些检查复杂、费时,因此在急性期患者最好选用操作简便、安全、无创伤性的B超检查。

（五）鉴别诊断

1.阿米巴性肝脓肿

阿米巴性肝脓肿的临床症状和体征与细菌性肝脓肿有许多相似之处,但两者的治疗原则有本质上的差别,前者以抗阿米巴和穿刺抽脓为主,后者以控制感染和手术治疗为主,故在治疗前应明确诊断。阿米巴肝脓肿常有阿米巴肠炎和脓血便的病史,发生肝脓肿后病程较长,全身情况尚可,但贫血较明显。肝显著增大,肋间水肿,局部隆起和压痛较明显。若粪便中找到阿米巴原虫或滋养体,则更有助于诊断。此外,诊断性肝脓肿穿刺液为"巧克力"样,可找到阿米巴滋养体。

2.胆囊炎、胆石症

此类病有典型的右上部绞痛和反复发作的病史,疼痛放射至右肩或肩胛部,右上腹肌紧张,胆囊区压痛明显或触及增大的胆囊,X线检查无膈肌抬高,运动正常。B超检查有助于鉴别诊断。

3.肝囊肿合并感染

这些患者多数在未合并感染前已明确诊断。对既往未明确诊断的患者合并感染时,需详细询问病史和仔细检查,也能加以鉴别。

4.膈下脓肿

膈下脓肿往往有腹膜炎或上腹部手术后感染史,脓毒血症和局部体征较化脓性肝脓肿为轻,主要表现为胸痛,深呼吸时疼痛加重。X线检查见膈肌抬高、僵硬、运动受限明显,或膈下出现气液平面。B超可发现膈下有液性暗区。但当肝脓肿穿破合并膈下感染者,鉴别诊断就比较困难。

5.原发性肝癌

巨块型肝癌中心区液化坏死而继发感染时易与肝脓肿相混淆。但肝癌患者的病史、发病过程及体征等均与肝脓肿不同,如能结合病史、B 超和 AFP 检测,一般不难鉴别。

6.胰腺脓肿

有急性胰腺炎病史,脓肿症状之外尚有胰腺功能不良的表现;肝无增大,无触痛;B 超以及 CT 等影像学检查可辅助诊断并定位。

(六)并发症

细菌性肝脓肿如得不到及时、有效的治疗,脓肿破溃后向各个脏器穿破可引起严重并发症。右肝脓肿可向膈下间隙穿破形成膈下脓肿;也可穿破膈肌而形成脓肿,甚至能穿破肺组织至支气管,脓液从气管排出,形成支气管胸膜瘘;如脓肿同时穿破胆管则形成支气管胆瘘。左肝脓肿可穿破入心包,发生心包积脓,严重者可发生心脏压塞。脓肿可向下穿破入腹腔引起腹膜炎。有少数病例,脓肿穿破入胃、大肠,甚至门脉、下腔静脉等;若同时穿破门静脉或胆管,大量血液由胆管排出十二指肠,可表现为上消化道大出血。细菌性肝脓肿一旦出现并发症,病死率成倍增加。

(七)治疗

细菌性肝脓肿是一种继发疾病,如能及早重视治疗原发病灶可起到预防的作用。即便在肝脏感染的早期,如能及时给予大剂量抗生素治疗,加强全身支持疗法,也可防止病情进展。

1.药物治疗

对急性期,已形成而未局限的肝脓肿或多发性小脓肿,宜采用此法治疗。即在治疗原发病灶的同时,使用大剂量有效抗生素和全身支持治疗,以控制炎症,促使脓肿吸收自愈。全身支持疗法很重要,由于本病的患者中毒症状严重,全身状况较差,故在应用大剂量抗生素的同时应积极补液,纠正水、电解质紊乱,给予维生素 B、维生素 C、维生素 K,反复多次输入少量新鲜血液和血浆以纠正低蛋白血症,改善肝功能和输注免疫球蛋白。目前多主张有计划地联合应用抗生素,如先选用对需氧菌和厌氧菌均有效的药物,待细菌培养和药敏结果明确再选用敏感抗生素。多数患者可望治愈,部分脓肿可局限化,为进一步治疗提供良好的前提。多发性小脓肿经全身抗生素治疗不能控制时,可考虑在肝动脉或门静脉内置管滴注抗生素。

2.B 超引导下经皮穿刺抽脓或置管引流术

适用于单个较大的脓肿,在 B 超引导下以粗针穿刺脓腔,抽吸脓液后反复注入生理盐水冲洗,直至抽出液体清亮,拔出穿刺针。也可在反复冲洗吸净脓液后,置入引流管,以备术后冲洗引流之用,至脓腔直径小于 1.5 cm 时拔除。这种方法简便,创伤小,疗效也满意。特别适用于年老体虚及危重患者。操作时应注意:①选择脓肿距体表最近点穿刺,同时避开胆囊、胸腔或大血管;②穿刺的方向对准脓腔的最大径;③多发性脓肿应分别定位穿刺。但是这种方法并不能完全替代手术,因为脓液黏稠,会造成引流不畅,引流管过粗易导致组织或脓腔壁出血,对多分隔脓腔引流不彻底,不能同时处理原发病灶,厚壁脓肿经抽脓或引流后,脓壁不易塌陷。

3.手术疗法

(1)脓肿切开引流术:适用于脓肿较大或经非手术疗法治疗后全身中毒症状仍然较重或出现并发症者,如脓肿穿入腹腔引起腹膜炎或穿入胆管等。常用的手术途径有以下几种。

①经腹腔切开引流术:取右肋缘下斜切口,进入腹腔后,明确脓肿部位,用湿盐水垫保护手术野四周以免脓液污染腹腔。先试穿刺抽得脓液后,沿针头方向用直血管钳插入脓腔,排出脓液,再用手指伸进脓腔,轻轻分离腔内间隔组织,用生理盐水反复冲洗脓腔。吸净后,脓腔内放置双套管负压吸引。脓腔内及引流管周围用大网膜覆盖,引流管自腹壁戳口引出。脓液送细菌培养。这种入路的优点是病灶定位准确,引流充分,可同时探查并处理原发病灶,是目前临床最常用的手术方式。②腹膜外脓肿切开引流术:位于肝右前叶和左外叶的肝脓肿,与前腹膜已发生紧密粘连,可采用前侧腹膜外入路引流脓液。方法是做右肋缘下斜切口或右腹直肌切口,在腹膜外间隙,用手指推开肌层直达脓肿部位。此处腹膜有明显的水肿,穿刺抽出脓液后处理方法同上。③后侧脓肿切开引流术:适用于肝右叶膈顶部或后侧脓肿。患者左侧卧位,左侧腰部垫一沙袋。沿右侧第 12 肋稍偏外侧做一切口,切除一段肋骨,在第 1 腰椎棘突水平的肋骨床区做一横切口,显露膈肌,有时需将膈肌切开到达肾后脂肪囊区。用手指沿肾后脂肪囊向上分离,显露肾上极与肝下面的腹膜后间隙直达脓肿。将穿刺针沿手指方向刺入脓腔,抽得脓液后,用长弯血管钳顺穿刺方向插入脓腔,排出脓液。用手指扩大引流口,冲洗脓液后,置入双套管或多孔乳胶管引流,切口部分缝合。

(2)肝叶切除术适用于:①病期长的慢性厚壁脓肿,切开引流后脓肿壁不塌陷,长期留有死腔,伤口经久不愈合者;②肝脓肿切开引流后,留有窦道长期不愈者;③合并某肝段胆管结石,因肝内反复感染,组织破坏、萎缩,失去正常生理功能者;④肝左外叶内多发脓肿致使肝组织严重破坏者。肝叶切除治疗肝脓肿应注意术中避免炎性感染扩散到术野或腹腔,特别对肝断面的处理要细致妥善,术野的引流要通畅,一旦局部感染,将导致肝断面的胆瘘、出血等并发症。肝脓肿急诊切除肝叶,有使炎症扩散的危险,应严格掌握手术指征。

(八)预后

本病的预后与年龄、身体素质、原发病、脓肿数目、治疗及时与合理以及有无并发症等密切相关。有人报道多发性肝脓肿的病死率明显高于单发性肝脓肿。年龄超过 50 岁者的病死率为 79%,而 50 岁以下则为 53%。手术病死率为 10%～33%。全身情况较差,肝明显损害及合并严重并发症者预后较差。

二、阿米巴性肝脓肿

(一)流行病学

阿米巴性肝脓肿是肠阿米巴病最多见的并发症。本病常见于热带与亚热带地区。好发于 20～50 岁的中青年男性,男女发病比例约为 10∶1。脓肿以肝右后叶最多见,占 90% 以上,左叶不到 10%,左右叶并发者也不罕见。脓肿单腔者为多。国内临床资料统计,肠阿米巴病并发肝脓肿者占 1.8%～20%,最高者可达 67%。综合国内外报道 4819 例中,男性为 90.1%,女性为 9.9%。农村高于城市。

(二)病因

阿米巴性肝脓肿是由溶组织阿米巴原虫所引起,有的在阿米巴痢疾期间形成,有的发生于痢疾之后数周或数月。据统计,60% 发生在阿米巴痢疾后 4～12 周,但也有在长达 20～30 年或之后发病者。溶组织阿米巴是人体唯一的致病型阿米巴,在其生活史中主要有滋养体型和虫卵型。前者为溶组织阿米巴的致病型,寄生于肠壁组织和肠腔内,通常可在急性阿米巴痢疾的粪便中查到,在体外自然环境中极易破坏死亡,不易引起传染;虫卵仅在肠腔内形成,可随粪便排出，对外界抵抗力较强，在潮湿低温环境中可存活 12d，在水中可存活 9～30d，在低温条件下其寿命可为 6～7 周。虽然没有侵袭力，但为重要的传染源。当人吞食阿米巴虫卵污染的食物或饮水后，在小肠下段，由于碱性肠液的作用，阿米巴原虫脱卵而出并大量繁殖成为滋养体，滋养体侵犯结肠黏膜形成溃疡，常见于盲肠、升结肠等处，少数侵犯乙状结肠和直肠。寄生于结肠黏膜的阿米巴原虫，分泌溶组织酶，消化溶解肠壁上的小静脉，阿米巴滋养体侵入静脉，随门静脉血流进入肝；也可穿过肠壁直接或经淋巴管到达肝内。进入肝的阿米巴原虫大多数被肝内单核-吞噬细胞消灭；仅当侵入的原虫数目多、毒力强而机体抵抗力降低时，其存活的原虫可繁殖，引起肝组织充血炎症，继而原虫阻塞门静脉末梢，造成肝组织局部缺血坏死；又因原虫产生溶组织酶，破坏静脉壁，溶解肝组织而形成脓肿。

（三）临床表现

本病的发展过程一般比较缓慢，急性阿米巴肝炎期较短暂，如不能及时治疗，继之为较长时期的慢性期。其发病可在肠阿米巴病数周至数年之后，甚至可长达 30 年才出现阿米巴性肝脓肿。

1. 急性肝炎期

在肠阿米巴病过程中，出现肝区疼痛，肝增大、压痛明显，伴有体温升高（持续在 38～39 ℃），脉速、大量出汗等症状也可出现。此期如能及时、有效治疗，炎症可得到控制，避免脓肿形成。

2. 肝脓肿期

临床表现取决于脓肿的大小、位置、病程长短及有无并发症等。但大多数患者起病比较缓慢，病程较长，此期主要表现为发热、肝区疼痛及肝增大等。

（1）发热：大多起病缓慢，持续发热（38～39 ℃），常以弛张热或间歇热为主；在慢性肝脓肿患者体温可正常或仅为低热；如继发细菌感染或其他并发症时，体温可高达 40 ℃以上；常伴有畏寒、寒战或多汗。体温大多晨起低，在午后上升，夜间热退时有大汗淋漓；患者多有食欲缺乏、腹胀、恶心、呕吐，甚至腹泻、痢疾等症状；体重减轻、虚弱乏力、消瘦、精神不振、贫血等也常见。

（2）肝区疼痛：常为持续性疼痛，偶有刺痛或剧烈疼痛；疼痛可随深呼吸、咳嗽及体位变化而加剧。疼痛部位因脓肿部位而异，当脓肿位于右膈顶部时，疼痛可放射至右肩胛或右腰背部；也可因压迫或炎症刺激右膈肌及右下肺而导致右下肺肺炎、胸膜炎，产生气急、咳嗽、肺底湿啰音等。如脓肿位于肝的下部，可出现上腹部疼痛症状。

（3）局部水肿和压痛：较大的脓肿可出现右下胸、上腹部膨隆，肋间饱满，局部皮肤水肿发亮，肋间隙因皮肤水肿而消失或增宽，局部压痛或叩痛明显。右上腹部可有压痛、肌紧张，有时可扪及增大的肝脏或肿块。

（4）肝增大：肝往往呈弥漫性增大，病变所在部位有明显的局限性压痛及叩击痛。右肋缘下常可扪及增大的肝，下缘钝圆有充实感，质中坚，触痛明显，且多伴有腹肌紧张。部分患者的肝有局限性波动感，少数患者可出现胸腔积液。

（5）慢性病例：慢性期疾病可迁延数月甚至 1～2 年。患者呈消瘦、贫血和营养性不良性水肿甚至胸腔积液和腹水；如不继发细菌性感染，发热可不明显。上腹部可扪及增大坚硬的包块。少数患者由于巨大的肝脓肿压迫胆管或肝细胞损害而出现黄疸。

（四）并发症

1.继发细菌感染

继发细菌感染多见于慢性病例,致病菌以金黄色葡萄球菌和大肠埃希菌多见。患者表现为症状明显加重,体温上升至40℃以上,呈弛张热,白细胞计数升高,以中性粒细胞为主,抽出的脓液为黄色或黄绿色,有臭味,光镜下可见大量脓细胞。但用抗生素治疗难以奏效。

2.脓肿穿破

巨大脓肿或表面脓肿易向邻近组织或器官穿破。向上穿破膈下间隙形成膈下脓肿;穿破膈肌形成脓胸或肺脓肿;也有穿破支气管形成肝—支气管瘘,常突然咳出大量棕色痰,伴胸痛、气促,胸部X线检查可无异常,脓液自气管咳出后,增大的肝可缩小;肝右叶脓肿可穿破至心包,呈化脓性心包炎表现,严重时引起心脏压塞;穿破胃时,患者可呕吐血液及褐色物;肝右下叶脓肿可与结肠粘连并穿入结肠,表现为突然排出大量棕褐色黏稠脓液,腹痛轻,无里急后重症状,肝迅速缩小,X线显示肝脓肿区有积气影;穿破至腹腔引起弥漫性腹膜炎。Wading等报道1122例阿米巴性肝脓肿,破溃293例,其中穿入胸腔29％,肺27％,心包15.3％,腹腔11.9％,胃3％,结肠2.3％,下腔静脉2.3％,其他9.25％。国内资料显示,发生破溃的276例中,破入胸腔37.6％,肺27.5％,支气管10.5％,腹腔16.6％,其他7.6％。

3.阿米巴原虫血行播散

阿米巴原虫经肝静脉、下腔静脉到肺,也可经肠道至静脉或淋巴道入肺,双肺呈多发性小脓肿。在肝脓肿或肺脓肿的基础上易经血液循环至脑,形成阿米巴性脑脓肿,其病死率极高。

（五）辅助检查

1.实验室检查

(1)血常规检查:急性期白细胞总数可达(10～20)×10⁹/L,中性粒细胞百分比在80％以上,明显升高者应怀疑合并有细菌感染。慢性期白细胞升高不明显。病程长者贫血较明显,红细胞沉降率可增快。

(2)肝功能检查:肝功能多数在正常范围内,偶见谷丙转氨酶、碱性磷酸酶升高,清蛋白下降。少数患者血清胆红素可升高。

(3)粪便检查:仅供参考,因为阿米巴包囊或原虫阳性率不高,仅少数患者的新鲜粪便中可找到阿米巴原虫,国内报道阳性率约为14％。

(4)血清补体结合试验:对诊断阿米巴病有较大价值。有报道结肠阿米巴期的阳性率为15.5％,阿米巴肝炎期为83％,肝脓肿期可为92％～98％,且可发现隐匿性阿米巴肝病,治疗后即可转阴。但由于在流行区内无症状的带虫者和非阿米巴感染的患者也可为阳性,故诊断时应结合具体患者进行分析。

2.超声检查

B超检查对肝脓肿的诊断有肯定的价值,准确率在90％以上,能显示肝脓性暗区。同时B超定位有助于确定穿刺或手术引流部位。

3.X线检查

由于阿米巴性肝脓肿多位于肝右叶膈面,故在X线透视下可见到肝阴影增大,右膈肌抬高,运动受限或横膈呈半球形隆起等征象。有时还可见胸膜反应或积液,肺底有云雾状阴影等。此外,如在X线片上见到脓腔内有液气面,则对诊断有重要意义。

4.CT

CT可见脓肿部位呈低密度区,造影强化后脓肿周围呈环形密度增高带影,脓腔内可有气液平面。囊肿的密度与脓肿相似,但边缘光滑,周边无充血带;肝肿瘤的 CT 值明显高于肝脓肿。

5.放射性核素肝扫描

放射性核素肝扫描可发现肝内有占位性病变,即放射性缺损区,但直径小于 2 cm 的脓肿或多发性小脓肿易被漏诊或误诊,因此仅对定位诊断有帮助。

6.诊断性穿刺抽脓

这是确诊阿米巴肝脓肿的主要证据,可在 B 超引导下进行。典型的脓液呈巧克力色或咖啡色,黏稠无臭味。脓液中查滋养体的阳性率很低(为 3%～4%),若将脓液按每毫升加入链激酶 10 U,在 37 ℃条件下孵育 30 分钟后检查,可提高阳性率。从脓肿壁刮下的组织中,几乎都可找到活动的阿米巴原虫。

7.诊断性治疗

如上述检查方法未能确定诊断,可试用抗阿米巴药物治疗。如果治疗后体温下降,肿块缩小,诊断即可确立。

(六)诊断及鉴别诊断

对中年男性患有长期不规则发热、出汗、食欲缺乏、体质虚弱、贫血、肝区疼痛、肝增大并有压痛或叩击痛,特别是伴有痢疾史时,应疑为阿米巴性肝脓肿。但缺乏痢疾史,也不能排除本病的可能性,因为 40%阿米巴肝脓肿患者可无阿米巴痢疾史,应结合各种检查结果进行分析。应与以下疾病相鉴别。

1.原发性肝癌

同样有发热、右上腹痛和肝肿大等,但原发性肝癌常有传染性肝炎病史,并且合并肝硬化占 80%以上,肝质地较坚硬,并有结节。结合 B 超检查、放射性核素肝扫描、CT、肝动脉造影及 AFP 检查等,不难鉴别。

2.细菌性肝脓肿

细菌性肝脓肿病程急骤,脓肿以多发性为主,且全身脓毒血症明显,一般不难鉴别(表 4-1)。

表 4-1 细菌性肝脓肿与阿米巴性肝脓肿的鉴别

项目	细菌性肝脓肿	阿米巴性肝脓肿
病史	常先有腹内或其他部位化脓性疾病,但近半数不明	40%～50%有阿米巴痢疾或腹泻史
发病时间	与原发病相连续或隔数日至 10 天	与阿米巴痢疾相隔 1～2 周、数月至数年
病程	发病急并突然,脓毒症状重,衰竭发生较快	发病较缓、症状较轻,病程较长
肝	肝增大一般不明显,触痛较轻,一般无局部隆起,脓肿多发者多见	增大与触痛较明显,脓肿多为单发且大,常有局部隆起
血液检查	白细胞和中性粒细胞计数显著增高,少数血细菌培养阳性	血细胞计数增高不明显,血细菌培养阴性,阿米巴病血清试验阳性
粪便检查	无溶组织阿米巴包囊或滋养体	部分患者可查到溶组织内阿米巴滋养体
胆汁	无阿米巴滋养体	多数可查到阿米巴滋养体
肝穿刺	黄白或灰白色脓液能查到致病菌,肝组织为化脓性病变	棕褐色脓液可查到阿米巴滋养体,无细菌,肝组织可有阿米巴滋养体
试验治疗	抗阿米巴药无效	抗阿米巴药有效

3.膈下脓肿

膈下脓肿常继发于腹腔继发性感染,如溃疡病穿孔、阑尾炎穿孔或腹腔手术之后。本病全身症状明显,但腹部体征轻;X线检查肝向下推移,横膈普遍抬高和活动受限,但无局限性隆起,可在膈下发现液气面;B超提示膈下液性暗区而肝内则无液性暗区;放射性核素肝扫描不显示肝内有缺损区;MRI检查在冠状切面上能显示位于膈下与肝间隙内有液性区,而肝内正常。

4.胰腺脓肿

本病早期为急性胰腺炎症状。脓毒症状之外可有胰腺功能不良,如糖尿、粪便中有未分解的脂肪和未消化的肌纤维。肝增大甚轻,无触痛。胰腺脓肿时膨胀的胃挡在病变部前面。B超扫描无异常所见,CT可帮助定位。

(七)治疗

本病的病程长,患者的全身情况较差,常有贫血和营养不良,故应加强营养和予以支持疗法,给予高糖类、高蛋白、高维生素和低脂肪饮食,必要时可补充血浆及蛋白,同时给予抗生素治疗,最主要的是应用抗阿米巴药物,并辅以穿刺排脓,必要时采用外科治疗。

1.药物治疗

(1)甲硝唑(灭滴灵):为首选治疗药物,视病情可给予口服或静滴,该药疗效好、毒性小、疗程短,除妊娠早期均适用,治愈率达70%~100%。

(2)依米丁(吐根碱):由于该药毒性大,目前已很少使用。对阿米巴滋养体有较强的杀灭作用,可根治肠内阿米巴慢性感染。本品毒性大,可引起心肌损害、血压下降、心律失常等。此外,还有胃肠道反应、肌无力、神经闪痛、吞咽和呼吸肌麻痹。故在应用期间,每天测量血压,若发现血压下降应停药。

(3)氯喹:本品对阿米巴滋养体有杀灭作用。口服后肝内浓度高于血液200~700倍,毒性小,疗效佳,适用于阿米巴性肝炎和肝脓肿。成人口服第1、第2天每天0.6 g,以后每天服0.3 g,3~4周为1个疗程,偶有胃肠道反应、头痛和皮肤瘙痒。

2.穿刺抽脓

经药物治疗症状无明显改善,或脓腔大或合并细菌感染病情严重者,应在抗阿米巴药物应用的同时,进行穿刺抽脓。穿刺应在B超检查定位引导下和局部麻醉后进行,取距脓腔最近部位进针,严格无菌操作。每次尽量吸尽脓液,每隔3~5天重复穿刺,穿刺术后应卧床休息。如合并细菌感染,穿刺抽脓后可于脓腔内注入抗生素。近年来也加用脓腔内放置塑料管引流,收到良好疗效。患者体温正常,脓腔缩小为5~10 mL后,可停止穿刺抽脓。

3.手术治疗

常用术式有以下两种。

(1)切开引流术:下列情况可考虑该术式。①经抗阿米巴药物治疗及穿刺抽脓后症状无改善者。②脓肿伴有细菌感染,经综合治疗后感染不能控制者。③脓肿穿破至胸腔或腹腔,并发脓胸或腹膜炎者。④脓肿深在或由于位置不好不宜穿刺排脓治疗者。⑤左外叶肝脓肿,抗阿米巴药物治疗不见效,穿刺易损伤腹腔脏器或污染腹腔者。在切开排脓后,脓腔内放置多孔乳胶引流管或双套管持续负压吸引。引流管一般在无脓液引出后拔除。

(2)肝叶切除术:对慢性厚壁脓肿,引流后腔壁不易塌陷,遗留难以愈合的死腔和窦道者,可考虑做肝叶切除术。手术应与抗阿米巴药物治疗同时进行,术后继续抗阿米巴药物治疗。

(八)预后

本病预后与病变的程度、脓肿大小、有无继发细菌感染或脓肿穿破以及治疗方法等密切相关。根据国内报道,抗阿米巴药物治疗加穿刺抽脓,病死率为 7.1%,但在兼有严重并发症时,病死率可增加 1 倍多。本病是可以预防的,主要在于防止阿米巴痢疾的感染。只要加强粪便管理,注意卫生,对阿米巴痢疾进行彻底治疗,阿米巴肝脓肿是可以预防的;即使进展到阿米巴肝炎期,如能早期诊断、及时彻底治疗,也可预防肝脓肿的形成。

第三节 胆囊结石

一、发病情况

胆囊结石是世界范围的常见病、多发病,其发病总体呈上升趋势,而且近些年的研究提示胆囊结石与胆囊癌的关系密切,因而,对胆囊结石的发病研究越来越重视,目的是找出与其发病相关的因素,以便更好地预防其发生,同时减少并发症,也可能对降低胆囊癌的发病率起到一定作用。我国胆石病的平均发病率为 8% 左右,个别城市普查可高达 10% 以上,而且胆石病中 80% 以上为胆囊结石。

胆囊结石的发病与年龄、性别、肥胖、生育、种族和饮食等因素有关,也受用药史、手术史和其他疾病的影响。

(一)发病年龄

大多的流行病学研究表明,胆囊结石的发病率随着年龄的增长而增加。本病在儿童期少见,其发生可能与溶血或先天性胆管疾病有关。一项调查表明,年龄在 40~69 岁的 5 年发病率是低年龄组的 4 倍,高发与低发的分界线为 40 岁,各国的报道虽有一定差异,但发病的高峰年龄都在 40~50 岁这一年龄段。

(二)发病性别差异

近年来超声诊断研究结果表明男女发病比约为 1:2,性别比例的差异主要体现在胆固醇结石发病方面,胆囊的胆色素结石发病率无明显性别差异。女性胆固醇结石高发可能与雌激素降低胆流、增加胆汁中胆固醇分泌、降低总胆汁酸量和活性,以及孕酮影响胆囊动力,使胆汁淤滞有关。

(三)发病与肥胖的关系

临床和流行病学研究显示,肥胖是胆囊胆固醇结石发病的一个重要危险因素,肥胖者发病率为正常体重人群的 3 倍。肥胖者更易患胆囊结石的原因在于其体内的胆固醇合成量绝对增加,或者胆汁酸和磷脂相对增加,使胆固醇过饱和。

(四)发病与生育的关系

妊娠可促进胆囊结石的形成,并且妊娠次数与胆囊结石的发病率呈正相关,这种观点已经临床和流行病学研究所证明。妊娠易发生结石的原因有:①孕期的雌激素增加使胆汁成分发生变化,可增加胆汁中胆固醇的饱和度。②妊娠期的胆囊排空滞缓,B 超显示,孕妇空腹时,胆囊体积增大,收缩后残留体积增大,胆囊收缩速率减小。③孕期和产后的体重变化也影响胆汁成分,改变了胆汁酸的肠肝循环,促进胆固醇结晶的形成。

（五）发病的地区差异

不同国家和地区胆石病发病率存在一定差别，西欧、北美和澳大利亚人胆石病患病率高，而非洲的许多地方胆石病罕见；我国以北京、上海、西北和华北地区胆囊结石发病率较高。国家和地区间的胆石类型也不同，在瑞典、德国等国家以胆固醇结石为主，而英国碳酸钙结石比其他国家发病率高。

（六）发病与饮食的关系

饮食习惯是影响胆石形成的主要因素，进食精制食物、高胆固醇食物者胆囊结石的发病率明显增高。因为精制碳水化合物增加胆汁胆固醇饱和度。我国随着生活水平提高，胆囊结石发病已占胆石病的主要地位，且以胆固醇结石为主。

（七）发病与遗传的关系

胆囊结石发病在种族之间的差异提示遗传因素是胆石病的发病机制之一。有印第安族基因的人群，其胆石发病率就高。以单卵双胎为对象的研究证明，胆石症患者的亲属中发生胆石的危险性也高，而胆石病家族内的发病率，其发病年龄也提前，故支持胆石病可能具有遗传倾向。

（八）其他因素

胆囊结石的发病与肝硬化、糖尿病、高脂血症、胃肠外营养、手术创伤和应用某些药物有关。如肝硬化患者胆石病的发病率为无肝硬化患者的 3 倍，而糖尿病患者胆石病的发病率是无糖尿病患者的 2 倍。

二、病因及发病机制

胆囊结石成分主要以胆固醇为主，而胆囊结石的形成原因至今尚未完全清楚，目前考虑与脂类代谢、成核时间、胆囊运动功能、细菌基因片段等多种因素密切相关。

人类对于胆囊结石形成机制的研究已有近百年历史，并且在很长的一段时间内一直处于假说的水平。20 世纪 60 年代 Small 等人提出胆囊结石中胆固醇的主要成分是单水结晶，胆囊结石的形成实际上是单水结晶形成、生长、凝固和固化的结果。他们对胆汁中胆固醇的溶解过程进行了详细研究，最终发现胆固醇与胆盐、磷脂酰胆碱三者以微胶粒的形式溶解于胆汁中，并且于 1968 年提出了著名的"Admriand-Small"三角理论。1979 年 Holan 等在实验中将人体胆汁进行超速离心，用偏光显微镜观察胆汁中出现单水结晶所需的时间即"成核时间"，发现胆囊结石患者胆汁的成核时间要明显短于正常胆汁成核时间，在正常的胆囊胆汁其成核时间平均长达 15 天，因而胆汁中的胆固醇成分可通过胆管系统而不致被析出；相反，胆囊结石患者的胆汁，其成核时间可能缩短至 2.9 天。目前显示胆汁中的黏液糖蛋白、免疫球蛋白等均有促成核的作用。至于抑制成核时间的物质可能与蛋白质成分有关，多为小分子蛋白质，但具体性质尚未确定。因而初步发现胆囊结石的形成与胆汁中胆固醇过饱和的程度无关。其实验结果明显与 Small 等研究结果相矛盾，这样使胆石成因的研究工作一度处于停顿状态。

在以后的胆石成因探讨中，人们发现胆囊结石的形成不仅与胆固醇有关，而且与细菌感染存在一定的关系，细菌在胆石形成中的作用开始被重视。过去的结果显示细菌在棕色结石的病因发生中具有至关重要的作用，较典型的证据是细菌多在胆总管而非胆囊中发生。然而形成鲜明对照的是进行胆囊结石手术的患者约 10%～25% 可得到胆汁阳性细菌培养结果，并发胆囊炎时细菌水平更高。但由于过去人们把研究目标集中到胆囊结石中的主要成分胆固醇上,细菌在其发生中的作用被忽略了。Vitetta 在胆囊结石相关胆汁中发现了胆色素沉积,他通过进一步研究发现近半数的胆囊结石尽管胆固醇是其主要成分,但在其核心都存在着类似胆色素样的沉积,这其中一部分甚至是胆汁细菌培养阴性的患者。Stewart 用扫描电镜也发现细菌不仅存在于色素型胆囊结石中,也存在于混合型胆囊结石中。

无论前人的研究如何接近,由于受研究方法的限制一直没有从胆囊结石中可靠地繁殖到大量细菌,而且用传统方法所培养出来的细菌往往不能代表原始的菌群,因此只有在方法上改进才能使这一研究得以深入。现代分子生物学的飞速发展为胆囊结石成因的探讨提供了新途径,尤其是具有细菌"活化石"之称的 16S rRNA 的发现,为分析胆囊结石形成中的细菌序列同源性提供了有力手段。Swidsinsk 通过对 20 例胆汁培养阴性患者的胆囊结石标本进行 PCR 扩增,结果在胆固醇含量 70%~80% 的 17 例患者中 16 例发现有细菌基因片段存在,而胆固醇含量在 90% 以上的 3 例患者则未发现细菌 DNA。此后细菌在胆囊结石形成中的作用才真正被人们所关注,有关该方面的报道日渐增多。由此认为细菌是胆石症患者结石中一个极其重要的分离物,初步揭示细菌在胆囊结石的形成初期具有重要作用。然而由于 16S rRNA 的同源性分析仅适合属及属以上细菌菌群的亲缘关系,因此该方法并不能彻底确定细菌的具体种类,也就无法确定不同细菌在胆囊结石形成中的不同作用。因此确定胆囊结石形成中细菌的种类成为胆石成因研究中的关键问题。而目前只有在改良传统培养方法的基础上,确定常见的胆囊结石核心细菌菌种,才能设计不同的引物,进行更深入的探讨。

国内学者通过对胆固醇结石与载脂蛋白 B 基因多态性的关系研究,发现胆固醇组 X+ 等位基因频率明显高于对照组,并且具有 X+ 等位基因者其血脂总胆固醇、低密度脂蛋白胆固醇及 ApoB 水平显著高于非 X+ 者,提示 X+ 等位基因很可能是胆固醇结石的易感基因。

三、临床表现

约 60% 的胆囊结石患者无明显临床表现,于查体或行上腹部其他手术而被发现。当结石嵌顿引起胆囊管梗阻时,常表现为右上腹胀闷不适,类似胃炎症状,但服用治疗胃炎药物无效,患者多厌油腻食物;有的患者于夜间卧床变换体位时,结石堵塞于胆囊管处暂时梗阻而发生右上腹和上腹疼痛,因此部分胆囊结石患者常有夜间腹痛。

因胆囊结石多伴有轻重不等的慢性胆囊炎,疼痛可加剧而不缓解,可引起化脓性胆囊炎或胆囊坏疽、穿孔,而出现相应的症状与体征。胆囊结石可排入胆总管而形成继发性胆总管结石、胆管炎。

当胆囊结石嵌顿于胆囊颈或胆囊管压迫肝总管和胆总管时,可引起胆管炎症、狭窄,胆囊胆管瘘,也可引起继发性胆总管结石及急性重症胆管炎,这是一种少见的肝外梗阻性黄疸,国外报道其发生率为 0.7%~1.8%,国内报道为 0.5%~0.8%。

四、鉴别诊断

1. 慢性胃炎

慢性胃炎主要症状为上腹闷胀疼痛、嗳气、食欲减退及消化不良史。纤维胃镜检查对慢性胃炎的诊断极为重要,可发现胃黏膜水肿、充血,黏膜色泽变为黄白或灰黄色,黏膜萎缩。肥厚性胃炎可见黏膜皱襞肥大,或有结节,并可见糜烂及表浅溃疡。

2.消化性溃疡

有溃疡病史,上腹痛与饮食规律性有关,而胆囊结石及慢性胆囊炎往往于进食后疼痛加重,特别是进食高脂肪食物。溃疡病常于春秋季节急性发作,而胆石性慢性胆囊炎多于夜间发病。钡餐检查及纤维胃镜检查有明显鉴别价值。

3.胃神经官能症

虽有长期反复发作病史,但与进食油腻无明显关系,往往与情绪波动关系密切。常有神经性呕吐,每于进食后突然发生呕吐,一般无恶心,呕吐量不多且不费力,吐后即可进食,不影响食欲及食量。本病常伴有全身性神经官能症状,用暗示疗法可使症状缓解,鉴别不难。

4.胃下垂

本病可有肝、肾等其他脏器下垂。上腹不适以饭后加重,卧位时症状减轻,立位检查可见中下腹部胀满,而上腹部空虚,有时可见胃型并可有振水音,钡餐检查可明确诊断。

5.肾下垂

常有食欲不佳、恶心呕吐等症状,并以右侧多见,但其右侧上腹及腰部疼痛于站立及行走时加重,可出现绞痛,并向下腹部放射。体格检查时分别于卧位、坐位及立位触诊,如发现右上腹肿物因体位改变而移位则对鉴别有意义,卧位及立位肾 X 线平片及静脉尿路造影有助于诊断。

6.迁延性肝炎及慢性肝炎

本病有急性肝炎病史,尚有慢性消化不良及右上腹不适等症状,可有肝肿大及肝功能不良,慢性肝炎可出现脾肿大、蜘蛛痣及肝掌,B超检查胆囊功能良好。

7.慢性胰腺炎

常为急性胰腺炎的后遗症,其上腹痛向左肩背部放射,X 线平片有时可见胰腺钙化影或胰腺结石,纤维十二指肠镜检查及逆行胆胰管造影对诊断慢性胰腺炎有一定价值。

8.胆囊癌

本病可合并有胆囊结石。本病病史短,病情发展快,很快出现肝门淋巴结转移及直接侵及附近肝组织,故多出现持续性黄疸。右上腹痛为持续性,症状明显时多数患者于右上腹肋缘下可触及硬性肿块,B超及 CT 检查可帮助诊断。

9.肝癌

原发性肝癌如出现右上腹或上腹痛多为晚期,此时常可触及肿大并有结节的肝脏。B超检查,放射性核素扫描及 CT 检查分别可发现肝脏有肿瘤图像及放射缺损或密度减低区,甲胎蛋白阳性。

五、治疗

胆囊结石的治疗方法很多,自 1882 年 Langenbuch 在德国实行第一例胆囊切除术治疗胆囊结石以来,已延用了一百多年,目前仍不失为一种安全有效的治疗方法。但对患者和医生来讲,手术毕竟不是最理想的方案,因此这 100 多年来,医务工作者不断探讨非手术治疗胆囊结石的方法,如溶石、碎石、排石等,但均有其局限性和不利因素。

(一)非手术治疗

1.溶石治疗

自 1891 年 Walker 首创乙醚溶石治疗以来,医务工作者不断探讨溶石药物如辛酸甘油三酯、甲基叔丁醚等。它们在体外溶石试验中具有一定的疗效,但体内效果不佳,且具有一定的毒性,而这种灌注溶石的药物在临床适用于术后由 T 管灌注治疗胆管残余结石,而对胆囊结石进行溶解则需要穿刺插管再灌注的方法,其复杂性不亚于手术,且溶石后易再复发。

1972 年美国的 Danzinger 等用鹅去氧胆酸溶解胆囊结石取得成功以来,鹅去氧胆酸、熊去氧胆酸作为口服溶石方法一直被人们沿用,其机制是通过降低胆固醇合成限速酶、还原酶的活性,降低内源性胆固醇的合成,扩大胆酸池,减少胆固醇吸收与分泌,因而使胆固醇结晶在不饱和胆汁中得以溶解,达到溶石目的。但溶石率较低且用药时间长,费用高。1983 年全美胆石协作组报道连续服药 2 年完全溶石率只有 5%～13%,停药后复发率达 50%,且多在 1～2年内复发,此二药对肝脏具有一定的毒性,可导致 GTP 升高、腹泻、肝脏和血浆胆固醇蓄积。

2. 体外冲击波碎石术

自 20 世纪 70 年代中期慕尼黑大学医学院首先采用体外冲击波碎石方法治疗肾结石以来,该方法得到广泛应用。1984 年有学者采用体外冲击波碎石的方法治疗胆囊结石,但实验和临床结果表明其与肾结石碎后排石截然不同,胆结石不易排出体外,其原因有:胆汁量明显少于尿量而较黏稠;胆囊管较细,一般内径在 0.3 cm 左右,内有多数螺旋瓣,而且多数有一定的迂曲,阻碍了破碎结石的排出;体外冲击波碎石后,胆囊壁多半受到冲击导致水肿、充血,影响胆囊收缩,进而导致胆囊炎发作,所以部分病例在碎石后常因同时发生急性胆囊炎而行急诊胆囊切除术,所以体外冲击波碎石术对胆囊结石的治疗目前已较少应用,对肝内结石、胆总管单发结石尚有一定疗效。

(二)手术治疗

鉴于上述非手术治疗未获满意的效果,所以 100 多年来胆囊切除术治疗胆囊结石一直被公认为有效。

1. 胆囊切开取石术

简化手术方法的同时治疗外科疾病,一直是外科医师努力奋斗的目标。胆囊切开取石与胆囊切除相比确实创伤小、简便,但对于胆囊结石的治疗是一个不可取的方法。因为胆囊结石的形成是多因素作用的结果,一是胆汁成分的改变,二是胆囊运动功能的障碍,三是感染因素。另外胆囊本身分泌的黏蛋白等多种因素导致胆石的形成,胆囊切开取石术后胆囊周围的粘连无疑增加了胆囊运动功能的障碍,影响胆囊的排空,同时增加了感染因素,所以切开取石术后胆石复发率较高。因此,笔者认为胆囊切开取石只适用于严重的急性胆囊结石,胆囊壁的炎症和周围粘连,导致手术时大量渗血,胆囊三角解剖关系不清,易造成胆管损伤。这种患者可采用切开取石胆囊造瘘,待手术 3 个月到半年后再次行胆囊切除术。目前随着影像学的发展,有人采用硬质胆管镜在 B 超定位下经皮肝胆囊穿刺取石,虽然手术创伤进一步缩小,但仍存在上述缺点,且操作难度大,故不易推广,适应证与胆囊切开取石相同。

2. 开腹胆囊切除术

(1)适应证:胆囊结石从临床症状上大致分为三类:第一类为无症状胆囊结石;第二类具有消化不良表现,如食后腹胀、剑突下及右季肋隐痛等症状的胆囊结石;第三类具有典型胆绞痛的胆囊结石。从临床角度上讲,除第一类无症状的胆囊结石外,第二、第三类患者均为手术适应证。所谓无症状胆囊结石是指无任何上腹不适的症状,而是由于正常查体或其他疾病检查时发现胆囊结石的存在,这一类胆囊结石的患者是否行切除术具有一定的争议。无症状胆囊结石可以不采取任何治疗,包括非手术疗法在内,但是随着胆囊结石病程的延长,多数患者所谓无症状胆囊结石会向有症状发展,加之近年来胆囊结石致胆囊癌的发病率有增高趋势,故无症状胆囊结石是否需要手术治疗是值得探讨的问题。胆囊结石并发症随着年龄增长而升高,故所谓"静止"的胆囊结石终身静止者很少,70%以上会发生一种或数种并发症而不再静止,且随着年龄的增长,癌变的风险增加。胆囊结石并发胆囊炎很少有自行痊愈的可能,因此,现在比较一致的意见是有条件地施行胆囊切除术,即选择性预防性的胆囊切除术。综合国内外的研究,以下胆囊结石患者应行预防性的胆囊切除术:年龄大于 50 岁的女性患者;病程有 5 年以上者;B 超提示胆囊壁局限性增厚;结石直径在 2 cm 以上者;胆囊颈部嵌顿结石;胆囊萎缩或囊壁明显增厚;瓷器样胆囊;以往曾行胆囊造瘘术。

(2)手术方法:有顺行胆囊切除术、逆行胆囊切除术、顺逆结合胆囊切除术之分。对 Calot 三角粘连过多、解剖不明者,多采用顺逆结合法进行胆囊切除,既能防止胆囊管未处理而导致胆囊内的小结石挤压至胆总管,又能减少解剖不清造成的胆管或血管损伤。下面以顺逆结合法为例介绍胆囊切除术。

麻醉和体位:常用持续硬膜外阻滞麻醉,对高龄、危重以及精神过于紧张者近年来选择全身麻醉为妥。患者一般取仰卧位,不需背后加垫或使用腰桥。

切口:可采用右上腹直切口或斜切口。多选用右侧肋缘下斜切口,此种切口对术野暴露较满意,术后疼痛轻,而且很少发生切口裂开、切口疝或肠粘连梗阻等并发症。切口起自上腹部中线,距肋缘下 3～4 cm 与肋弓平行向右下方,长度可根据患者的肥胖程度、肝脏高度等具体选择。

显露胆囊和肝十二指肠韧带。

游离胆囊管:将胆囊向右侧牵引,在 Calot 三角表面切开肝十二指肠韧带腹膜,沿胆囊管方向解剖分离,明确胆囊管、肝总管和胆总管三者的关系。穿过 4 号丝线靠近胆囊壁结扎胆囊管,并用作牵引,胆囊管暂不离断。

游离胆囊动脉:在胆囊管的后上方 Calot 三角内解剖分离找到胆囊动脉,也应在靠近胆囊壁处结扎。若局部炎性粘连严重时不要勉强解剖胆囊动脉,以防不慎离断回缩后出血难止或损伤肝右动脉。

游离胆囊:自胆囊底部开始,距肝脏约 1 cm 切开胆囊浆膜层,向体部用钝性结合锐性法从肝床上分离胆囊壁,直至胆囊全部由胆囊窝游离。此时再明确胆囊动脉的位置、走行,贴近胆囊壁离断胆囊动脉,近心端双重结扎。另外,仅剩的胆囊管在距胆总管约 0.5 cm 处双重结扎或缝扎。

对于胆囊结石合并慢性炎症很重及肥胖的病例,胆囊壁明显水肿、萎缩或坏死,Calot 三角处脂肪厚,解剖关系难辨,胆囊从肝床上分离困难,可做逆行切除或胆囊大部切除术。逆行切除游离胆囊至颈部时不必勉强分离暴露胆囊动脉,在靠近胆囊壁处钳夹、切断、结扎胆囊系膜即可,只留下胆囊管与胆囊和胆总管相连时较容易寻找其走行,便于在适当部位切断结扎。有时胆囊炎症反复发作后 Calot 三角发生明显的纤维化,或胆囊壁萎缩纤维化与肝脏紧密粘连,不适宜勉强行常规的胆囊切除术,可行胆囊大部切除术,保留小部分后壁,用电刀或用石炭酸烧灼使黏膜坏死。胆囊管距胆总管适当长度予以结扎,留存的胆囊壁可缝合也可敞开。

胆囊床的处理:慢性胆囊炎的胆囊浆膜层往往较脆,切除后缝合胆囊床困难,是否缝合存在争议。主张缝合的理由是防止出血和预防术后粗糙的胆囊床创面引起粘连性肠梗阻,但是依笔者的经验,胆囊去除后对胆囊窝创面认真地用结扎或电凝止血、用大网膜填塞创面,数百例患者不缝合胆囊床无一例发生此类并发症。

放置引流管:在 Winslow 孔处常规放置双套管引流,自右侧肋缘下腋中线处引出体外。对于病变较复杂的胆囊切除术,应常规放置引流,这样可减少渗出液吸收,减轻局部和全身并发症。另外胆囊切除术后大量渗胆和胆外瘘仍有发生的报道,引流在其诊治方面可起重要作用。

部分胆囊结石患者同时合并胆管结石,当有下列指征时,应在胆囊切除术后行胆总管探查术:既往有梗阻性黄疸病史;有典型的胆绞痛病史,特别是有寒战和高热病史;B超、MRCP、PTC 检查发现胆总管扩张或胆总管结石;手术中扪及胆总管内有结石、蛔虫或肿瘤;手术中发现胆总管扩张大于 1.5 cm,胆管壁炎性增厚;术中行胆管穿刺抽出脓性胆汁、血性胆汁,或胆汁内有泥沙样胆色素颗粒;胰腺呈慢性炎症而无法排除胆管内有病变者。

3.腹腔镜胆囊切除术

自 1987 年法国 Mouret 实行第一例腹腔镜胆囊切除术,短短的十余年间腹腔镜胆囊切除术迅速风靡全世界,同时也促进了微创外科的发展。腹腔镜胆囊切除术有创伤小、恢复快、方法容易掌握等优点,其手术适应证基本同开腹胆囊切除术。但是必须清楚地认识到腹腔镜不能完全代替开腹胆囊切除术,有些报道腹腔镜胆囊切除术合并胆管损伤率明显高于开腹手术,所以腹腔镜胆囊切除术是具有一定适应证的,特别是对于初学者应选择胆囊结石病程短、B超提示胆囊壁无明显增厚的胆囊结石患者。腹腔镜探查时若发现胆囊周围粘连较重,胆囊三角解剖不清,应及时中转行开腹手术。即使对于熟练者也应有一定的选择,对于老年、病程长、胆囊壁明显增厚、不排除早期癌变者,最好不要采用腹腔镜手术,以免延误治疗。

第四节　胆总管结石

一、概况

胆总管结石多位于胆总管的中下段。但随着结石增多、增大和胆总管扩张,结石堆积或上下移动,常累及肝总管。胆总管结石的含义实际上应包括肝总管在内的整个肝外胆管结石。胆总管结石的来源分为原发性和继发性。原发性胆总管结石为原发性胆管结石的组成部分,它可在胆总管中形成,或原发于肝内胆管的结石下降落入胆总管。继发性胆总管结石是指原发于胆囊内的结石通过胆囊管下降到胆总管。

继发性胆总管结石的发生率,各家报道有较大的差异。国内报道胆囊及胆总管同时存在结石者占胆石病例的 5%～29%,平均 18%。我国 1983～1985 年和 1992 年的两次调查,胆囊及胆总管均有结石者分别占胆石病的 11% 和 9.2%,分别占胆囊结石病例的 20.9% 和 11.5%。国外报道胆囊结石患者的胆总管含石率为 10%～15%,并随胆囊结石的病程延长,继发性胆总管结石相对增多。

原发性胆总管结石,西方国家很少见,东方各国多发。我国 20 世纪 50 年代原发性胆管结石约占胆石病的 50% 左右。1983～1985 年全国 11 307 例胆石症手术病例调查结果,胆囊结石相对构成比平均为 52.8%,胆囊与胆管均有结石为 10.9%。肝外胆管结石占 20.1%,肝内胆管结石 16.2%,实际的原发性胆管结石应为 36.3%。1992 年我国第二次调查结果相对构成比有明显变化:胆囊结石平均为 79.9%,胆囊、胆管结石 9.2%,肝外胆管结石 6.1%,肝内胆管结石 4.7%,原发性胆管结石平均为 10.8%。这与我国 20 世纪 80 年代以后生活水平提高、饮食结构改变和卫生条件改善密切相关。不过这两次调查资料主要来自各省、市级的大医院,对于农村和基层医院的资料尚显不足。我国幅员辽阔、人口众多,地理环境、饮食结构和卫生条件的差异很大,胆石病发病构成比也有较大差别。总的状况为我国南方地区和农村的原发性胆管结石发病率要比西北地区和城市的发病率高。如广西地区 1991～1999 年胆石病调查的构成比:肝外胆管结石和肝内胆管结石分别占 23.6% 和 35.8%,农民占 36.7% 和 53.1%。因此目前我国原发性胆管结石仍然是肝胆外科的重要课题。

原发性胆总管结石,可在胆总管内形成或原发于肝内胆管的结石下降至胆总管。全国 4197 例肝内胆管结石病例同时存在肝外胆管结石者占 78.3%。提示在诊治胆总管结石过程中要高度重视查明肝内胆管的状况。

二、病因

(一)继发性胆总管结石

形状、大小、性状基本上与共存的胆囊结石相同或相似。数量多少不一,可为单发或多发,若胆囊内多发结石的直径较小,并有胆囊管明显扩张者,结石可以大量进入胆总管、肝总管或左右肝管。

(二)原发性胆总管结石

原发性胆总管结石是发生在胆总管的原发性胆管结石,多呈棕黑色,质软、易碎,形状各异,大小及数目不一。有的状如细沙或不成形的泥样,故有"泥沙样结石"之称。这种结石的组成是以胆红素钙为主的色素性结石。经分析其主要成分为胆红素、胆绿素和少量胆固醇以及钙、钠、钾、磷、镁等矿物质和多种微量元素。在矿物质中以钙离子的含量最高并易与胆红素结合成胆红素钙。此外尚有多种蛋白质及黏蛋白构成网状支架。有的在显微镜下可见寄生虫的壳皮、虫卵和细菌聚集等。

原发性胆管结石的病因和形成机制尚未完全明了。目前研究结果认为这种结石的形成与胆管感染、胆汁淤滞、胆管寄生虫病有密切关系。

胆总管结石患者,绝大多数都有急性或慢性胆管感染病史。胆汁细菌培养的阳性率达 80%～90%,细菌谱以肠道细菌为主,其中 85% 为大肠杆菌,绝大多数源于上行感染。带有大量肠道细菌的肠道寄生虫进入胆管是引起胆管感染的重要原因,这是我国农民易发胆管结石的主要因素。此外,Oddi 括约肌功能不全,肠内容物向胆管反流,乳头旁憩室等都是易发胆管感染的因素。胆管炎症水肿,特别是胆总管末端炎症水肿,容易发生胆汁淤滞。感染细菌和炎症脱落的上皮可以成为形成结石的核心。

肠道寄生虫进入胆管,一方面引起感染炎症,另一方面虫卵和死亡的虫体或残片可以成为形成结石的核心。青岛市立医院先后报道胆石解剖结果,以蛔虫为核心者占 69.86%～84.00%。

胆汁淤滞是结石生成和增大、增多的必需条件。如果胆流正常通畅,没有足够时间的淤滞积聚,即使胆管内存在感染、寄生虫等成石因素,胆管内的胆红素或胆红素钙等颗粒,可随胆流排除,不至增大形成结石。反复胆管感染,胆总管下段或乳头慢性炎症,管壁纤维组织增生致管腔狭窄,胆管和 Oddi 括约肌功能障碍等因素都可影响胆流通畅,导致胆总管胆汁淤滞,利于结石形成。但临床常可遇见胆总管结石患者经胆管造影或手术探查,虽有胆总管扩张而无胆总管下段明显狭窄,有的患者 Oddi 括约肌呈松弛状态,通畅无阻甚至可以宽松通过直径 1 cm 以上的胆管探子。此种情况,可能与 Oddi 括约肌功能紊乱,经常处于痉挛状态有关。胆管结石形成之后又容易成为胆管梗阻的因素。因此,梗阻—结石—梗阻,互为因果,致使结石增大、增多甚至形成铸形结石或成串堆积。

三、临床表现

胆总管结石的临床表现比较复杂,其临床症状和体征主要表现为胆管梗阻和炎症并存的特征。由于结石的生成、增大和增多为缓慢过程,其病史往往长达数年、数十年之久。在长期的病理过程中,多为急、慢性的梗阻、炎症反复发生。病情和表现的轻、重、缓、急,均取决于胆管梗阻是否完全和细菌感染的严重程度。

胆总管结石患者的典型临床表现多为反复发生胆绞痛、梗阻性黄疸和胆管感染的症状。常为餐后无原因的突发剧烈胆绞痛,疼痛以右上腹为主,可向右侧腰背部放散,多伴恶心、呕吐,常需口服或注射解痉止痛类药物才能缓解。绞痛发作之后往往伴随出现四肢冰冷、寒战、高热等感染症状,体温可达 39~41 ℃。持续数小时后全身大汗,体温逐渐降低。一般在绞痛发作后 12~24 小时出现黄疸、尿色深黄或浓茶样。如不及时给予有力的抗感染等措施,则可每天发作寒战、高热,甚至高热不退、黄疸加深、疼痛不止。有的很快发展成急性梗阻化脓性重症胆管炎、胆源性休克、肝脓肿、器官衰竭等严重并发症,预后凶险。

结石引起胆总管梗阻,除非结石嵌顿,则多属不完全性。梗阻发生后,胆管内压力增高,胆总管多有不同程度扩张,随着炎症消退或结石移动,胆流通畅,疼痛减轻,黄疸很快消退,症状缓解,病情好转。

继发性胆总管结石的临床表现特点:一般为较小的胆囊结石通过胆囊管进入胆总管下端,突然发生梗阻和 Oddi 括约肌痉挛,故多为突然发生胆绞痛和轻中度黄疸,较少并发明显胆管炎。用解痉止痛等对症处理,多可在 2~3 天缓解。如果结石嵌顿于胆总管下端或壶腹部而未并发胆管感染,疼痛可以逐渐减轻,但黄疸加深。若长时间梗阻,多数患者将会继发胆管感染。

原发性胆总管结石由于胆管感染因素长期存在,一旦急性发作,多表现为典型的疼痛、寒战高热和黄疸三联征(Charcot's triad)等急性胆管炎的症状。急性发作缓解后,可有程度不同的慢性胆管炎的表现。常反复出现右上腹不适、隐痛、不规则低热、消化紊乱,时轻时重,并可在受冷、疲劳时症状明显,颇似"感冒"。有的患者可以从无胆管炎的病史。在体检或首次发作胆管炎进行检查时发现胆总管多发结石并胆管扩张,或已明确诊断后数年无症状。这种情况可能因为 Oddi 括约肌功能良好,结石虽多但间有空隙,胆管随之扩张,没有发生明显梗阻和感染。说明胆总管虽有结石存在,若不发生梗阻或感染,可以不出现临床症状。

腹部检查:在胆总管梗阻、感染期,多可触及右上腹压痛、肌紧张或反跳痛等局限性腹膜刺激征。有时可扪到肿大的胆囊或肝脏边缘或有肝区叩击痛。胆管炎恢复后的缓解期或慢性期,可有右上腹深部压痛或无明显的腹部体征。

实验室检查:急性梗阻性胆管炎主要表现为白细胞增多和中性粒细胞占比增加,也有血胆红素增高和转氨酶增高等梗阻性黄疸和肝功能受损的表现。若较长时间的胆管梗阻、黄疸或短期内反复发作胆管炎致肝功能明显受损,可出现低蛋白血症和贫血征象。

四、治疗

胆总管结石患者多因出现疼痛、发热或黄疸等急性胆管炎发作而就诊。急性炎症期手术，难以明确结石位置、数量和胆管系统的病理改变，不宜进行复杂的手术处理，需要再手术的机会较多。但若梗阻和炎症严重，保守治疗常难以奏效。因此急诊情况下恰当掌握手术与非手术治疗的关系，具有重要性。

一般情况下，应尽量避免急诊手术。采用非手术措施，控制急性炎症期，待症状缓解后，择期手术为宜。经强有力的抗炎、抗休克、静脉输液保持水、电解质和酸碱平衡、营养支持和对症治疗，PTCD 或经内镜乳头切开取石，放置鼻胆管引流减压，多能奏效。经非手术保守治疗 12～24 小时，不见好转或继续加重，如持续典型的 Charcot、三联征或出现休克、神志障碍等严重急性梗阻性化脓性重症胆管炎表现者，应及时行胆管探查减压。

胆总管结石外科治疗原则和目的主要是取净结石、解除梗阻、通畅胆流、防止感染。

（一）经内镜 Oddi 括约肌切开术或经内镜乳头切开术

经内镜 Oddi 括约肌切开术（EST）或经内镜乳头切开术（EPT）适用于数量较少和直径较小的胆总管下段结石。特别是继发性结石，多因结石小、数量少，容易嵌顿于胆总管下段、壶腹或乳头部。直径 1 cm 以内的结石可经 EPT 或 EST 取出。此法创伤小、见效快，更适用于年老、体弱或已做过胆管手术的患者。

经纤维内镜用胆管子母镜取石，需先行 EST，然后放入子母镜，用取石网篮取石。若结石较大，应先行碎石才能取出。此法可以取出较高位的胆管结石，但操作比较复杂。

（二）开腹胆总管探查取石

目前仍然是治疗胆总管结石的主要手段。采用右上腹经腹直肌切口或右肋缘下斜切口都能满意显露胆总管。开腹后应常规触扪探查肝、胆、胰、胃和十二指肠等相关脏器。对于择期手术，有条件者在切开胆总管之前最好先行术中胆管造影或术中 B 超检查，进一步明确结石和胆管系统的病理状况。尤其是原发性胆总管结石，多数伴有肝内胆管结石或胆管狭窄等改变，需要在术中同时解决。

切开胆总管取出结石后，最好常规用纤维胆管镜放入肝内外胆管检查和取石。直视下观察肝胆管系统有无遗留结石、狭窄等病变并尽可能取净结石。然后用 F10～12 号导尿管，若能顺利通过乳头进入十二指肠并从导尿管注入 10 mL 左右的生理盐水试验无误，表明乳头无明显狭窄。如果 F10 导尿管不能进入十二指肠，可用直径 2～3 mm 的 Bakes 胆管扩张器试探。正常 Oddi 乳头可通过直径 3～4 mm 以上的扩张器，使用金属胆管扩张器应从直径 2～3 mm 的小号开始，能顺利通过后逐渐增大一号的扩张器。随胆总管的弯度轻柔缓慢放入，不可猛力强行插入，以免穿破胆总管下端形成假道，导致严重后果。胆总管明显扩张者可将手指伸入胆总管探查。有时质软、泥沙样的结石可以黏附在扩张胆管一侧的管壁或壶腹部，不阻碍胆管探子和导尿管通过，此时手感更为准确。还应再次强调，无论采用导尿管、Bakes 扩张器，或手指伸入探查，都不能准确了解有无胆管残留结石或狭窄，特别是肝内胆管的状况。而术中胆管镜观察和取石，可以弥补这一不足，有效减少或避免残留结石。北京大学第三医院手术治疗 1589 例原发性肝胆管结石病例，单纯外科手术未使用胆管镜检查取石的 683 例中，残留结石达 42.8%（292/683）。术中术后联合使用胆管镜检查碎石取石的 906 例中，残留结石仅 2.1%（19/906）。因此择期胆管探查手术，常规进行胆管镜检查取石具有重要意义。

胆总管切开探查后,是否放置胆管引流意见不一致。目前认为不放置胆管引流,仅适用于单纯性胆总管内结石(主要是继发结石),胆管系统基本正常。确切证明无残留结石、无胆管狭窄(特别是无胆总管下段或乳头狭窄)、无明显胆管炎等少数情况,可以缩短住院时间,避免胆管引流的相关并发症。严格掌握适应证的情况下可以即期缝合胆总管。在缝合技术上最好使用无创伤的带针细线,准确精细严密缝合胆总管切口,预防胆汁溢出。但应放置肝下腹腔引流,以便了解和引出可能发生的胆汁溢出。

胆总管探查取石放置 T 形管引流,是多年来传统的方法。可以有效防止胆汁外渗,避免术后胆汁性腹膜炎和局部淤胆感染,安全可靠,并可在术后通过 T 形管了解和处理胆管残留结石等复杂问题。特别是我国原发性胆管结石发病率高,并存肝内胆管结石和肝内外胆管扩张狭窄等复杂病变者较多,很难保证胆总管探查术中都能完善处理。因此大多数情况下放置 T 形管引流为妥。T 形管材料应选择乳胶管,容易引起组织反应,一般在 2~3 周可因周围粘连形成窦道。用硅胶管或聚乙烯材料的 T 形管,组织反应轻,不易形成窦道,拔管后发生胆汁性腹膜炎的机会较多,不宜采用。T 形管的粗细,应与胆总管内腔相适应。经修剪后放入胆总管的短臂直径不宜超过胆管内径,以免缝合胆管时有张力。因为张力过大、过紧,有可能导致胆管壁血供不足或裂开、胆汁溢出和日后发生胆管狭窄。若有一定程度胆总管扩张者,最好选用 22~24F 的 T 形管,以便术后用纤维胆管镜经窦道取石。缝合胆总管切口,以 00 或 000 号的可吸收线为好。因为丝线等不吸收线的线结有可能进入胆总管内成为结石再发的核心。胆总管缝合完成后,可经 T 形管长臂,轻轻缓慢注入适量生理盐水观察是否缝合严密,若有漏水应加针严密缝合,以免术后发生胆汁渗漏。关腹前将 T 形管长臂和肝下腹腔引流管另戳孔引出体外,以免影响腹壁切口一期愈合。

(三)腹腔镜胆总管探查取石

主要适用于单纯性胆总管结石,并经术前或术中胆管造影证明确无胆管系统狭窄和肝内胆管多发结石者。因此这一方法多数为继发性胆总管结石行腹腔镜胆囊切除术时探查胆总管。切开胆总管后多数需要经腹壁戳孔放入纤维胆管镜用取石网篮套取结石,难度较大,需要有熟练的腹腔镜手术基础。取出结石后可根据具体情况决定直接缝合胆总管切口或放置 T 形管引流。

(四)胆总管下段狭窄、梗阻的处理

无论原发性或继发性胆总管结石并胆总管明显扩张,常有并存胆总管下端狭窄、梗阻的可能。术中探查证实胆总管下端明显狭窄、梗阻者,应同时行胆肠内引流术,建立通畅的胆肠通道。

1.胆总管十二指肠吻合术

手术比较简单、方便、易行,早期效果较好,过去常被采用。但因这一术式不可避免发生胆管反流或反流性胆管炎,反复炎症容易导致吻合口狭窄,复发结石,远期效果欠佳。特别是吻合口上端胆管存在狭窄或肝内胆管残留结石未取净者,往往反复发生严重胆管炎或胆源性肝脓肿。笔者总结 72 例胆总管十二指肠吻合术后平均随访 5 年半的效果,优良率仅有 70.8%,死于重症胆管炎或肝脓肿者占 6.3%。分析研究远期效果不良的原因:吻合口上端胆管存在不同程度的狭窄或残留结石占 52.7%,吻合口狭窄占 21%,单纯反流性胆管炎占 26.3%。因此,胆总管十二指肠吻合术今已少用。目前多主张仅用于年老、体弱、难以耐受较复杂的手术并已明确吻合口以上胆管无残留结石、无狭窄及梗阻者。吻合口径应在 2~3 cm

以上,防止日后回缩狭窄。

2.胆总管十二指肠间置空肠吻合术

将一段长 20～30 cm 带血管的游离空肠两端分别与胆总管和十二指肠吻合,形成胆总管与十二指肠间用空肠架桥式的吻合通道。虽然在与十二指肠吻合处做成人工乳头或延长空肠段达 50～60 cm,仍难以有效防止胆管反流并易引起胆汁在间置空肠段内滞留,增加感染因素。手术过程也比较复杂,远期效果和手术操作并不优于胆总管空肠吻合术。目前较少采用。

3.胆总管空肠 Roux-en-Y 吻合术

利用空肠与胆总管吻合,容易实现 3～5 cm 以上的宽大吻合口,有利于防止吻合口狭窄。空肠的游离度大、操作方便、灵活,尤其并存肝总管、肝门以上肝胆管狭窄或肝内胆管结石者,可以连续切开狭窄的肝门及左右肝管乃至Ⅲ级肝胆管,解除狭窄,取出肝内结石,建立宽畅的大口吻合。本术式适应范围广,引流效果好。辅以各种形式的防反流措施,防止胆管反流和反流性胆管炎,是目前最常用的胆肠内引流术式。

4.Oddi 括约肌切开成形术

早年较多用于胆总管末端和乳头狭窄患者,切开十二指肠行 Oddi 括约肌切开、成形。实际上如同低位胆总管十二指肠吻合,而且操作较十二指肠吻合复杂,较易发生再狭窄,远期效果并不优于胆总管十二指肠吻合术。特别是近年来 EST 成功用于临床和逐渐普及,不开腹,创伤小,受欢迎。适用于 Oddi 括约肌切开的病例,几乎均可采用 EST 代替,并能获得同样效果,因此 Oddi 括约肌切开成形术已极少采用。

第五章　泌尿外科疾病

第一节　泌尿系及男性生殖系损伤

一、肾损伤

肾位于第 12 胸椎和第 3 腰椎之间的腹膜后间隙,后面有腰大肌、腰方肌和胸廓软组织,外面有第 10～第 12 肋骨,前面有腹膜及腹腔脏器,这些解剖结构使肾受到保护。肾外面被 Gerota 筋膜所包围,其中富有脂肪,称为脂肪囊,形成肾的脂肪垫,同时肾有一个锥体上下的活动度,可以缓冲外界暴力的作用,所以轻度外力,肾不易受到损伤。但是肾作为一实质器官,血流相当丰富,每分钟有 1200～1500 mL 血流通过双肾,相当于心排出量的 1/4,这使肾的脆性大幅增加,因此外力强度稍大即可造成肾的损伤。

(一)发病率

肾损伤的发病率不高,占住院患者总数的 0.03%～0.06%。肾损伤常是严重多发性损伤的一部分。国内报道腹部损伤病例中,肾损伤占 14.1%;腹部穿透损伤病例中,肾损伤占 7.5%。但实际上肾损伤的发病率比以上数字所表示的高。因为严重的多发性损伤病例常忽视了肾损伤,而轻微的肾损伤因无明显症状而被漏诊。

肾损伤多见于中、青年男性,男女患者比例约为 4：1,这与从事剧烈的体力劳动及体育活动有关。而婴幼儿的肾损伤主要与解剖特点有关。①婴幼儿肾相对大,位置较低。②肾周围脂肪较少,肌肉也不发达。③具有缓冲作用的肾周筋膜发育不全,肾直接依靠相当紧张的腹膜。④有时患儿有先天性肾积水、肾胚胎瘤等疾病而易发生损伤。

肾损伤多为闭合性损伤,占 60%～70%,可由直接暴力或间接暴力所致。开放性损伤多见于战时及意外事故,由冷兵器或者火器所致,常伴有其他脏器损伤,后果严重。偶然的医疗操作如肾穿刺、腔内泌尿外科检查或治疗也可发生肾损伤。

(二)病因

肾损伤可在以下情况下发生。

1. 直接暴力

患者受到撞击、跌打、挤压等,肾区受到直接打击所致,为最常见的致伤原因。

2. 间接暴力

患者在运动中突然加速或减速、高处坠落后双足或臀部着地,爆震冲击波等致使肾受到惯性移位而致伤。

3. 穿透伤

多见于弹片、枪弹、刀刺等锐器损伤,多合并胸、腹及其他脏器损伤,损伤复杂而严重。

4. 医源性肾损伤

医疗操作如肾穿刺、腔内泌尿外科检查或治疗也可发生肾损伤。

5. 自发性肾破裂

如果肾已有原发疾病如肾积水、肾结核、肾肿瘤或囊性疾病,肾也可在无明显外来暴力作用下自发破裂。

（三）分类

根据肾损伤的严重程度可以分为以下五类。

1.肾轻度挫伤

损伤仅局限于部分肾实质,形成实质内瘀斑、血肿或局部包膜下小血肿,也可涉及肾集合系统引起少量血尿。由于损伤部分的肾实质分泌尿液的功能减低,故很少有尿外渗。一般症状轻微,愈合迅速。

2.肾挫裂伤

是肾实质挫裂伤,如伴有肾包膜破裂,可致肾周血肿。如肾盂、肾盏黏膜破裂,可见明显的血尿。但一般不引起严重的尿外渗。经内科治疗,大多可自行愈合。

3.肾全层裂伤

肾实质严重挫伤时外及肾包膜,内达肾盂、肾盏黏膜,此时常伴有肾周血肿和尿外渗。如肾周筋膜破裂,外渗血尿可沿后腹膜外渗。血肿若破入集合系统,则引起严重的血尿。有时肾一极可完全撕脱,或肾完全裂伤呈粉碎状。这类肾损伤症状明显,后果严重,需手术治疗。

4.肾蒂损伤

肾蒂血管撕裂时可致大出血、休克。如肾蒂完全断裂,伤肾甚至可被挤压通过破裂的横膈膜进入胸腔。锐器刺伤肾血管可致假性动脉瘤、动-静脉瘘或肾盂静脉瘘。对冲伤常使肾动脉在腹主动脉开口处内膜受牵拉而破裂,导致肾动脉血栓形成,使肾失去功能。

5.病理性肾破裂

轻度暴力可使已有病理性改变的肾破裂,如肾肿瘤、肾积水、肾囊肿、脓肾等。有时暴力甚至不被察觉,称为自发性肾破裂。

（四）临床表现

肾损伤的主要症状有休克、血尿、疼痛、伤侧腹壁强直和腰区肿块等。

1.休克

早期休克可由于剧烈的疼痛所致,但其后与大量失血有关,其程度依伤势和失血量而定。除血尿失血外,肾周筋膜完整时,血肿局限于肾周筋膜;若肾周筋膜破裂,血液外渗到筋膜外形成大片的腹膜后血肿;若腹膜破裂,则大量血液流入腹膜腔,使病情迅速恶化。凡在短时间内迅速发生休克或快速输血两单位仍不能纠正休克时,常提示有严重的内出血。晚期继发出血常见于伤后2～3周,偶尔在2个月后也可发生。

2.血尿

90%以上的肾损伤患者可存在血尿,轻者仅为镜下血尿,但肉眼血尿较多见。严重者血尿甚浓,可伴有条索状血块和肾绞痛,有大量失血。多数病例血尿是一过性的。开始血尿量多,几天后逐渐消退。起床活动、用力、继发感染是继发血尿的诱因,多见于伤后2～3周。部分病例血尿可延续很长时间,甚至几个月。值得注意的是没有血尿不能除外肾损伤的存在,尿内血量的多少也不能断定肾损伤的严重程度和范围。如肾盂遭受到广泛的损伤、肾蒂撕脱、肾动脉血栓形成、输尿管断裂或被血块或者是肾组织碎片完全堵塞,血液流入腹腔以及血和尿同时外渗到肾周围组织时,尽管伤情很严重,但血尿可不明显。

3.疼痛与腹壁强直

伤侧肾区有痛感、压痛和强直。身体移动时疼痛加重,但轻重程度不一。这种痛感是由于肾实质损伤和肾被膜膨胀所引起。虽然腹壁的强直会影响到准确的触诊,但在某些病例仍可在腰部扪及肾出血形成的肿块。疼痛可局限于腰部或上腹部,或散布到全腹,放射到背后、肩部、髋部或腰骶部。如伴腹膜破裂而有大量尿液、血液流入腹腔,可致全腹压痛和肌紧张等腹膜刺激征。这种情况在幼童较易发生。

另外,当血块通过输尿管时可有剧烈的肾绞痛。腹部或腰部的贯通伤常有广泛的腹壁强直,由腹腔或胸腔的脏器损伤引起,也可由肾区血肿或腹腔内出血所造成。

4. 腰区肿块

肾破裂时的血或尿外渗在腰部可形成一不规则的弥漫性肿块。如肾周筋膜完整,则肿块局限,否则在腹膜后间隙可形成一广泛的肿胀。以后皮下可出现瘀斑。这种肿胀即使在腹肌强直时也往往可以扪及。从肿胀的进展程度可以推测肾损伤的严重程度。为缓解腰区疼痛,患者脊柱常呈侧突。有时尚需与脾、肝包膜下出血形成的肿块鉴别。

(五)诊断

肾损伤的诊断可根据病史、症状和体征,尿液检查和 X 线尿路造影及 CT 等而确定。多数病例经过上述步骤或仅从临床现象和血尿即可肯定肾损伤的诊断。

1. 病史

肾损伤时常伴有颅脑、胸腹内脏器损伤及骨折等严重损伤。由于这些损伤的症状严重,常使人忽视了肾损伤的表现。但只要警惕有肾损伤的可能,在及时处理这些损伤、抢救休克的同时,详细询问受伤的经过、暴力的性质、贯通伤的方向,仔细检查体征和进行尿常规检查,多数患者可以确诊。病情迅速恶化说明损伤严重,需积极抢救。为了选择是否手术治疗,需进行一些辅助检查,以了解肾损伤的真实情况。不需要立即手术探查的开放性肾损伤或闭合性肾损伤,如伴肉眼血尿或镜下血尿而有低血压休克者,应立即进一步检查。

2. X 线检查

肾挫伤及表浅肾裂伤,腹部 X 线平片常无重要发现。当严重肾损伤引起肾周血肿、尿外渗时显示肾影增大、边缘模糊。另外尚可发现有腹腔内游离气体、气—液平面、腹腔内容物移位、气胸、骨折、异物等严重损伤的证据。排泄性尿路造影能确定肾损伤的程度和范围,肾损伤时应采用大剂量静脉尿路造影,不需要腹部加压,避免进一步造成肾损伤。当肾内有出血时显示肾盂、肾盏受压、变形或移位,肾破裂时出现造影剂外渗。尿路造影对伤肾及对侧肾功能的评价有重要意义,但由于肾损伤后血管挛缩或肾分泌功能受抑制,显影效果差,对肾损伤程度分级缺少特异性和敏感性,当前已很少使用,大多为 CT 所替代。

3. B 超检查

具有快速、简便、无创伤之优点,能立即提供肾实质损伤的情况、有无肾周血肿和尿外渗以及腹膜后间隙的情况,常作为首选检查。当全身情况不稳定不宜做其他检查时,更有意义。但肾挫伤时可无异常发现,也不能清晰显示肾实质破裂程度。

4. CT 检查

CT 检查是一种安全、迅速、有效而无创伤的检查,能精确显示肾脏损伤部位、程度,其诊断肾损伤敏感性与特异性高,分辨率也高,诊断符合率为 98%～100%。肾损伤时常规行 CT 增强扫描检查,增强 CT 扫描能精确显示肾实质裂伤、尿外渗、肾周血肿以及肾损伤程度。

5. 肾血管造影

目前已很少用,当 CT 或静脉尿路造影显示一侧或双侧肾不显影,或其他肾血管损伤征象时,应作肾动脉造影或数字减影血管造影,进一步确定诊断。在肾动脉造影时可进行肾动脉栓塞治疗。

6.放射性核素检查

有助于确定诊断。但在急症情况下,其可行性及正确性均不及 CT 或静脉尿路造影。

(六)治疗

肾损伤的治疗依照伤员的一般情况、肾损伤的范围和程度,以及有无其他器官损伤而确定。

1.一般处理

对有严重休克的患者,首先进行紧急抢救,包括卧床休息、镇静止痛、保温、补充血容量等。许多病例经过处理后,休克获得纠正,一般情况得以好转。若休克是大量出血或弥漫性腹膜炎引起,则应选择及早而安全的探查手术。伴有腹腔脏器损伤时,需剖腹探查。单纯的肾损伤,如无严重的出血一般采用支持治疗。包括:①绝对卧床休息至少 2 周,待尿液变清后可允许起床活动,但小裂伤创口的愈合需 4~6 周,因此剧烈活动至少应在症状完全消失后 1 个月才能进行;②镇静、止痛、解痉;③合理的抗生素预防性应用和止血药物应用;④严密观察生命体征,必要时输血补充血容量;⑤及时随访有无并发症如高血压的出现。

2.闭合性肾损伤的处理原则

轻度肾损伤采用非手术治疗,包括卧床休息,预防性应用抗生素,密切观察血尿及局部情况,测定血红蛋白、红细胞数、血细胞比容等。近来,对深度皮质裂伤也主张先采用非手术治疗,避免了不必要的手术探查及由此所致的肾切除。观察期间若有继续出血的征象,应及时手术治疗。肾蒂损伤、肾粉碎性损伤、完全性肾断裂应采取手术治疗。大的腹膜后血肿及尿外渗也有手术引流的指征。大多数闭合性肾损伤已不再需要手术治疗。

3.开放性肾损伤的处理原则

开放性肾损伤经复苏处理后,若血流动力学仍不稳定,应立即手术探查。枪伤所致者,因损伤范围及强度大,应及早探查。刺伤所致的肾损伤,若病情稳定,可先做影像学检查,再行决策。对浅表肾实质刺伤未累及集合系统,仅表现为包膜下血肿或肾周血肿,又无持续性出血时,可先采用非手术治疗。

4.手术治疗

若出现下列情况者应及时手术探查。①开放性肾损伤伴有腹腔其他脏器损伤。②经检查证实肾蒂损伤、肾粉碎性损伤、完全性肾断裂。③经抗休克治疗后血压不能回升或升而复降,提示有大出血。④持续性血尿无减轻趋向,红细胞计数、血红蛋白量、血细胞比容均呈进行性下降。⑤非手术治疗过程中,肾区肿块无缩小且不断增大。手术探查对于多数患者宜采用经腹切口,以便全面探查,探查肾前,先控制肾蒂,以防止难以控制的出血及保护肾脏。

肾损伤的手术治疗有下列常用的 4 种方法。

(1)肾修补术:适用于肾裂伤的范围较局限,整个肾的血液循环无明显障碍者。创缘整齐者可直接缝合;创缘不整、血运不良者应先清创。若创缘对合有困难者,可用肾周筋膜或肌肉瓣填充,并用腹膜覆盖固定。

(2)肾部分切除术:适用于肾的一极严重挫伤或一极肾组织已游离且无血运,无保留价值,而其余组织无创伤或有裂伤可以修补者。肾部分切除后的断面应以肾包膜或游离的腹膜覆盖,促进切面愈合及防止继发性出血。

(3)肾切除术:肾切除术既能解除出血原因和感染来源,也可避免再度手术和晚期残疾,但原则上应尽一切力量保留伤肾。在病情危重需行肾切除时必须证实对侧肾功能良好后才能进行。肾切除适应证:①无法控制的大出血;②广泛的肾裂伤,尤其是战时的贯通伤;③无法修复的肾蒂严重损伤;④伤肾原有病理改变且无法修复者,如肾肿瘤、肾脓肿、巨大结石和肾积水。

(4)肾血管修复手术或肾血管重建手术:肾蒂损伤时,在术中应根据伤情,争取吻合或修补断裂或破裂的血管,重建肾的血液循环。此类手术应争取在伤后 12 小时以内完成,若延迟至 18 小时以后,手术修复已无意义。

5.栓塞治疗

随着介入技术和设备的不断完善,尤其是数字减影血管造影技术的出现,可以动态监测血管和组织内密度的微小变化,为肾内动脉超选择性栓塞治疗(即超选择性插管至出血动脉分支内进行栓塞)提供可靠的依据,也使超选择性栓塞更为准确。对于经非手术治疗仍无缓解的严重血尿,单纯的肾血管损伤,肾血管损伤合并轻微的、不需要外科手术处理的其他脏器损伤及肾碎裂伤范围较局限者宜选用;相反,对于严重的肾盂、肾盏或近段输尿管破裂,则需外科手术探查或修补;合并确切或可疑的需外科手术处理的肾毗邻脏器损伤、生命体征不平稳者则不宜选用。

(七)并发症

肾损伤的并发症发生率约为 20% 左右,肾挫伤或肾裂伤愈合后,形态和功能上可完全恢复正常;而碎裂伤和肾蒂损伤经修复愈合后,可能出现并发症。严重损伤的并发症大多由血或尿外渗以及继发性感染等所引起。主要有肾周脓肿、尿瘘、肾盂肾炎和脓肾、输尿管狭窄、肾积水、假性尿囊肿、结石、肾功能丧失、动—静脉瘘、高血压和血肿钙化等。部分病例伤肾有持久性的形态学改变如肾盂肾盏憩室、肾盏变形、部分肾实质萎缩等,但不伴有任何症状。对于并发症应及早诊断并及时处理,一般早期并发症多为尿外渗在腹膜后形成的假性尿囊肿、血肿继发感染或形成肾周脓肿,均需切开引流。晚期并发症主要是高血压,其原因主要有肾损伤后供血不足、动-静脉瘘、动脉瘤、肾动脉血栓形成、肾实质广泛纤维化(瘢痕肾)等,因此对于肾损伤患者定期随访是很重要的。

二、输尿管损伤

输尿管为一细长而由肌肉黏膜构成的管形器官,位于腹膜后间隙,周围保护良好并有相当的活动范围。因此,由外界暴力(除贯通伤外)所致的输尿管损伤较为少见,但在临床上因腹部手术、盆腔手术、妇科手术及泌尿外科腔道镜检查及手术而造成的输尿管损伤却常有发生。

(一)输尿管的实用解剖

输尿管位于腹膜后,为一肌肉黏膜组成的管状结构,上起自肾盂,下终止于膀胱三角。全长 25～30 cm,将其分为上、中、下三段,也可称为腹段、盆段、膀胱段。腹段在腹膜后沿腰大肌前面下降,前面有腹壁及内脏,后有肌肉及脊柱保护,再加上输尿管本身有一定活动度,故此段输尿管很难单纯损伤,若损伤多合并内脏及脊柱损伤。输尿管盆段长约 15 cm,沿腰大肌前向下向内斜行,在卵巢动静脉后方斜行向中移而达盆缘。当跨过髂血管后,则沿盆壁向外向后继续下行,在近于坐骨棘平面时转向内、向前,经过阔韧带底部并与其后叶相附着,形成较大弧度。女性输尿管位于子宫下段的两侧,其下段与子宫动脉相交叉,相距很近。当穿过子宫主韧带时,行走在输尿管沟内,使其活动受限,手术时不易被推开。盆段之末端潜行于膀胱宫颈韧带之前后叶内,而前行即达膀胱底部,进入膀胱壁。输尿管膀胱段长 1.5～3 cm,该段输尿管为一特有的鞘膜包绕,呈隧道形插入膀胱,在进入膀胱时和膀胱呈一钝角,然后斜行向下,向内通过膀胱壁层后,开口于膀胱三角处。输尿管腹段在腹部外伤时可造成直接损伤,盆段最易发生手术损伤,而膀胱壁段最不易损伤。盆段输尿管的弧形行径,将其拉直后的延伸长度,对于修复损伤后所短缺的输尿管有重要价值。

输尿管为一层完整的筋膜包裹,称输尿管鞘,该鞘附着于周围疏松的脂肪组织中。输尿管腹段的血液供应主要来自肾盂的动脉及腰动脉,盆段主要接受来自髂动脉的输尿管支、子宫动脉分支、痔动脉支及膀胱动脉支,各支间相互吻合,形成丰富的血液循环。营养血管穿过输尿管鞘膜后,皆分为升降两支,上下支吻合,编织成血管网供给平滑肌及黏膜层。除非把输尿管周围脂肪组织连同输尿管鞘全部剥脱,完全切断各分支及破坏血管网,否则不致发生输尿管的缺血性坏死。

(二)病因

1. 外伤性损伤

多见于战时,输尿管损伤时常伴有其他内脏的损伤或贯通伤。非贯通性损伤很少见,可因直接暴力使肾突然向上移位及使相对固定的输尿管被强烈牵拉而过度伸展,导致输尿管从肾盂肾盏撕裂或离断,这种创伤多见于背后受到重击。

2. 手术损伤

多见于腹部或盆腔内进行较广泛的手术时,如子宫切除、结直肠癌根治性切除术时。手术损伤多见于下段输尿管,因此部位解剖较复杂,手术野较深,不易辨清输尿管位置。损伤可为结扎、钳夹、切开、切断、部分截除或损害输尿管血供而致管壁坏死。术时不一定被发现。直到术后出现漏尿或无尿(双侧损伤)时才被发现。

3. 器械损伤

多见于泌尿外科输尿管逆行插管、输尿管肾盂镜或腔内泌尿外科操作时。有过结石、创伤或感染性炎症的输尿管,因壁层溃疡或组织脆弱较易遭受损伤。正常输尿管轻度损伤时大多不发生永久性的损害,仅在严重损伤时可致输尿管狭窄。

4. 放射性损伤

比较罕见,多见于盆腔脏器肿瘤经高强度放射物质照射后,输尿管及周围组织充血、水肿、坏死,以致输尿管壁瘢痕纤维化、粘连狭窄,引起输尿管梗阻。

(三)分类

输尿管损伤的病理变化及后果与创伤的类型、发现及处理的时间和方法有密切关系。

1. 钳夹伤

轻者无不良后果,重者造成输尿管狭窄、肾积水。如钳夹部位短期内坏死脱落则形成输尿管瘘。

2. 结扎伤

(1)单侧结扎:若对侧肾功能正常,可无症状,或仅有轻度的腰部胀痛。单侧输尿管完全结扎后的梗阻,引起肾盂、肾盏反流及再吸收来维持尿生成与尿排泄之间的平衡,在一定时期内可以保持肾功能不致丧失,当梗阻解除后,肾的排尿功能可完全恢复。病理缓冲的安全时间,根据已知的动物实验及临床经验,2周的时间比较安全,也有长达至术后2～3个月发现的病例。如在上述安全期内,仍可考虑行修复性手术,不可贸然实行肾切除。长期完全输尿管梗阻,可因反流压力致使肾血液循环受阻而发生肾萎缩。

(2)双侧结扎:一旦双侧输尿管均被完全结扎,立即发生无尿,很容易被查出。如贯穿结扎为部分性,则所致的部分性狭窄可引起肾积水或输尿管瘘。也有将结扎肠线吸收后,梗阻解除而不留上述病理改变者。

3.离断或切开

如在手术或外伤当时即被发现,立即实行修补或吻合,处理得当,则不留后遗症。若未发现,尿液渗入腹膜腔可引起尿性腹膜炎,渗入腹膜后可引起蜂窝织炎。此类病例如不及时处理,终将中毒、休克致死。部分病例尿液可经阴道或腹壁切口引流出来,形成输尿管瘘。未经手术处理的输尿管切口或形成的输尿管瘘,必将引起输尿管狭窄,继而引起肾、输尿管积水,并易诱发肾盂肾炎。

4.穿孔伤

多见于输尿管插管、输尿管镜检查、输尿管镜下碎石术中,尿液漏至腹膜后,可引起腹痛、腹胀,穿孔较小者可自愈。

5.扭曲

结扎缝合输尿管附近组织时,可牵拉输尿管形成扭曲,或因输尿管周围组织的炎症反应及瘢痕收缩,粘连牵拉输尿管形成扭曲,导致尿液引流不畅,输尿管上段扩张、肾积水,可并发结石形成及感染。

6.缺血性坏死

在盆腔手术,如根治性子宫切除术,广泛的清扫髂血管及输尿管周围淋巴组织时,输尿管盆段的鞘膜和血液循环都可能遭到破坏,有的甚至使平滑肌撕裂。这样一段输尿管的蠕动功能势必减退或消失,尿液将在此淤积、扩张。而广泛的组织创伤,盆腔的组织液的渗出较多,引流不畅易导致感染。缺血、扩张、内压升高、蠕动很差的输尿管浸泡在可能感染的积液中,必会发生穿孔及大段坏死。此时若已形成周围组织粘连,尿液外渗后,可被包围形成局限性的盆腔脓肿,并向薄弱的阴道穿孔,形成输尿管阴道瘘。完成上述病理过程,常需经1～2周的时间。故此类输尿管损伤多在术后1周左右开始出现症状,多为双侧受累。

(四)临床表现

输尿管损伤的症状极不一致,可因术中及时发现并立即处理而无临床表现,也可因伴有其他重要脏器的损伤而被忽视。另外,输尿管单侧损伤和双侧损伤的临床表现也不一致。

1.尿外渗或尿瘘

可发生于损伤一开始,也可于4～5天后因血供障碍(钳夹、缝扎或外膜剥离后缺血)使输尿管壁坏死而发生迟发性尿外渗。尿液由输尿管损伤处外渗到后腹膜间隙,引起局部肿胀和疼痛,腹胀、患侧肌肉痉挛和明显压痛。如腹膜破裂,则尿液可漏入腹腔引起腹膜刺激征。一旦继发感染,可出现脓毒血症如寒战、高热。尿瘘常发生于输尿管损伤后2～3周,如同时有腹壁创口或与阴道、肠道创口相通,可发生尿瘘。

2. 感染

多为继发性感染,受伤后的输尿管周围组织发炎、坏死及尿液渗入腹膜后及腹腔,很快形成脓肿或腹膜炎,临床上多表现为发热、腰痛、腹肌紧张及肾区叩痛。

3. 血尿

输尿管损伤引起血尿的严重程度与创伤的程度不成正比,如输尿管逆行插管或输尿管镜术后,引起输尿管黏膜的擦伤可引起较严重的血尿,而输尿管完全离断或被结扎,不一定有血尿出现。

4. 梗阻症状

术中误扎输尿管引起梗阻的早期,因肾盂、肾盏反流及再吸收能力,可维持尿生成与尿排泄之间的平衡,在一定时期内可以保持肾功能不致丧失。尤其是单侧输尿管完全结扎可因对侧肾功能正常而无症状或症状轻微。部分患者患肾因长期完全梗阻而萎缩,可完全无症状。双侧输尿管被离断、撕脱或结扎后,伤后立即出现无尿。输尿管损伤也可因炎症、继发感染、水肿、尿瘘、粘连等造成输尿管狭窄而引起梗阻,可表现为腰痛、肾积水、继发性肾感染、肾功能受损。

(五)诊断

输尿管损伤的诊断经常会遇到下述三种情况:其一是在手术时,立即发现输尿管损伤,经及时处理,效果好,不留任何后遗症。其二是在第一次手术时未发现输尿管损伤,其中有些被钳夹或深部缝扎而忽略,患者处于休克状态,肾不排尿而未发现输尿管断端。这类病例于伤后数日内输尿管漏尿或出现其他症状时被检查发现。其三是晚期形成输尿管外瘘时,经检查而确诊。尚有少数病例,将一侧输尿管完全结扎,术后未被发现,直至数年后出现肾性高血压或其他原因行泌尿系造影时方被发现。

盆腔手术后的患者,如出现尿少、血尿、无尿;肾区胀痛;腰肌紧张;肾区有叩痛者应想到输尿管损伤的可能性,并做进一步检查。如手术后有阴道溢液,腹壁切口渗液,突然出现的腹水和不可解释的弥漫性腹膜炎时,应首先想到输尿管损伤引起的尿外渗。坏死性输尿管瘘发生较缓慢,但在瘘形成前会提供种种线索,如肾区胀痛,叩击痛,发热,下腹痛,腹肌紧张,盆腔可触及炎性硬块,以上这些都是输尿管坏死穿孔的先兆。

肾图可表现为排泄延迟或梗阻性曲线。膀胱镜输尿管插管检查时,于损伤处受阻或穿出输尿管腔外。泌尿系造影可见造影剂外溢,或肾盂不显影而显重染的肾影像,早期诊断并不困难。在诊断后期输尿管瘘时,可经尿道灌注亚甲蓝溶液和尿道瘘、膀胱瘘相鉴别。经输尿管插管造影,可确定瘘的部位、性质和类型。静脉肾盂造影既可明确输尿管瘘的部位,又可判断肾功能及肾积水的程度。经瘘外口插入导管注射造影剂也能显示输尿管瘘及扩张的输尿管。

(六)治疗

输尿管损伤的治疗原则为恢复输尿管的连续性或完整性,减少局部发生狭窄的机会,保持尿液引流通畅,尽一切可能确保患侧肾功能。

1. 处理原则

患者全身情况危重、休克、脱水、失血严重或合并有其他重要脏器创伤时,应先改善全身情况及优先处理重要器官的创伤,再根据情况处理输尿管损伤。

手术中发生并及时发现的输尿管损伤,立即进行处理是损伤修复的最佳时机,此时损伤组织尚无水肿或粘连,手术修复简单易行,术后恢复良好,并发症也少。对手术中未能及时发现,术后72小时内及时发现并明确诊断的输尿管损伤,应立即处理。对延迟发现或发生的输尿管损伤,若超过72小时,原则上不宜立即修复,因为尿外渗引起局部组织充血、水肿及炎症反应,输尿管及周围组织的修复能力差,手术成功的机会很小。

对输尿管的损伤段应彻底扩创,直至输尿管两端有明显渗血为止,以防止因局部组织缺血、失活而导致吻合口破裂,同时应注意不能过多破坏输尿管鞘及周围组织;修复及吻合输尿管应在无张力的情况下进行。

2.处理方法

根据输尿管损伤的类型、部位、缺损范围、损伤时间长短、患者全身情况及肾功能情况选择不同的处理方法,目前尚无统一的治疗标准。

(1)留置支架管法:对于输尿管挫伤、逆行插管、输尿管镜操作等造成的损伤或术后早期发现的输尿管损伤,若输尿管的完整性未被破坏,血运良好,可经输尿管镜逆行插管或经破裂部位插入输尿管导管或双J管,保证引流通畅即可。

(2)经皮肾穿刺造瘘术:对于休克、全身条件差的患者,肾造瘘术是挽救生命的重要措施。另外对于发现较晚(超过72小时)的输尿管损伤,也应当行肾造瘘术,3个月后再行输尿管修复手术。

(3)吻合手术:对开放手术术中及术后72小时内发现的输尿管损伤应立即行输尿管端端吻合术或输尿管膀胱吻合术。若输尿管部分或完全断裂,但无明显缺损者,可行端端吻合术,内置双J管引流;对损伤部位距输尿管膀胱开口5 cm以内的输尿管损伤可考虑输尿管膀胱吻合术;对缺损或病变段在5~9 cm的患者,可采用输尿管膀胱瓣(Boari膀胱瓣)吻合术,对于缺损或病变段较长者,也可采用膀胱腰大肌悬吊输尿管膀胱吻合术;若缺损段太长,也可行回肠代输尿管术。后者因手术较复杂,并发症多,选择应慎重。

(4)肾切除术:对梗阻时间长,患肾功能丧失;长期尿瘘继发肾脏感染无法控制;以及因肿瘤、腹膜后广泛粘连,已无法再做修复手术,且对侧肾功能良好,可行患侧肾切除术。

三、膀胱损伤

膀胱是贮存、排泄尿液的肌膜性囊状器官,其大小、形状、位置随储尿量及年龄的变化而变化。其随着贮存尿液的多少而呈膨起或空虚。儿童的膀胱位置较高,几乎全在前腹壁之后,无骨盆保护。在成年男性,膀胱介于耻骨与直肠之间,顶部及后壁的一部分为腹膜所覆盖,其下与前列腺部尿道相通,后面为精囊和输精管壶腹部,膀胱与直肠之间是直肠膀胱陷凹。在膀胱排空时,全部在骨盆内;膀胱充盈时,则顶部上升与前腹壁接触。女性膀胱之后方为子宫,两者之间是子宫膀胱陷凹,故女性膀胱的位置较男性为靠前和较低,而覆盖于膀胱后壁的腹膜返折,因与子宫相连,故较男性者为高。

(一)病因与分类

空虚的膀胱位于骨盆深处,受到骨盆、筋膜、肌肉及软组织的保护,除骨盆骨折或贯通伤外,一般不易损伤。但当膀胱充盈时,膀胱顶部高出耻骨联合以上,与前腹壁相贴,失去骨盆的保护,由于体积增大,壁薄而紧张,故而在受到外力作用时容易导致膀胱损伤。膀胱在肿瘤、结核、结石、神经源性膀胱等病理情况下损伤的概率较正常膀胱高,而且易发生自发性膀胱破裂。此外,骨盆手术、下腹部手术、妇科手术及泌尿科膀胱镜操作时,均可造成医源性损伤。膀胱异物如铁钉、铁丝、缝针等尖锐异物也可造成膀胱穿孔。

根据膀胱损伤的原因不同,膀胱损伤可分为闭合性损伤(钝挫伤)、开放性损伤(贯通伤)、医源性损伤三类。

1.闭合性损伤

最常见,约占膀胱损伤的80%。多发生于膀胱膨胀时,因直接或间接暴力,使膀胱内压骤然升高或强烈震动而破裂,如撞击、踢伤、坠落或交通事故等。其他如骨盆骨折时骨片刺破膀胱或待产膀胱被压于胎头或耻骨之间时间过长,造成膀胱三角区缺血性坏死,形成膀胱阴道瘘。酒醉后膀胱膨胀、壁薄,也易受伤破裂。另外,存在病变的膀胱如肿瘤、结核等不能耐受过度膨胀,发生破裂,则称为自发性膀胱破裂。

2.开放性损伤

多见于战时,以弹片和刺伤多见,常合并其他脏器损伤如直肠、阴道损伤,形成膀胱直肠瘘或膀胱阴道瘘。

3.医源性损伤

也较常见,膀胱镜检查、尿道扩张、TURP、TURBT、膀胱碎石术等操作不慎,可损伤膀胱。下腹部手术如疝修补术、输卵管结扎术、剖宫产以及盆腔脏器手术等也易伤及膀胱。

由于膀胱位于腹膜间位,故膀胱破裂可根据裂口与腹膜的关系分为腹膜内型、腹膜外型和腹膜内外混合型。当膀胱膨胀时,其破裂部位多位于膀胱顶部及后壁,裂口与腹腔相通,尿液进入腹腔,可引起严重的尿性腹膜炎。而骨盆骨折所致的膀胱破裂,其破口多在膀胱的前侧壁或底部,尿液外渗均在腹膜外膀胱周围组织中。战时的火器伤,其损伤部位与弹道方向有关,腹膜内外破裂可同时存在,且多伴有其他脏器损伤。

(二)临床表现

轻微的膀胱损伤,可无明显症状或仅有下腹部不适和轻微血尿,短期内可自愈。膀胱破裂可因损伤程度不同而产生休克、腹痛、排尿困难和血尿等症状。

休克是由创伤和血尿引起,在有大量尿液进入腹腔时,由于尿液刺激引起的剧烈腹痛,也可导致休克;如合并其他脏器损伤、出血严重者,则易发生出血性休克。疼痛多表现为下腹部或耻骨后疼痛,有骨盆骨折时,疼痛更明显。腹膜外破裂者,疼痛局限于骨盆部及下腹部,或放射到会阴、直肠及下肢。患者下腹部膨胀,有压痛及肌紧张。直肠指检有明显疼痛及周围浸润感。腹膜内型破裂者,疼痛由下腹部扩展至全腹,至全腹肌紧张。渗尿多时,可出现腹部膨隆及移动性浊音、肠鸣音降低等腹膜刺激征。膀胱损伤后有大量血尿者少见;但骨盆骨折后有排尿困难及膀胱尿潴留,又无腹膜炎体征者,则提示前列腺尖部尿道断裂。开放性膀胱损伤有尿液从伤口流出。若伤后有气体或粪便排出,或见到直肠或阴道有尿液溢出时,则提示膀胱与直肠或膀胱与阴道之间有破口存在。

(三)诊断

膀胱损伤根据受伤史、详细的体格检查、必要的生化和X线检查等,一般不难诊断。必要时进行下列检查。

1.导尿检查

骨盆骨折时,常合并前列腺尖部尿道断裂。对此,应首先进行导尿检查。若能顺利将导尿管插入膀胱导出尿液,则应进一步在导出尿液后向膀胱内注入一定量的生理盐水。然后抽出,如抽出量与注入量相同,则表明膀胱壁是完整的。但若抽出量明显多于或少于注入量,则提示膀胱可能有破裂。

2.膀胱造影

自导尿管注入 15％泛影葡胺 200～300 mL，拍摄前后位 X 线片，抽出造影剂后再拍摄 X 线片，可发现造影剂漏至膀胱外。腹膜内膀胱破裂时，则显示造影剂衬托的肠袢。

3.腹腔穿刺

采用腹腔穿刺抽液，并测定抽出液中氨的含量。对诊断有无腹膜内型膀胱损伤有一定帮助。

4.手术探查

经检查证实有膀胱破裂、腹内其他脏器损伤或后尿道断裂者，应做好术前充分准备，及时施行手术探查。根据探查发现，分别进行适当处理。

（四）治疗

膀胱挫伤一般不需要特殊处理，除卧床休息、多饮水，让其自行排尿或尿道置管引流外，必要时给予镇静、抗感染药物。血尿和膀胱刺激征可在短期内消失。

各种原因引起的腹膜内膀胱破裂和开放性膀胱损伤应手术治疗。手术时应探查腹腔，了解有无其他器官损伤。若腹腔内有血性液体，更应全面探查。手术修复的原则是清除损伤组织，用可吸收线分层缝合破裂口，清除腹腔内渗液，膀胱周围间隙引流和尿液转流。对破口应切除坏死组织，一期分层缝合黏膜及肌层。如已有感染者，应待炎症消退，患者情况好转，一般需要半年后进行二期手术。有膀胱直肠瘘者，应先行结肠造瘘术，使粪便暂时改道，以利瘘口愈合或尽早修补。膀胱破裂严重，修补困难或估计术后膀胱容量太小者，可采用带蒂大网膜片瓣修补，以扩大膀胱或再生膀胱。外伤或内腔镜操作所致腹膜外膀胱破裂者，若无感染或严重出血，均可通过导尿管引流 2～3 周后愈合。

四、尿道损伤

尿道按其解剖结构可分为前尿道（包括尿道球部和阴茎部）及后尿道（包括尿道前列腺部和膜部）。尿道损伤中前尿道损伤多由骑跨伤引起；后尿道损伤往往为骨盆骨折所致。在成年男性，由于有致密的耻骨前列腺韧带将前列腺固定于耻骨，而膜部尿道在穿过尿生殖膈时被固定于坐骨耻骨支之间，典型的后尿道损伤常位于前列腺尖部。如骨折移位轻，尿道可为不完全断裂；严重者可为完全断裂，此时由于前列腺及膀胱周围血肿可将前列腺上抬而移位。在小儿，由于前列腺组织尚未发育，因此后尿道破裂可发生在尿道前列腺部或膀胱颈部。由于后尿道损伤多为暴力或挤压性骨盆骨折所致，因此临床上常合并有其他脏器或组织的损伤，这些合并伤增加伤情的复杂性及严重程度，如忽视全面检查，后尿道的损伤易被忽视，处理不当会增加并发症的发生，并可伴有膀胱或直肠等脏器的损伤。尿道损伤按伤情分挫伤、裂伤、完全性断裂三种。平时闭合性损伤常见，而战时以贯通伤多见。因此在损伤的处理上必须按照损伤的部位、伤情及其程度而有不同。如果处理不当，极易发生尿道狭窄、梗阻，尿瘘，假道形成或性功能障碍等，因此早期诊断及正确处理非常重要。

（一）临床表现

尿道损伤最主要的临床表现是尿道出血、排尿困难、尿潴留及尿外渗。前尿道损伤有会阴部疼痛，并可放射至尿道外口；后尿道损伤者常诉下腹部疼痛。骨盆骨折致后尿道损伤或合并其他内脏损伤者,常发生休克。休克的程度常与损伤的严重程度一致,出血性休克常为早期的死亡原因。尿道破裂或断裂后,损伤部位可形成血肿,尿液也可经破损的尿道渗至周围组织内,形成尿外渗。伤后有频繁的排尿者更易发生尿外渗。尿外渗的部位、范围和蔓延方向,与尿道损伤的部位和局部解剖有密切关系。球部尿道损伤时,尿外渗先聚集于会阴浅袋内,使阴囊肿胀;若继续发展,可沿会阴浅筋膜蔓延至会阴、阴茎;再向上,可蔓延至腹壁皮下组织。由于尿生殖膈的限制,球部尿道损伤的尿外渗不能渗入盆腔内。后尿道损伤时,尿外渗聚集于盆腔内前列腺及膀胱周围,尿生殖膈若未破损,尿外渗不能进入会阴浅袋内;若已破损,阴囊及会阴部也可出现尿外渗。尿外渗若未及时处理,或继发感染可导致组织坏死、化脓,严重者可引起败血症。局部坏死及感染,可形成尿瘘。受伤组织常有肿胀及瘀斑。尿道球部损伤者会阴部可出现明显瘀斑,呈蝴蝶样改变。

(二)诊断

根据病史、症状和体征,尿道损伤的诊断并不困难。前尿道损伤的征象一般较为明显,诊断较易,后尿道损伤的诊断较困难,特别是伴有膀胱及直肠损伤时。对疑有骨盆骨折时,应行骨盆摄片检查。对于尿道损伤者,尿道造影检查是确诊的主要方法,一般多主张在 X 线透视下行逆行尿道造影。诊断性导尿有可能使部分损伤成为完全损伤,加重出血,增加感染机会,对怀疑有尿道破裂或断裂者,不宜使用。有指征者必须在严格无菌条件下轻柔地试插导尿管,如能顺利插入导尿管,则说明尿道损伤不重,可保留导尿管作为治疗,不要随意拔出;如一次插入困难,不应勉强反复试探,以免加重创伤和导致感染。直肠指检对于判断有无肛管直肠合并伤的存在具有参考价值,可常规进行,但在判断时应慎重考虑。直肠指检是必要的,对于前列腺周围血肿不明显,且能清楚地扪及前列腺者,说明后尿道未完全断裂;若发现前列腺向上移位,表明后尿道完全断裂。在骨盆内有血肿时,在指检时可能误将血肿当作没有移位的前列腺而作出错误的判断;后尿道断裂而耻骨前列腺完整时,无前列腺的向上移位。对于严重休克者,不可只注意尿道损伤的诊断,应注意有无盆腔大血管损伤及其他内脏器官的合并伤,必要时应进行手术探查。对于开放性损伤,只要仔细检查局部一般都能得到明确诊断,但对于贯通性枪弹伤,应特别注意合并伤的存在,以防漏诊。

(三)治疗

1.处理原则

首先应纠正休克,然后再处理尿道损伤。如伴有骨盆骨折的患者须平卧,勿随意搬动,以免加重损伤。治疗尿道损伤的基本原则是引流尿液和尿道断端的重新衔接以恢复尿道的连续性。

2.前尿道损伤的处理

对于症状较轻,尿道挫伤或轻度裂伤的患者,尿道的连续性存在,无排尿困难者,一般不需要特殊治疗。如果裂伤较重并有排尿困难或出血者,可留置导尿,一旦导尿成功,则保留导尿 2～3 周,如导尿失败应立即手术探查并行经会阴尿道修补术,术后留置导尿管 2～3 周。对于尿道完全断裂的患者应立即行经会阴尿道修补术,并同时彻底清除坏死组织、血肿。如病情严重不允许较大手术,可单纯行耻骨上膀胱造瘘术,3 个月后再修补尿道。

3.后尿道损伤的处理

目前后尿道损伤主要有三种治疗方法:单纯膀胱造瘘＋延期尿道修复、急诊 I 期尿道吻合术以及开放或经内镜的尿道会师术。

（1）单纯膀胱造瘘＋延期尿道修复：当存在生命垂危、组织广泛受损、医疗条件有限或医生经验不足等情况时，主张只进行膀胱造瘘。在3～6个月后再行后尿道修复。

（2）急诊Ⅰ期尿道吻合术：由于后尿道断裂多伴骨盆骨折，患者濒于休克，耻骨后及膀胱周围有大量出血，如行修复术，要清除血肿、碎骨片，有可能导致更严重的出血，故有一定的困难。但如患者伤情允许、血源充沛，有经验的医生可以选用且可得到较好的效果。

（3）尿道会师术：后尿道损伤时，常由于合并其他脏器严重外伤，病情危重，患者不能耐受大手术，此时可经耻骨上切口经膀胱行尿道会师术。目前由于内镜技术的进步，也可以在内镜下完成会师术。

上述三种方法各有优缺点，单纯膀胱造瘘不行耻骨后探查，可减少血肿感染机会，但术后尿道狭窄几乎是不可避免的，需再次手术修复，治疗时间长。急诊Ⅰ期尿道吻合可在手术同时清除血肿，但要在结构破坏严重的盆腔中控制出血，并进行尿道断端的吻合并非易事；在游离、修剪前列腺及尿道周围组织的过程中可能损伤血管神经束和尿道内括约肌，造成阳痿和尿失禁，并可能将尿道不完全断裂转变成完全性尿道断裂。尿道会师则无法完全保证尿道断端的解剖对合，如对合不当，尿道回缩，断端分离，瘢痕再次形成反而造成长段尿道缺损；如两个断端套叠则可造成人为的瓣膜，形成尿道梗阻。另外，会师过程中还可能加重尿道或血管神经损伤，导致术后阳痿的发生增多。总的来说，不管采取何种方法，治疗的目的均为尽可能减少尿道外伤后并发症的发生或力争将并发症的程度降至最低，尤其是避免尿失禁以及医源性的性功能损伤。

五、阴茎损伤

阴茎是由背侧的两个阴茎海绵体及腹侧的尿道海绵体组成，是泌尿和生殖系统的联合器官。阴茎海绵体与尿道海绵共为一层深筋膜（称阴茎筋膜或 Buck 筋膜）所包绕，其外层为会阴浅筋膜（Colles 筋膜）及皮肤。会阴浅筋膜与阴茎筋膜间组织疏松，血管较少，阴茎皮肤撕脱伤即从此撕脱，血肿及尿外渗也多沿此间隙扩散。

阴茎损伤几乎占生殖器损伤的一半。阴茎勃起时，受外力打击及骑跨或踢伤时，阴茎被挤压在外界硬物和耻骨弓之间，造成阴茎折断。阴茎在松软状态下，暴力袭击阴茎根部可将阴茎推移至不同部位，造成阴茎脱位；阴茎被卷入旋转的机器上，可造成阴茎折断、切断或撕脱。精神异常的患者或企图自杀者，用锐利小刀、刀片、剪刀等切断阴茎的情况也不少见。

由于解剖关系，阴茎损伤多与尿道或阴囊损伤伴发，因此，遇到阴茎损伤时，必须注意有无尿道损伤，以便同时作相应处理。阴茎损伤常分为挫伤、撕裂伤、阴茎脱位、阴茎折断、切割伤和阴茎绞窄等。现分述如下。

（一）阴茎挫伤

阴茎受暴力打击可发生挫伤，但未发生尿道损伤，一般有皮下出血或肿胀，严重者海绵体白膜破裂，可出现纺锤形血肿。无尿道损伤之轻度阴茎挫伤仅需休息，局部抬高，渗血期用冷敷止血；出血停止后用热敷，以促进其吸收。较严重的挫伤，如皮下继续出血，血肿增大，应切开止血，清除血肿。脓肿或气肿也需切开引流处理。

（二）阴茎皮肤撕裂伤

阴茎突出体外，且皮下组织疏松。发生于工矿、农机上转动的皮带伤和树枝伤是常见的原因。阴茎被暴力拉扯时，皮肤可从 Buck 筋膜外分离撕脱。特点多以会阴部为顶点，阴茎根部或耻骨联合为基边的三角形,深达会阴浅筋膜与白膜之间,一般不累及较深的阴茎海绵体、尿道和睾丸。

阴茎皮肤缺损少者,可任其自愈或游离皮肤行无张力缝合,因阴茎血运丰富,撕脱皮片若挫伤不重,经彻底清创后缝回原处可望成活。皮损缺少多者,如阴囊完好,可用阴囊皮肤行隧道状阴茎埋藏,以待二期分离成形。阴囊也有损伤或撕脱者,多主张采用大腿内侧、腹股沟区或下腹部带蒂皮瓣植皮,也可采用中厚皮片游离植皮。尿道留置支持尿管,阴茎用阴茎套或铁丝网加压包扎固定。植皮的对合缘应置于阴茎背侧,并采用波浪式,与阴茎根部的皮肤缝合也应作锯齿形,以免瘢痕挛缩或产生环形狭窄。

（三）阴茎脱位

较大暴力直接作用于阴茎根部,阴茎脱离原来位置,移至阴囊、会阴、耻骨上或腹股沟皮下,此时多合并有尿道损伤。治疗应及早行切开复位,清除血肿,尿道吻合,皮下放置引流。

（四）阴茎折断

阴茎勃起时遭暴力作用（暴力折曲、打击、粗暴性交）容易折断。折断常发生于阴茎远端的1/3或中部,少见于阴茎根部。折断瞬间可听到断裂声,阴茎变软,并见出血及血肿。仅一侧海绵体断裂,阴茎弯向对侧或扭转。其特征为阴茎白膜及海绵体破裂出血,局部剧痛,阴茎血肿并扭曲。未伤及尿道者,可实施保守治疗,采用冷敷止血,损伤部位固定抬高,注射酶抑制剂,后期热敷促进血肿吸收。必要时手术清除血肿,缝合海绵体破裂处之白膜,尿道留置尿管,阴囊外加压包扎。在愈合期间必须防止阴茎勃起。

（五）阴茎切割伤

可以是自伤、他伤、爆炸伤或其他机械性损伤的结果。阴茎血运丰富,切割伤后往往出血较多,切割深达阴茎海绵体时,出血尤多,严重者可发生休克。切伤浅而未累及海绵体者同一般软组织切割伤处理。累及海绵体而至严重出血或休克者,在血压恢复以前可将裂开的海绵体白膜及阴茎筋膜缝合以压迫止血。切忌盲目结扎阴茎背动脉。阴茎动、静脉如有破裂或断裂应予修补或吻合。因切割而至阴茎离断者,应立即行再植手术,以维持其生理功能。再植成功的关键在于吻合好阴茎血管,特别是阴茎背动脉和阴茎背静脉。阴茎背动、静脉一定要吻合成功,阴茎背动、静脉位于阴茎筋膜和白膜之间,白膜比较固定,血管断端回缩受限,易于寻找,且其口径比阴茎深动、静脉大,易于吻合。尿道断裂的处理同尿道损伤。为避免尿液外渗,再植前可先行膀胱造瘘。

（六）阴茎绞窄

多见于戏耍、精神不正常患者,用线、橡皮筋缚扎,塑料环甚至金属环等各种硬性环状物套入阴茎致使血液回流受阻,远端肿胀,如不及时取下,可造成阴茎坏疽。因环形结扎的坏疽,多出现整齐的环形坏死缘,线环深陷,治疗时必须找到并剪断结扎线。导致绞窄的硬性环圈,更难取出,特别是钢环,锯裂法不仅费时,还会加重损伤。

六、阴囊及其内容物损伤

阴囊为一皮肤囊袋,以中隔分为左右两个间隙,内容睾丸、附睾及部分精索。由于阴囊活动度大,可以保护其内容物免受或少受机械性损伤。阴囊是腹壁的延续部分,其层次与腹壁各层均相似,但阴囊皮下没有脂肪,且有一层有肌纤维组成的肉膜和会阴浅筋膜（相当于腹壁浅筋膜层）,三层紧密相连。阴囊皮肤撕裂时,常为三层一起撕脱。精索外筋膜、提睾肌和精索内筋膜,分别延续自腹壁的三层肌肉层,上述各筋膜之间组织疏松,外伤后极易形成广泛的瘀血。

睾丸表面有一层坚硬而无弹性的纤维膜,称为睾丸白膜。睾丸受伤后,因白膜不能缓冲所产生的张力而有剧痛,甚至压迫白膜内组织而产生缺血性萎缩。附睾位于睾丸的背侧,被来自腹壁鞘突的鞘膜所覆盖。鞘膜腔内含有少量液体,以减少睾丸摩擦。外伤后鞘囊内液体量增加,可形成鞘膜积液。精索起自睾丸后上,终于腹股沟内环,内含提睾肌、精索内动静脉、精索神经及输精管。

(一)阴囊损伤

阴囊位置隐蔽,皮肤柔韧,活动度大,平时受伤机会少。多见于严重的复合伤,战时阴囊的枪伤、刺伤较多且严重,多伴有阴囊内容物及附近组织的损伤。

(二)精索、睾丸损伤

手术所致精索损伤,多为术者解剖不熟或操作不仔细而误伤。如鞘膜翻转时缝合结扎过紧;附睾切除时伤及精索内动脉的睾丸分支;精索静脉高位结扎时误扎精索内动脉;隐睾固定时牵拉过紧等,都可影响睾丸的血供,使睾丸部分或全部萎缩。修补腹股沟疝时误伤睾丸动脉的病例也不少见,在儿童更易发生。只要熟悉局部解剖关系,认真仔细操作,此类误伤均可避免。

(三)睾丸破裂

外伤性睾丸破裂较为少见,且常被误诊阴囊血肿而延误治疗。睾丸破裂均有急性睾丸外伤史,外伤原因有碰伤、踢伤、撞伤、击伤、骑跨伤、挤压伤及枪伤等。多为单侧损伤,双侧同时受伤者少见。

受伤后睾丸局部疼痛剧烈,疼痛可向同侧下腹部放射。可伴有恶心、呕吐。阴囊逐渐肿大,皮下出现瘀血。检查见局部压痛明显,睾丸界限不清。但应与睾丸扭转、睾丸挫伤和阴囊血肿相鉴别。

放射性核素睾丸扫描:睾丸破裂时可见睾丸图像有缺损。

睾丸破裂一经诊断立即手术,可取阴囊切口,清除血肿,对破裂的睾丸用 4-0 肠线间断缝合睾丸白膜。对突出白膜外的睾丸组织应切除后再缝合。在睾丸肿胀严重时,可在睾丸其他部位切开减张后缝合裂口,因缝合张力过大可引起睾丸缺血而致睾丸萎缩。注意在睾丸鞘膜内放置引流皮条,并给予抗生素及阴囊抬高等处理。

睾丸破裂保守治疗不可取,可导致睾丸萎缩,丧失生精及内分泌功能。手术应尽早进行,时间拖得越长,手术后感染机会越大,睾丸功能的恢复就越差。

在睾丸破裂诊断可疑时,应及早进行手术治疗,即使术中未发现睾丸破裂,也可同时进行血肿清除及时引流,预防感染。

(四)外伤性睾丸脱位

睾丸因受某种暴力打击,脱位离开阴囊而至附近皮下称为睾丸脱位。外伤性睾丸脱位是男性生殖系统较少见的一种损伤。

由于睾丸位置特殊,常可避免一般性损伤。但在遭受直接钝性暴力时,睾丸可离开阴囊而被挤入至附近皮下组织或进入腹腔。常见的病因均为严重创伤。睾丸脱位以单侧者多见,双侧少见。

睾丸脱位诊断并不困难,但往往由于对此病认识不足,问诊不全,体检不仔细而漏诊。若体检发现阴囊内无睾丸触及,应询问患者伤前阴囊内有无睾丸。检查会阴部、腹股沟部及阴茎部有无类似睾丸样肿块存在。

在治疗其他复合伤的同时治疗睾丸脱位。浅部睾丸脱位应争取尽早手法闭合复位;深部睾丸脱位和手法复位失败者应行手术复位,并注意行睾丸固定。

七、前列腺及精囊损伤

单独的前列腺或精囊损伤极为罕见,大多是骨盆损伤的一部分,并常伴有膀胱、后尿道或直肠的损伤。近年来,由于大量前列腺增生的病例采用经尿道前列腺切除或深低温冷冻的治疗方法,常发生损伤前列腺外科包膜甚至精囊的情况。在经尿道行前列腺切除时,如见到有黄色的脂肪颗粒时,说明前列腺外科包膜已经切穿。当切破精囊时,可见乳白色的液体如云雾状从精囊破口中涌出。在常规的膀胱镜、尿道镜检查或插入尿道探杆时,由于操作不当或前列腺的病理改变,易导致前列腺的损伤。前列腺损伤的后果有:①尿潴留,由血块或组织水肿堵塞后尿道所致;②尿外渗,尿液可沿盆筋膜向腹膜后间隙外渗;③脓毒性蜂窝织炎,常继发于尿外渗,可局限在肛门、会阴、坐骨肛门窝等处;④尿瘘,继发于尿道破裂、尿道周围炎或蜂窝织炎;⑤尿失禁,由尿道括约肌受损所致。

前列腺、精囊损伤的治疗可与其他伴发的损伤(如骨盆、膀胱、尿道损伤)同时进行。膀胱镜、尿道镜或尿道探杆操作所引起的损伤,只要能顺利置入气囊导尿管或行耻骨上膀胱造瘘充分引流尿液,大多不会引起严重的尿外渗及其他严重的并发症。在经尿道行前列腺切除时,一旦发现切穿前列腺包膜,尤其发现同时损伤静脉窦时,由于大量灌注液渗入骨盆和腹膜后间隙或直接进入静脉窦破口吸收,可导致严重的并发症,应争取尽快结束手术,并使用利尿剂。

第二节 泌尿系及男性生殖系非特异性感染

一、上尿路感染

(一)急性肾盂肾炎

急性肾盂肾炎是指肾盂黏膜及肾实质的急性感染性疾病。急性肾盂肾炎多由于下尿路感染上行感染引起,病变往往发生于一侧。致病菌主要为非特殊性细菌,其中以大肠埃希菌为最多(占 60%~80%),其次为变形杆菌、葡萄球菌、粪链球菌、产碱杆菌,少数为铜绿假单胞菌,偶为真菌、原虫、衣原体或病毒感染。尽管肾盂肾炎是指肾脏和肾盂的炎症,其实该诊断的性质更偏重于临床。确诊只能够通过对输尿管、膀胱的置管引流所得尿液进行检测才能够成立。但在临床上对于大多数急性肾盂肾炎的患者来说,该方法可操作性不高,而且没有这个必要。所以,目前还没有完全可靠的区分肾和膀胱病变的非侵袭性检查手段。

有报道一些肾盂肾炎,特别是慢性期病灶和肾瘢痕组织中,存在某些病原体的抗原成分,有些还可寻到免疫复合物沉积,结合致病菌有抗体包裹以及肾组织中有淋巴细胞和单核细胞浸润等事实,表明肾盂肾炎的发病机制中存在着免疫反应性损害。

1.临床特征

(1)全身表现:起病大多数急骤,常有寒战或畏寒、高热,体温可达 39 ℃以上,全身不适,头痛,乏力,食欲减退,有时有恶心或呕吐等,不典型患者可以没有该表现。

(2)尿路系统症状:最突出的是膀胱刺激征即尿频、尿急、尿痛等,每次排尿量少。大部分患者有腰痛或疼痛向患侧腹部、会阴部和大腿内侧放射。

(3)轻症患者可无全身表现,仅有尿频、尿急、尿痛等膀胱刺激征。

(4)体检发现患者肋脊点压痛、肾区叩击痛,有的患者无此表现。

(5)实验室和辅助检查结果。

1)尿常规:脓尿(每高倍视野≥5个白细胞)为其特征性改变,若平均每高倍视野中有0～3个白细胞,而个别视野中可见成堆白细胞,仍有诊断意义。

2)尿的细菌学检查:尿细胞培养及菌落计数是确诊的重要指标。

3)其他检查:尿沉渣抗体包裹细菌检查,阳性时有助诊断,膀胱炎为阳性,有鉴别诊断价值。X线及肾盂造影检查发现双侧肾影增大。同时可了解尿路系统有无结石、梗阻、畸形、肾下垂等情况。而且,静脉尿路造影是诊断慢性肾盂肾炎的最佳方法(慢性肾盂肾炎表现受累肾脏通常变小、萎缩,特征性的表现为局灶性粗糙瘢痕形成、杵状压迫下方肾盂)。B超和CT非一线检查,但在诊断有疑问时可作参考。

2.治疗

(1)一般治疗:急性期有高热者应卧床休息,鼓励多饮水、勤排尿、促使细菌及炎性渗出物迅速排出。

(2)抗菌药物:应根据菌株及药敏结果针对性用药,在细菌培养结果出来之前可以根据经验选择抗菌药物。常选用抗革兰阴性杆菌药物,如磺胺甲噁唑、呋喃坦啶、头孢菌素等口服制剂。体温高、全身症状明显者,可用庆大霉素、氨苄西林等针剂。疗程至少为14天或者更长,疗程结束后每周复查尿常规及作细菌培养,共2～3次,6周后再复查一次,均为阴性者方可认为治愈。

(3)许多有发热和腰痛的患者,用抗菌药物数天后,症状即可得到改善。如果用药后72小时症状无明显改善,则需使用CT检查排除肾内和肾周脓肿、泌尿道畸形和梗阻。

(二)肾皮质感染

肾疖、肾痈:大多数患者由于远处皮肤感染如疖、痈、肺部感染、骨髓炎、龋齿、扁桃体炎和前列腺炎等的炎症病灶传播而来。其致病菌大都为葡萄球菌,经血行进入肾实质,形成小脓肿,称为肾疖;许多小脓肿合并形成的脓肿称为肾痈。常伴有严重肾皮质炎,不与肾小管相通。在病理上与典型急性肾盂肾炎不同,病变发展可从肾皮质向外破溃形成肾周围脓肿。

临床特征:患者具有严重感染的症状和体征,如寒战、高热和腰部疼痛,肋脊角叩击痛阳性。典型病例无尿路刺激征,也无脓尿和细菌尿。红细胞沉降率加快,中性粒细胞升高,诊断上如果有上述病史和临床表现应当疑及本病。并发肾周围脓肿时,可用尿路平片及静脉尿路造影帮助诊断。尿路平片显示脊柱弯曲,凸向健侧,肾脏轮廓有软组织凸出,患侧腰大肌影消失。静脉尿路造影显示炎性肿块阴影,肾盂肾盏有推移,同时患肾功能减退、显影延迟。超声检查显示肾区有多房性囊肿。针刺抽吸抽到脓液则肯定本病的诊断。CT检查对诊断有较大帮助。

治疗:以往对肾痈的治疗采用切开排脓,严重者则行肾切除术。现因抗生素的发展,多数患者可用非手术治疗,控制炎症,轻、中度炎症可以慢慢吸收。若炎性肿块扩大,抗生素不能达到治愈目的,则需手术切开引流。晚期肾功能丧失者可行肾切除术。

（三）肾周围脓肿

肾周围组织的化脓性感染形成脓肿称为肾周围脓肿，以单侧为多见（往往右侧多见）。病变位于肾固有筋膜与肾周围筋膜之间，以金黄色葡萄球菌及大肠埃希菌为多见，临床上也可发生于严重尿路感染之后。大部分患者是由肾皮质小脓肿破裂侵入肾周围组织而形成。若脓肿继续扩大可以穿破，脓液流入髂腰间隙，形成腰大肌脓肿，严重时穿破横膈形成脓胸。肾周围感染经及时治疗可在数周内逐渐消退。形成脓肿后则可持续数月。

临床特征：患侧腰痛，脓尿，肋脊角有压痛及肿块，有时局部皮肤有水肿，脊柱凹向患侧并有腰大肌刺激征。实验室检查有贫血，中性粒细胞升高。继发于慢性肾皮质感染者，尿内有白细胞和细菌阳性，红细胞沉降率加快，血培养有 1/5 患者阳性。X 线平片肾外形不清楚，腰腹部有肿块阴影，脊柱凹向患侧，腰大肌阴影模糊。静脉尿路造影患肾功能减退，显影延迟或不显影，也可呈现占位性病变。呼吸运动时拍片肾脏固定不动。CT 检查可以进一步明确诊断。

治疗：早期肾周围炎采用敏感的抗菌药物；若脓肿形成伴有结石性脓肾，或感染性肾盂积水所引起者，则需手术切开引流或肾盂造瘘等。

（四）肾乳头坏死

又名肾髓质坏死或坏死性肾乳头炎，是急性肾盂肾炎的严重并发症。往往伴有糖尿病，泌尿系梗阻，长期服用非那西丁、阿司匹林等镇痛药病史或患有免疫缺陷病等。肾髓质部血管在上述疾病中均会产生不同程度的循环障碍，血流缓慢、淤滞、导致乳头部缺血坏死，肾髓质部肾小管的坏死组织从尿中排出。尤其是患糖尿病的中老年妇女，在发生急性肾盂肾炎时常并发此病。

临床特征：发病初期出现高热、寒战、腰痛，输尿管区有绞痛，伴有脓尿、血尿，尿沉渣中能找到肾髓质的脱落坏死组织和各种管型，病情迅速恶化而出现中毒性休克，最终由于坏死脱落组织引起梗阻，产生少尿、无尿。静脉尿路造影可见双侧肾脏大小不一，坏死部有小空洞，造影剂可进入坏死的肾乳头和肾锥体的间隙内呈圆圈形，未脱落的肾乳头易钙化，常被认为是结石。

治疗应控制感染和糖尿病，解除尿路梗阻，停用一切镇痛药物。一旦脱落组织阻塞输尿管造成尿闭，则需手术去除梗阻或行肾造瘘。当单侧肾因病变丧失功能和不能控制感染时，可考虑肾切除。

二、下尿路感染

（一）细菌性膀胱炎

细菌性膀胱炎分急性细菌性膀胱炎与慢性细菌性膀胱炎两种。本病是细菌感染所致，急性与慢性致病菌类似，因此不必严格区分。本病的发病率女性明显高于男性。女性多为上行性感染，在男性常继发于前列腺炎、前列腺增生、结石、上尿路感染等。

急性细菌性膀胱炎主要由大肠埃希菌引起，而由革兰阳性需氧菌（葡萄球菌和肠球菌）引起者相对少见。感染常由尿道上行至膀胱所致。女孩及妇女比男孩和成年男性更易患膀胱炎。妇女膀胱炎易发生于性交后（"蜜月性膀胱炎"），月经期后及尿道、妇科器械检查后。男性很少罹患该病。但也不可以忽视男性膀胱炎。男性若有尿路梗阻如前列腺肥大或膀胱结石、异物等也易患膀胱炎。在儿童，腺病毒感染可导致出血性膀胱炎，但成人患病毒性膀胱炎者少见。在急性膀胱炎早期,膀胱黏膜充血、水肿,有白细胞浸润,后期黏膜脆性增加、易出血,表面呈颗粒状,局部有浅表溃疡,内含渗出物,通常不累及肌层。

慢性细菌性膀胱炎是由于膀胱感染持续存在或急性期感染迁延不愈而致。慢性细菌性膀胱炎常是上尿路感染的并发症,也可能是下尿路梗阻的并发症。如前列腺增生、尿道狭窄、神经源性膀胱等都会导致排尿困难,膀胱剩余尿增加,而成为慢性膀胱炎反复发作和感染不易治疗的原因。在女性,如有处女膜伞、尿道与处女膜融合、尿道旁腺脓肿,也是造成慢性细菌性膀胱炎的重要因素。慢性细菌性膀胱炎的症状与急性细菌性膀胱炎相似,但程度较轻。其特点为持续性或反复发作的尿频、尿急、尿痛,尿液浑浊或呈脓性。症状可持续数周或间歇性发作。

临床上所见特殊类型的慢性膀胱炎有以下几种。①气性膀胱炎:少见。常发生于糖尿病患者。由于在膀胱壁内葡萄糖被细菌(变形杆菌)侵入后发酵导致黏膜的气性外形。抗菌药物治疗后气体即消失。②坏疽性膀胱炎:这是膀胱损伤的一种少见类型。严重感染时可见膀胱壁脓肿与坏死。有的患者在整个膀胱壁有坏疽性改变,需行耻骨上膀胱造瘘和抗菌药物冲洗。③结痂性膀胱炎:常见于女性患者。这是由于有尿素分解细菌感染(沙门杆菌或者变形杆菌),使尿液变成碱性,从而促使尿液内无机盐沉淀于膀胱底部,呈片状、黄白色、坚硬扁平或略隆起的病变而被炎性黏膜所包围。当沉淀的物质被揭去时,下面的黏膜极易出血。酸化尿液与控制感染后沉淀物常消失。可用喹诺酮类药物治疗,辅以维生素 C 酸化尿液。④滤泡性膀胱炎:本病常见于慢性尿路感染。膀胱镜可观察到小的灰黄色隆起结节,常被炎性黏膜包围,但有时在结节间也可看到正常黏膜。病变常见于膀胱三角区或膀胱底部。显微镜检查发现在黏膜固有层内有淋巴细胞滤泡组成的结节,需与肿瘤鉴别。治疗是控制感染,对症处理。

临床特征:

1.急性细菌性膀胱炎

有明显的膀胱刺激征,发病突然,昼夜差别不大。可有尿频、尿急、夜尿增多、排尿烧灼感或尿痛。排空后仍感到尿未排尽。并常见排尿中断和终末血尿(或者厕纸上带血),有时为全程血尿,甚至有血块排出。可有急迫性尿失禁。全身症状不明显,体温正常或仅有低热,当并发急性肾盂肾炎或前列腺炎、附睾炎时才有高热。常有腰骶部或耻骨上区疼痛不适。

(1)体征:耻骨上有时有压痛,但缺乏特异性体征。有关的可能致病因素都应检查,如阴道、尿道口、尿道(异常如尿道憩室)、阴道分泌物、尿道分泌物、肿痛的前列腺或附睾。实验室检查:血象正常,或有白细胞轻度升高。尿液分析常有脓尿或菌尿,有时可发现肉眼血尿或镜下血尿。尿培养可发现致病菌。如没有其他泌尿系疾病,血清肌酐和血尿素氮均正常。X 线检查:如果怀疑有肾感染或其他泌尿生殖道异常,需要行 X 线检查。对变形杆菌感染的患者,如治疗效果差或根本无疗效,应行 X 线检查,确定是否合并有尿路结石。在儿童,某些洗涤剂或蛲虫可引起外阴和尿道刺激症状,且与膀胱炎的症状相似。

(2)治疗。

1)特殊治疗:短期抗菌药物疗法(1～3 天,甚至单剂量)对男性患者的疗效尚未得到证实。但这种疗法对女性急性无并发症的膀胱炎有效。抗菌药物的选择最好根据细菌培养及药敏试验。由于发生在医院外的大部分无并发症的感染是由对多种抗菌药物敏感的大肠埃希菌引起,磺胺、磺胺甲噁唑、呋喃妥因、氨苄西林通常有效。但是抗菌药物的使用一般要求在细菌培养阴性后还要持续一段时间。当疗效不满意,须进行全泌尿系检查。

2)一般治疗:因为无并发症的急性膀胱炎对适当的抗生素治疗反应迅速,因此通常不需要额外的治疗。偶尔,有必要进行热水浴,或使用抗胆碱能药物(如溴丙胺太林)和止痛药以缓解症状。

2.慢性细菌性膀胱炎

慢性细菌性膀胱炎常伴有结石、畸形或其他梗阻因素,为非单纯性膀胱炎。因此,慢性膀胱炎治疗的首要问题是纠正尿路的复杂因素,尿路复杂因素,纠正后可予以较长时间的抗菌疗法。慢性膀胱炎时必要时可以配合局部治疗,可采用抗菌药物膀胱灌洗术。常用的灌洗液是生理盐水 100 mL 内含 1∶20 000 青霉素或 1% 呋喃西林或 40 万 U 庆大霉素,将灌洗液灌入膀胱内,留置 30 分钟后放出,如此反复 4～6 次。灌洗后可灌注 5% 弱蛋白银 30 mL 及 2% 普鲁卡因 2 mL 以保护膀胱黏膜。

(二)非细菌性膀胱炎

有以下几种,从严格意义上来讲,不属于尿路感染的范畴。在此不再赘述。

(1)间质性膀胱炎。

(2)腺性膀胱炎。

(3)化学性膀胱炎。

(4)放射性膀胱炎。

(三)尿道综合征

尿道综合征是指有下尿路刺激征,无明显膀胱、尿道器质性病变及菌尿的一组症状群,而非一种疾病。该病多发生于女性,1990 年英联邦报道每年有 250 万妇女受此病影响。为临床操作方便,尿道综合征可分为 3 个亚型:①与感染相关;②有间质性膀胱炎的病理基础;③单纯性的尿道综合征。

临床特征:首先其症状呈多样性,尿频、尿急、排尿困难是其主要症状,与急性膀胱炎极为相似,而且症状具有情绪化的特点。其次,有耻骨上疼痛、急迫性尿失禁、压力性尿失禁、里急后重、排尿后疼痛、性交困难等。此外,还有下腹痛、背痛、双侧腰痛。有人认为,其症状特点是反复发作,药物治疗能减轻症状,但不能根治。尿道综合征的体征也是多样的,包括尿道压痛,尿道硬结、黏膜水肿、充血、萎缩,尿道息肉,三角区颗粒状增生,尿道处女膜融合征等。特殊检查有膀胱尿道镜活检、排泄性尿路造影及排尿性尿道造影等,近年尿动力学也成为重要的临床检查手段。但是所有方法的效果均有待观察。

尿道综合征的诊断是排除法,只有排除了其他可以导致尿路刺激征的疾病后才能确诊。

尿道综合征目前的治疗方法存在争议。

三、特殊情况下的感染

(一)妊娠期间的尿路感染

1.妊娠期病理生理影响

尿路感染是发生率比较高的妊娠期疾病,比例达 6%～10%,可能有以下几种因素的影响。

(1)妊娠期肾体积增大。

(2)妊娠期膀胱的部位被子宫所占据。受逐渐增大的子宫压迫,输尿管会被动性扩张,同时在孕激素的作用下集合系统和膀胱平滑肌的张力减弱,输尿管壁肌张力也降低,蠕动减弱、减慢。到妊娠晚期,膨大的子宫压迫膀胱和输尿管,这些会造成尿流不畅和尿潴留,有利于细菌的逆行向上。

(3)妊娠期肾小球滤过率平均增加 30%~50%,肾功能增加。在临床上,妊娠妇女血肌酐或者尿素氮在正常范围内并不意味着该妊娠妇女的肾功能是正常的。

(4)妊娠期间阴道的分泌物会相应增多,且受激素影响分泌物的酸碱度降低,有利于局部细菌的滋长,成为感染的源头。

2. 妊娠妇女尿路感染的自然史

无论治疗与否,妊娠妇女的菌尿非常容易复发。与非妊娠期的妇女相比,未经积极治疗的无症状菌尿妊娠妇女 42% 发生急性肾盂肾炎。发生肾盂肾炎的患者,60%~75% 的发生时间在妊娠 7~9 个月,最常见表现为肾盂积水和尿液停滞。研究者对菌尿症妊娠妇女行静脉尿路造影,发现异常者较多,包括慢性肾盂肾炎、尿路结石、肾乳头坏死等。10%~20% 的尿路感染出现在分娩前或者分娩过程中。而且,产后的持续尿路感染在肾源性患者远远大于膀胱源性患者。

3. 并发症

(1)菌尿症患者妊娠期高血压发病率可能增加,易发生先兆子痫和子痫。虽然尚存在争议,在妊娠期出现蛋白尿时,除应注意妊娠期高血压外,还应考虑菌尿症的可能,约有 3/4 的菌尿症患者出现蛋白尿。

(2)妊娠期的尿路感染还可并发流产、早产及死胎。根据调查统计,200 名妊娠妇女中 6% 患无症状性菌尿,其中 15%~20% 发生早产,20%~25% 发生死胎。经治疗后,早产发生率可下降 7%,尿路感染对胎儿的影响可能与致病菌的毒素增加子宫收缩,并通过胎盘直接影响胎儿有关。但是,也有统计资料表明,妊娠妇女的早产率和围生期胎儿的死亡率与妊娠期菌尿或肾盂肾炎并不存在密切的关系。

(3)菌尿与贫血的关系也存在争议。

(4)有一点是公认的,妊娠期菌尿无论是有症状还是无症状都应当积极治疗,目的是防止肾盂肾炎的发生和其他可能的危害。

4. 诊断和治疗原则

(1)诊断主要靠筛查:随着妊娠期的延长,菌尿的风险逐渐增加。如果有条件,从妊娠 16 周开始,每 1 个月左右去医院做一次尿液检查,如果确诊患了尿路感染,务必做到早期彻底治愈,即使是无症状的菌尿。

(2)选择对母体和胎儿毒性最低的抗生素,这一点必须特别重视。而且,母体体液总量的增加,药物分布在胎儿、肾血流和肾小球滤过率增加这些特点,可能降低药物的血浆浓度。这些特点决定了药物的剂量和治疗时间的长短。

首先考虑使用氨苄西林、头孢菌素类药物。若能根据尿液细菌培养和药物敏感试验结果选用抗生素则最好,但不可选用那些对尿路感染很有效而对胎儿不利的药物(如喹诺酮类药物、庆大霉素、卡那霉素、氯霉素等)。西药如果找不到合适的药物或者疾病反复发作,可以同时辅以中药治疗,或者辅以药膳食疗,以提高和巩固疗效。

(二)老年人的尿路感染

尿路感染在老年人十分常见,女性 65 岁以上者至少为 20%,男性为 10%,与年轻时男女尿路感染 1：30 的比率不同,老年男女之比逐渐降到 1：2。尿路感染的易感因素在老年人十分复杂,可以是多种因素的结果。单纯的脓尿在老年人并不是一个良好的诊疗指标。相反,没有脓尿却表明没有菌尿。所以确诊需要依靠细菌培养。

与青壮年人相比,老年人的尿路感染原因复杂,尿路感染的易感性增加。①老年化所伴随的生理变化。②尿路感染的因素增多。老年男性可因前列腺增大、肿瘤,女性可因膀胱颈部肥大或挛缩,而致排尿不畅,细菌滞留;男女均可因脑血管疾病而致神经功能减退,引起排尿无力,还可因逼尿肌的功能低下和腹壁松弛,以及不明原因的尿潴留等,而使尿液排出不畅,成为易发生尿路感染的因素。糖尿病和长期卧床也是尿路感染的诱发因素。③尿路感染的菌种复杂。老年人由于肾发生退行性病变,肾组织有硬化及瘢痕形成,血液供应差,对细菌抵抗力减弱,因而易发生两种以上的病原菌感染,多是变形杆菌、葡萄球菌等。

老年人尿路感染的特点为症状多变,轻者无症状的菌尿和重者危及生命的败血症均可能发生。多数为无症状的菌尿。不少老年人的尿频、尿痛、脓尿等尿路感染症状不明显,有的表现为其他系统的症状,如嗜睡、意识混乱、食欲下降和尿失禁,会导致误诊。有的甚至没有症状,只有经实验室检查才能发现。无症状细菌尿则易漏诊,部分患者直至出现肾功能不全或高血压时才被发现。尿路感染难以控制。老年人排尿不畅,感染菌种多,又常伴多种慢性疾病,接触抗菌药物多,细菌易出现抗药性,加上免疫功能减弱,因而治愈率低,且容易复发。需要指出的是,老年人肾盂肾炎常存在尿潴留的因素,易引起尿路败血症,应加以警惕。尿路败血症易并发休克,死亡率甚高。

由于老年性无症状菌尿多不会引起全身性或泌尿生殖系症状,而且大多数是短暂性的,故现有资料不支持进行常规治疗。尽管治疗并消除无症状的菌尿有其临床意义,而且降低死亡率,但不是绝对的。因此,对于有些疾病,例如在插管之前,或遇尿路先天性或后天性严重异常,免疫功能严重缺陷,或致病菌的病发率特别高(如高尿素分裂细菌)等,可进行短期的抗菌药物治疗。而对于有症状的菌尿则一定要治疗。

防治老年人尿路感染应做到以下几点:①定期检查,如为慢性复发性尿路感染,还应行前列腺或尿路造影检查;②老年人的细菌尿,无论有无症状均应认真治疗。为能获得彻底治愈最好选用两种以上的抗菌药物,疗程最好不少于 1 周,但剂量不能过大。还应嘱老年患者大量饮水,对抗菌药物疗效不好的患者,应注意全面检查,以发现和除去尿路的梗阻因素(如结石、囊肿、前列腺肥大、肿瘤等)。

四、非特异性男性生殖系感染

非特异性男性生殖系感染是指由于非特异性细菌引起的睾丸炎、附睾炎、精囊炎、前列腺炎和尿道炎等。病原菌以大肠埃希菌最多见。有时可有支原体和衣原体感染,但是检出和确诊较为困难,而且国内现阶段的诊断和治疗中有过度诊断之嫌,因此需要进行诊断和治疗的规范化。除疾病特有的症状外,患者经常伴有精神症状。

(一)非特异性尿道炎

非特异性尿道炎可分为急性与慢性两种,常因性交传播引起。急性非特异性尿道炎的症状特点为尿痛、尿频、尿急,尿道口有分泌物,与淋病性尿道炎在临床上很难区别。慢性者往往伴有前列腺炎和精囊炎的症状,如会阴部、下腹部隐痛和腰背酸痛等,晚期少数病例伴有尿道狭窄。由于尿培养常为阴性而被漏诊。

非特异性尿道炎的病原复杂,除一些非特异性细菌外,尚有真菌(白念珠菌)、病毒、滴虫等,往往继发于尿路感染,也可因尿道狭窄、包茎、导尿、尿道器械操作等所致。

尿道炎的检查:应检查尿道口有无红肿和分泌物。从阴茎根部向尿道口挤压分泌物3~4次,若有分泌物即可认为是尿道炎。

尿道分泌物分3滴收集:第一滴检查有无脓细胞和滴虫;第二滴涂片做革兰染色初步判定是哪一种细菌;第三滴用分段尿及前列腺按摩液检查,并行细菌培养。具体可参考Mears-stamey四杯法。

患者的性伴侣理应同时进行检查与治疗。女性尿道炎的症状相对隐蔽或温和,并容易与妇科疾病混淆或并存。因此,即使没有任何症状,也不能轻易排除疾病可能。许多数非淋病奈瑟菌性尿道炎的患者,可口服喹诺酮类药物。但30%~40%尿道炎患者在治疗后6周内复发。对重复发作的患者应进一步寻找尿道炎的发病原因,并对其女方的治疗结果作出评价。

如患者持续有发作或尿道炎对于抗生素治疗无反应,则推荐进行四杯法排除前列腺炎。若有尿道狭窄或者畸形的可能,应行尿道造影和尿道镜检查排除狭窄、异物或尿道内其他损害,并进行定期随访。

(二)非特异性睾丸炎

睾丸炎由各种致病因素所引起,有非特异性细菌、病毒、螺旋体、损伤、化学物、真菌和寄生虫病等,本部分所述仅限于非特异性细菌引起的睾丸炎。

非特异性睾丸炎多见于急性和单侧性,常伴有发热、寒战、恶心、呕吐,可继发全身性细菌性败血症。病原菌有葡萄球菌、链球菌、大肠埃希菌、肺炎球菌、铜绿假单胞菌等,以血行和淋巴途径播散为多见,也有自尿道、精囊、输精管、附睾逆行侵入睾丸。发病急骤,阴囊皮肤红肿,有明显压痛。病理变化为睾丸肿大1~2倍,阴囊壁水肿,鞘膜脏层充血红肿,鞘膜腔内浆液纤维素渗出,睾丸切面有局灶性坏死,多核白细胞浸润,生精小管上皮破坏、脱落,有时整个睾丸为脓腔所占有。慢性期鞘膜壁增厚,鞘膜腔闭锁,睾丸纤维化萎缩,生精小管的基底层呈玻璃样变及退行性变化,生精上皮细胞消失。

诊断主要依靠病史和局部体征,必须和精索扭转和嵌顿性腹股沟斜疝鉴别。

急性炎症期阴囊局部冷敷。进入慢性期炎症控制后则用温热敷促使炎症加快吸收。抬高阴囊。应用血浓度高的抗生素。若已形成脓肿,则需切开引流。睾丸完全破坏时则行睾丸切除术。

(三)非特异性附睾炎

非特异性附睾炎由革兰阴性杆菌和阳性球菌所引起,有急性与慢性两种。非特异性附睾炎多见于中青年和儿童,常因泌尿系感染和前列腺精囊炎等所并发。感染从输精管逆行传播为多见,血行者少见。在施行前列腺切除术的患者常会引起急性附睾炎,可以采取双侧输精管结扎加以预防,由此可证明传播途径。

1.急性附睾炎

发病急骤,全身症状明显,疲惫乏力,可有高热、寒战,患侧阴囊明显肿胀、发热、红肿,精索增粗,睾丸及精索有明显压痛及触痛,同时也可引起尿急、尿频等症状。需要与睾丸扭转、结核性附睾炎、急性淋病性附睾炎等作鉴别诊断。

治疗:急性化脓性附睾炎是一种严重的疾患,必须尽早积极治疗。常伴有附睾炎造成梗阻所引起的不育症。应注意卧床休息,抬高阴囊,局部冷敷,直至急性炎症控制为止。缓解疼痛可用精索封闭,冰袋置于阴囊上。如有高热、细菌尿、脓尿、前列腺炎或其他细菌性感染证据时,应立即应用广谱抗生素。禁止性生活。如上述抗菌药物应用 5 日后仍无疗效,应进一步检查附睾炎少见的病因,如结核、真菌感染、淋病、梅毒或炎性癌肿等。附睾形成脓肿可行切开引流或附睾切除术。

2.慢性附睾炎

较急性者为多见。部分患者在急性期未彻底治愈而转为慢性;也有很多人并无急性发作病史而发生慢性附睾炎,后者往往继发于前列腺炎。临床表现常有阴囊疼痛、发胀、下垂等感觉,疼痛可放射到下腹部及同侧大腿内侧。检查时可触及附睾头及尾部肿大,较硬或呈结节状,有压痛,输精管粗厚并有压痛。本病需与附睾结核、丝虫病相鉴别。

治疗:本病常与慢性前列腺炎同时存在,因此药物治疗同慢性前列腺炎。对局部症状严重又久治不愈的病例,可考虑手术切除附睾硬块、结节或整个附睾。一般不会影响睾丸,不需要行睾丸切除。

第三节 泌尿系结石

一、肾结石

肾结石在泌尿系结石中占重要地位,随着人们物质生活水平提高、营养状况的改善,加重了饮食调配的不合理,高蛋白、高糖饮食成分的提高,使上尿路结石(特别是肾结石)的发病率不断上升。任何部位的结石都可以始发于肾,而肾结石又直接危害肾。结石常始发于下盏和肾盂输尿管连接处,可为单个或多发,其大小可以非常悬殊,小的如粟粒,甚至为泥沙样,大者可充满肾盂和整个肾盏,呈铸形结石。双肾结石占 8%～15%。男女发病比约(3～9):1,中青年占 80%。

(一)临床表现

最常见的症状是腰痛和血尿。仅少数在肾盂中较大不活动的结石,又无明显梗阻感染时,可长期无症状,甚至患肾完全失去功能,症状仍不明显。在肾盂内较小的结石由于移动性大和直接刺激,能引起平滑肌痉挛,或结石嵌顿于肾盂输尿管交界处发生急性梗阻,则出现肾绞痛。典型的肾绞痛为突然发作,呈剧烈的刀割样痛。疼痛可沿输尿管向下放射到下腹部、外阴部和大腿内侧,男性可放射到阴囊和睾丸,女性可放射到阴唇附近。持续时间不等,多伴有恶心、呕吐,患者坐立不安,面色苍白,大汗淋漓,可呈虚脱状态。绞痛后出现血尿,多为镜下血尿,也有肉眼血尿,或有排石现象。也有结石逐渐长大导致慢性梗阻,发生肾积水和脓尿。在独肾或双侧肾结石,偶可发生急性肾功能不全。有的患者表现为贫血、胃肠道症状或尿路感染而就诊,易造成误诊。体检可有肾区叩击痛,在结石引起肾积水多时能摸到肿大的肾。

(二)诊断与鉴别诊断

根据病史,体检和必要的实验室、B超、X线等检查,不难作出肾结石的诊断,但还应进一步了解结石的大小、数目、形状和部位,有无伴发梗阻、感染、肾功能减退,以及可能的原发病因与估计结石的成分。病史中凡是有腰部疼痛后伴血尿,或运动后发生血尿,都应考虑肾结石的可能。肾结石中 80% 为显微镜下血尿,少数为肉眼或无痛性血尿。也有表现为尿路感染的症状,如尿中有脓细胞、细菌。尿液中找到结晶体或有排石史,这是诊断尿路结石的重要线索。

实验室检查:尿常规检查能见到肉眼或镜下血尿,伴感染时有白细胞和脓尿。有时可发现尿液中晶体。感染性结石患者尿液细菌培养呈阳性。当怀疑泌尿系结石与代谢状态有关时,应测定血、尿的钙、磷、尿酸、草酸等,必要时行钙负荷试验。

B超:结石显示为增强回声伴声影,且能够评价肾积水和肾实质萎缩的程度,可发现X线平片不能显示的小结石和透X线结石。对造影剂过敏、妊娠妇女、肾功能不全、无尿患者,不能行静脉尿路造影时,选择B超有助于诊断。

尿路X线平片(KUB):是确诊肾结石的重要方法,可看到肾的外形,结石的大小、形态和部位。尿路结石约90%以上含钙,并在平片上显示出来,故尿路平片是诊断肾结石必不可少的检查。X线尿路平片显示结石的清晰度主要取决于结石的成分和厚度,也受患者胖瘦、肠道积气多少和摄片技术的优劣等影响。结石含钙愈多,平片显示愈清楚。含钙少或结石小时则显影不清,甚至模糊看不出。但若在拍片前晚冲服番泻叶6~9 g或灌肠后,有可能被检出。纯尿酸结石或胱氨酸结石因不含钙,故平片上不能显示,称为阴性结石,约占全部尿路结石的3%~5%。

静脉尿路造影(IVU):了解双肾功能、有无积水和整个尿路情况,并为选择治疗提供依据;还能发现引起肾结石的局部病因,如先天性肾盂输尿管连接处狭窄、马蹄肾和多囊肾等畸形。在阴性结石可表现为肾盂内占位性病变,对碘过敏者和阴性结石患者可行膀胱镜检查及逆行肾盂输尿管造影,必要时行肾盂空气造影。

放射性核素肾显像:评价治疗前后肾功能的受损和恢复情况,协助了解双侧尿路的梗阻情况。

鉴别诊断主要是右肾结石引起的上腹痛,需与急性胆囊炎、胆道结石、溃疡病、胰腺炎等疼痛鉴别,但这些患者尿液检查均无红、白细胞。虽然胆道结石或腹腔淋巴结钙化也可在平片上显影,但摄侧位平片,肾结石阴影与腰椎重叠或位于椎体稍后方,而胆道结石或腹腔内淋巴结钙化则位于椎体前方。通过病史和体检还要排除其他可以引起腹部疼痛的疾病如急性阑尾炎、异位妊娠、卵巢囊肿扭转、肾盂肾炎等。尿酸结石患者血尿酸值增高,尿液pH呈持续强酸性的特点,患者多有痛风病。

甲状旁腺功能亢进的筛选检查:对于双肾或复发结石患者,术前均应常规测定血钙和血磷。由于血钙可能间隙性升高,故应行2~4次血钙、血磷测定。甲状旁腺功能亢进患者的血清钙均超过10.5 mg/dL(正常值8.5~10.5 mg/dL),血清磷(空腹)降到2.5 mg/dL以下(正常值3~5 mg/dL)。24小时尿钙、尿磷排出增高[正常人尿钙(130±50) mg/24 h,尿磷500 mg/24 h]。

口服1 g钙负荷试验:由于甲状旁腺分泌与血钙浓度成反比,正常人服钙后抑制甲状旁腺分泌,尿磷明显减少(20%~60%),血磷明显升高,而患者有甲状旁腺功能亢进,服钙后尿磷减少不足20%,而血磷很少改变。

近年应用环磷酸腺苷(cAMP)替代复杂的甲状旁腺素测定。甲状旁腺腺瘤可用B型超声及CT检查定位,必要时也可手术探查。

(三)治疗

肾结石治疗的目的是去除梗阻因素和感染因素,排除结石,清除对肾脏的损害,挽救肾功能,减轻患者痛苦,同时采取适当的措施预防结石复发,治疗结石的发病因素。由于结石的复杂多变,结石的性质、形态、大小、部位、泌尿道局部解剖情况等都存在差异,因此治疗方法的选择应该依患者的具体情况而定,实施个体化的治疗方案。小结石可观察等待其自然排出或应用药物排石,如伴疼痛则对症治疗。经常伴有症状、梗阻或者感染的结石又不能自行排出时,应积极采用微创技术或者手术取石,结石梗阻严重影响肾功能时,应及早解除梗阻,改善肾功能。

1.一般疗法

(1)饮水治疗:尽量多饮开水或磁化水,使每日尿量维持在 2000～3000 mL 以上,配合利尿解痉药物。尿液稀释有利于小结石的冲刷和排出,并有助于防止复发。

(2)对症治疗:肾绞痛发作时,首先应解痉止痛,可用阿托品或山莨菪碱、哌替啶,含服硝苯地平等。必要时静脉补液,或用吲哚美辛栓剂肛门塞入,据报道效果较好。合并感染者应同时进行抗感染治疗。

(3)排石治疗:其适应证为结石直径小于 0.6 cm,表面光滑,结石以下尿路无梗阻,结石未引起尿路完全梗阻,停留部位少于 2 周,泌尿系统无狭窄、畸形或感染。可服用各种排石冲剂或中药煎剂,配合多量饮水和适当运动有助于结石排出。近年来报道口服 α 受体阻滞剂(坦索罗辛)或钙离子通道拮抗剂,排石效果较好。坦索罗辛是一种高选择性 α 肾上腺素能受体阻滞剂,使输尿管下段平滑肌松弛,促进输尿管结石排出。排石过程中应注意定期复查。

(4)病因治疗:患有甲状旁腺功能亢进者应先行治疗,然后再处理肾结石。有时在甲状旁腺瘤或癌切除后,尿石不再发展,甚至自行溶解消失,同时结石也不再复发。患有肾小管酸中毒者常并发磷酸钙结石,服用枸橼酸钾、磷酸盐合剂、氢氯噻嗪等降低尿钙,碳酸氢钠可纠正酸中毒。特发性高钙尿使用噻嗪类利尿药、枸橼酸钾、磷酸纤维素钠、正磷酸盐等降低尿钙,减少尿中钙盐结晶和结石形成。肠源性高草酸尿可使用高钙饮食、钙剂、葡萄糖酸镁等,对原发性高草酸尿,可使用维生素 B$_6$。上尿路畸形、狭窄,长期卧床等,应采取相应的治疗措施。

(5)药物溶石治疗:单纯尿酸结石最常用碳酸氢钠或碱性溶液碱化尿液,碳酸氢钠剂量为 650～1000 mg,每天 3～4 次。若钠负荷过大,可选择枸橼酸钾,15～30 mEq,每天 3～4 次。碳酸酐酶抑制剂乙酰唑胺是尿酸结石患者另一种常用的碱化尿液药物,常用剂量为 250～500 mg,睡前服用,维持夜间尿液碱化。治疗期间,应经常监测尿 pH,以求达到最有效治疗。限制高嘌呤饮食,尿 pH 保持在 6.5～7.0,同时每天大量饮开水 3000 mL 以上,也有用 1.5% 碳酸氢钠溶液经肾造瘘管冲洗,局部溶石。如饮食不能控制高尿酸血症时,可服用别嘌醇 0.1～0.2 g,每天 3 次,服用半年左右可使尿酸结石溶解,本药的优点为无不良反应。黄嘌呤肾结石治疗方法也相同。

胱氨酸结石采用低胱氨酸饮食,碱化尿液,大量饮水。使用降低胱氨酸药物,主要为硫醇类,如 D-青霉胺、硫普罗宁、乙酰半胱氨酸等。D-青霉胺的治疗剂量为 1～2 g/d,分 4 次服用,一般从小剂量开始,耐受良好时可逐渐增加剂量,并加用维生素 B$_6$,以减少不良反应的发生。硫普罗宁的常用剂量为 600～1800 mg/d,分 4 次服用,治疗目的是减少尿液中胱氨酸的排出量至 200～300 mg/d 以下。乙酰半胱氨酸的成人常用剂量为每次 0.7 g,每日 4 次,不良反应很少。磷酸盐结石可口服葡萄糖醛酸苷或亚甲蓝。溶石疗法配合 ESWL,疗效更佳。

2.体外冲击波碎石术(ESWL)

世界上首台体外冲击波碎石(ESWL)机由德国 Dornier 公司研制成功。1980 年 2 月,由德国 Chaussy 首先将此技术应用于临床获得成功,标志着治疗泌尿系结石的新时代的到来。ESWL 很快在世界各国推广应用。国内上海交通大学和上海医科大学附属中山医院于 1984 年自行设计研制成功同类的体外冲击波碎石机,即 JT-ES-WE-T 型,并不断改进为Ⅱ、Ⅲ型机,已广泛应用于临床。

ESWL 应用于临床 20 余年来,随着临床经验的不断积累和碎石机设备的不断更新,对 ESWL 的适应证、治疗原则及并发症的认识有了新的改变,第三代碎石机实现了多功能化,除了 ESWL 外,还可用来进行泌尿系影像学诊断和辅助治疗。临床实践证明,由于 ESWL 疗效显著、受损轻微,目前已基本取代了传统的开放式手术取石,成为上尿路结石治疗的主要手段。

(1)原理:Dornier 型机是采用电极放电的原理。利用高电压(10~30 kV)、大电流(10~20 kA)通过在水中(含 1‰氯化钠)瞬间放电,产生液电压性冲击波,并沿半椭圆反射器的反射聚焦于半椭圆反射器的第二焦点处(放电处为第一焦点),能量可增加 360 倍,在两台 X 线球管与荧光增强管组成的结石定位系统监视下,高能冲击波即可精确地到达焦点的结石处,通过反复调整位置,多次冲击波轰击,结石可粉碎成 2 mm 大小而排出体外。不过冲击波焦点的有效面积仅 2 cm²,故较大的结石不可能一次彻底击碎,尤其是含钙、致密坚硬的结石较难震碎。由于人体器官和组织密度和震波中的水溶液相似,因此冲击波从水中通过人体各层组织时不能发生能量交换(无阻抗),故组织不会受到明显损害;而肾结石阻抗比水大,故被粉碎。由于冲击波以声学特性传播,故能量在空气中比水中削减得多,所以患者浸卧在水中比卧在水囊袋上效果更好些。冲击波粉碎结石是利用冲击波在两种声阻抗不同的传播媒质(组织和结石)的界面发生反射,它在结石的前缘产生压应力,在其后缘产生拉应力,两种媒质的声阻抗的差别越大,应力就越大,物质(结石)结构越容易破坏。在结石面对冲击波源的界面上的压应力使结石破裂,而空化作用产生水的射流使裂口内面的结石剥落,一连串的冲击波使结石由表及里地逐层破碎,直到完全粉碎成为细小的颗粒排出体外。除液电冲击波源外,尚有压电晶体、电磁波等冲击波源,现有用电磁波源取代其他冲击波源的趋势。

(2)震波碎石装置的组成。①震波发生器:是体外震波碎石的核心部件,它决定着碎石效果、治疗工作的效率与对人体的影响。要求具备:冲击波需带有足够的能量;要求在合适的介质中传播,耦合进入人体衰减比较小;冲击波具有良好的方向性—聚焦特性;冲击波应力脉冲必须保持稳定;必须对人体组织、器官无损害或影响很小。冲击波源主要有三种:液电冲击波源是在一个椭圆反射体内,电能通过液体中火花放电的方式转化成为热、光、力、声等其他形式的能量。在体外冲击波碎石术中,只是利用它的力学效应——冲击波,Dornier 机即属此类。压电晶体超声波源是在一个半径 50 cm 左右的球冠上均匀分布数千个压电晶体元件,在同样电脉冲作用下产生相同的超声脉冲,而且同步到达球心,而获得高强的超声脉冲,达到碎石,如 EDAP LT-01 即为此类。电磁脉冲波源是将电能首先转化为磁能,再转化成为机械能。它的第一种转换类似液电冲击波源,是高电压电容器的充放电。但它的放电不在水中,而是对一个线圈放电,放电产生的脉冲大电流形成一个高强的脉冲磁场,Siemens Lithostar 属此类。德国 Dormer 最新产品 Compacts 碎石机也属此类。②定位系统:是在半椭圆形反射体两侧用两套 X 线球管交叉定位,同时配有两个荧光增强电视观察图像仪,定位时移动人体的结石正好位于焦点上。③水槽:由不锈钢制成,配有恒温装置、进出水道,槽底部有孔,安置冲击波发生器。

干式(水囊袋)Dornier 型机和 B 型超声定位干式压电晶体的体外冲击波碎石机(如德国与法国的 EDAP 型机)可避免接触放射线,并可用于阴性肾结石、胆道结石。水囊袋代替水槽,应用较为方便,但主要用于 1 cm 左右的较小肾结石,可使结石碎成细沙状排出。由于其能量较小,故不宜用于大的肾结石。较疏松的输尿管结石定位也较难。

(3)ESWL 的适应证和禁忌证:目前对肾结石患者的治疗均应首先考虑选择 ESWL。随着碎石机性能不断完善及临床经验的不断积累,适应证也在不断扩大,由 20 世纪 80 年代初的单一肾结石,直径<1 cm,输尿管上段结石至目前的全尿路结石。除结石以下部位的梗阻、狭窄外,绝大多数结石患者可用单一 ESWL 或配合经皮肾镜取石(PCNL)、输尿管镜取石术等治疗,效果良好。从理论上讲,尿路结石除远端有器质性梗阻外均可采用体外冲击波碎石术治疗。但为了取得最佳治疗效果和尽可能减少不良反应,临床上必须对结石患者加以选择。

目前,ESWL 治疗肾结石的适应证如下。①直径≤2 cm 的肾盂或肾盏单发结石或总体积与之相当的多发结石是 ESWL 的最佳适应证。②直径 2~4 cm 的肾结石,仍可以选择 ESWL 治疗,但术前常需放置输尿管导管或支架管,且往往需要多次碎石。③直径>4 cm 的巨大结石或者难碎结石(胱氨酸结石),应根据具体情况选择 PCNL 或者 PCNL 联合 ESWL 治疗。④PCNL、输尿管镜碎石术或者开放性取石术后的残余肾结石、畸形肾结石、移植肾结石等。

早期 ESWL 的禁忌证相当广泛,近年来,随着 ESWL 适应证的不断扩大,其禁忌证不断缩小。目前认为,妊娠是唯一的 ESWL 绝对禁忌证,而其他的如结石以下尿路有器质性梗阻、泌尿系感染、心血管疾患等均属于相对禁忌证,在一定条件下或者经过适当处理后都可以行 ESWL 治疗。在临床工作中,下述情况应列为禁忌证。①不能纠正的全身出血性疾患。②高危患者如心肺功能不全,严重心律失常等。③泌尿系活动性结核。④无症状的肾盏憩室结石。⑤妊娠妇女,特别是结石在输尿管下段者。⑥严重肥胖或骨骼畸形。⑦结石以下尿路有器质性梗阻,在梗阻未解除之前不宜碎石。⑧严重肾功能不全。⑨尿路感染。

(4)治疗方法和效果:震波前必须有近期的尿路平片和静脉(逆行)肾盂造影证实。术前做血、尿常规检查,血小板计数、出凝血时间测定。ESWL 前晚用番泻叶 6~9 g 冲服清肠。术晨禁食,以免肠积气影响结石定位。控制泌尿系感染。常规在 ESWL 前半小时肌注哌替啶(2 mg/kg)加异丙嗪(1 mg/kg),可达到术中镇静止痛的目的。小儿肾结石的 ESWL 治疗应选用全麻。治疗时的工作电压应随不同厂家的碎石机而定。Dornier 公司的碎石机工作电压为 14~24 kV,冲击次数则视结石粉碎为度,若结石不能完全粉碎时,其冲击总数不宜超过 2500 次。对小儿肾结石和孤立肾结石,应适当调低工作电压和减少冲击次数,尽量减少其对肾的损害。对于同一部位的肾结石,ESWL 治疗次数不宜超过 3~5 次(具体情况依据所使用的碎石机),否则,应该选择其他方法如经皮肾镜取石术。治疗间隔时间目前尚无确定的标准,但多数学者通过研究肾损伤后修复时间,认为间隔时间为 10~14 天较好。

一般来说,肾盂结石容易粉碎,肾中盏和肾上盏结石的疗效较下盏结石好。下盏漏斗部与肾盂之间的夹角为锐角,漏斗部长度较长和漏斗部宽度较窄,ESWL 后不利于结石清除。磷酸铵镁和二水草酸钙结石容易粉碎,尿酸结石可配合溶石疗法进行 ESWL,一水草酸钙和胱氨酸结石较难粉碎。据上海医科大学中山医院与上海交通大学报道,1985~1987 年应用 JT-ESWL-Ⅰ型体外震波碎石机治疗上尿路结石(主要是肾结石)1222 例,单侧 1069 例,双侧 153 例,震碎率 99.67%,电压在 14 000~15 000 V,最高为 18 000 V,每次震波冲击次数为

400～1600次。86.07%病例1次治愈,13.83%需2次震波,个别经3～5次才获治愈,震波碎石后1天至7个月全部排清,平均排清48天。89.6%效果满意。

震波时并发症有:局部皮肤疼痛、血压改变、心绞痛、窦性心动过速或窦性心动过缓及心律失常等,经对症治疗后大多可以完成震波。震波后近期并发症有血尿(100%)、肾绞痛(约70%)、发热(约1%～5%)、局部皮肤瘀点、恶心、呕吐、食欲缺乏、咯血、肾周围血肿、大便隐血或痰中带血等。震波后远期并发症有:高血压(8%左右)、结石复发(2年后为6%,4年后为20%)及肾功能损害等。

(5)震波后的处理:每次震波完毕即予静脉补液,并维持2～3天;鼓励患者多饮水以利排石;用解痉剂、抗生素、排石汤和黄体酮等。及时观察和收集结石排出情况。尚需定期复查尿路平片和行静脉尿路造影。对停留在输尿管的碎石不能排出者,或形成输尿管阻塞(石街)时,应及时给予再次震波或行输尿管镜碎石术等措施,解除梗阻,促进结石排出。并发肾严重感染者应积极抗感染,并及时行肾造瘘引流。

3.经皮肾镜取石术(PCNL)

是指在B超引导或X线荧光透视监控下,通过经皮肾穿刺造瘘(PCN)所建立的通道,在肾镜直视下借助取石或碎石器械到达去除结石、解除梗阻的一种微创技术。PCNL最早在欧美一些国家开展,20世纪80年代中期以来,随着光学、电子工程技术的进展,超声、放射介入、CT、MRI等技术的广泛应用,PCNL技术在临床上的应用有了飞跃性发展,1997年国外学者提出使用微创经皮肾取石术(MPCNL),以减少手术并发症与肾实质的损伤,但多用于治疗≤2 cm的结石、小儿肾结石或需建立第二通道的病例,使用指征局限。而国内吴开俊教授和李逊教授等从1992年开始采用"经皮肾微造瘘、二期输尿管镜碎石取石术"。1998年提出有中国特点的微创经皮肾取石术,并逐步在全国推广应用,使经皮肾取石技术的适应范围不断扩大,并应用于大部分ESWL和开放手术难以处理的上尿路结石。由于PCNL具有创伤小、疗效高、并发症少、适应证广、恢复快等优点,它是肾、输尿管复杂性结石治疗的首选方法。

(1)治疗方案和原则如下。①PCNL应在有条件的医院施行,推荐首选微通道PCNL(或微造瘘PCNL),并在术中由有经验的医师根据具体情况采用不同大小的通道和不同类型的器械进行手术。②开展手术早期宜选择简单病例,如单发肾盂结石合并中度以上肾积水,患者体形中等偏瘦,没有其他伴随疾病。③复杂或体积过大的肾结石手术难度较大,应由经验丰富的医生诊治,不排除开放手术处理。④合并肾功能不全或肾积脓者先行经皮肾穿刺造瘘引流,待肾功能改善及感染控制后再二期取石。⑤完全鹿角状肾结石可分期多次多通道取石,但手术次数不宜过多(一般单侧取石≤3次),每次手术时间不宜过长,需视患者耐受程度而定。多次PCNL后仍有直径>0.4 cm的残石,可联合应用ESWL。

(2)PCNL的适应证和禁忌证如下。随着腔内技术和各种碎石设备特别是钬激光和第三、第四代气压弹道碎石机(碎石清石系统)的问世和应用,PCNL适应证不断扩大。包括:①所有需开放手术干预的肾结石,包括完全性和不完全性鹿角结石、直径≥2 cm的肾结石、有症状的肾盏或憩室内结石;ESWL难以粉碎及治疗失败的结石。②输尿管上段L4以上、梗阻较重或长径>1.5 cm的大结石;或因息肉包裹及输尿管迂曲、体外冲击波碎石(ESWL)无效或输尿管置镜失败的输尿管结石。③特殊患者的肾结石,包括小儿肾结石梗阻明显;肥胖患者的肾结石;肾结石合并肾盂输尿管连接部梗阻或输尿管狭窄;孤立肾合并结石梗阻;马蹄肾合并结石梗阻;移植肾合并结石梗阻;无萎缩、无积水肾结石。

PCNL禁忌证：①未纠正的全身出血性疾病；②严重心脏疾病和肺功能不全，无法承受手术者；③未控制的糖尿病和高血压者；④盆腔游走肾或重度肾下垂者；⑤脊柱严重后凸或侧弯畸形、极肥胖或不能耐受俯卧位者亦为相对禁忌证，但可以采用仰卧、侧卧或仰卧斜位等体位手术；⑥服用阿司匹林、华法林等抗凝药物者，需停药2周，复查凝血功能正常才可以进行手术。

（3）治疗方法：PCNL术前必须进行一般生化检查及凝血时间检测及尿细菌培养。术前做KUB和IVU检查，了解结石的位置、大小、形态及其与肾盏的位置关系。术前给予抗生素预防感染。

1）术前经膀胱镜逆行插入输尿管导管，经逆行输尿管插管造影，显示肾集合系统。

2）在B超或X线C臂机定位下，穿刺点可选择在第12肋下至第10肋间腋后线到肩胛线之间区域，穿刺经后组肾盏入路，方向指向肾盂；对于输尿管上段结石、肾多发结石以及合并UPJ狭窄需同时处理者，可首选经肾后组中盏入路，穿刺点常选第11肋间腋后线和肩胛下线之间的区域。上组肾盏和下组肾盏的穿刺，须注意胸膜和肠管的损伤可能。

3）扩张肾穿刺通道，插入肾镜。

4）小的结石用取石钳直接取出，较大的结石通过激光（钬激光）、气压弹道、超声、液电击碎后排出。带超声和吸引的弹道碎石器（碎石清石系统），兼有气压弹道碎石与超声碎石并吸出的优点，使肾内压降低，尤其适用于感染性、大结石的患者。碎石结束后放置双J管和肾造瘘管较为安全，留置肾造瘘管可以压迫穿刺通道、引流肾集合系统、减少术后出血和尿外渗，并有利于再次处理残石。

PCNL的主要并发症有：术中出血（1%～2.5%）、延迟出血（1%左右）、结石残留（3%～3.5%）和复发（1年内复发率8%左右）、发热和感染、邻近器官损伤、肾集合系统穿孔、输尿管狭窄、电解质失衡、液气胸、高血压、肾周脓肿及腹膜后血肿等。如果术中出血较多，则需停止操作，并放置肾造瘘管，择期行二期手术。当肾造瘘管夹闭后，静脉出血大多可以停止，临床上持续、大量的出血一般是由于动脉性损伤所致，需行血管造影进行超选择性栓塞，若出血凶险难以控制，应及时开放手术探查止血，必要时切除患肾。迟发大出血大多由于肾实质动—静脉瘘或假性动脉瘤所致，血管介入超选栓塞是有效的处理方法。

（4）术后处理：术后均有血尿，应卧床休息，直至尿色变清。术后静滴抗生素，有菌尿者连续3～5日，菌尿转阴后改为口服。术后检查血常规和电解质。术后摄KUB及顺行显影若无残留结石，显影剂进入膀胱，则可夹闭引流管。术后如无特殊并发症，尿液清晰，引流管可在2～4日拔除。如有残余结石，则保留引流管，待1～2周后再通过原通道取出残留结石。

4. 输尿管镜取石术

逆行输尿管镜治疗肾结石以输尿管软镜为主，其损伤介于ESWL和PCNL两者之间。随着输尿管镜和激光技术的发展，逆行输尿管软镜配合钬激光治疗肾结石（<2 cm）和肾盏憩室结石取得了良好的效果。其适应证包括：①透X线的肾结石（<2 cm），ESWL定位困难；②ESWL术后残留的肾下盏结石；③嵌顿的肾下盏结石，ESWL治疗效果不好；④极度肥胖、严重脊柱畸形，建立PCNL通道困难；⑤结石坚硬（如一水草酸钙结石、胱氨酸结石等），不利于ESWL治疗；⑥伴盏颈狭窄的肾盏憩室内结石。禁忌证为：①不能控制的全身出血性疾病；②严重的心肺功能不全，无法耐受手术；③未控制的泌尿道感染；④严重尿道狭窄，腔内手术无法解决；⑤严重髋关节畸形，截石位困难。

采用逆行途径,向输尿管插入导丝,经输尿管硬镜或者软镜镜鞘扩张后,直视下放置输尿管软镜,随导丝进入肾盏并找到结石。使用 $200~\mu m$ 激光传导光纤传导钬激光,将结石粉碎成易排出的细小碎粒。综合文献报道,结石清除率为 $71\%\sim94\%$。逆行输尿管软镜治疗肾结石可以作为 ESWL 和 PCNL 的有益补充。

5. 手术治疗

近年来随着 ESWL 和腔内微创技术的发展,其中特别是经皮肾镜和输尿管镜碎石取石术的应用,使得肾结石的治疗取得了突破性的进展,开放性手术在肾结石治疗中的运用已经显著减少。在一些大的结石治疗中心,肾结石病例中开放手术仅占 $1\%\sim5.4\%$。但是开放性手术取石在某些情况下仍具有重要的临床应用价值。

其适应证包括:①ESWL、输尿管镜取石和(或)PCNL 作为肾结石治疗方式存在禁忌证;②ESWL、PCNL、输尿管镜取石治疗失败,或上述治疗方式出现并发症需开放手术处理;③存在同时需要开放手术处理的疾病,例如肾脏内集合系统解剖异常、漏斗部狭窄、肾盂输尿管交界处梗阻或狭窄、肾脏下垂伴旋转不良等。

手术的方法较多,主要有以下几种。

(1)肾盂或肾窦内切开取石术:多用于肾盂或肾盏内单个结石。优点是手术较简单,手术创伤小,出血及并发症少,康复快。即使是高危或梗阻性尿毒症患者也可接受此种手术。若是多发性小结石,可以凝块法取石,但仍有取不净结石的可能。对有肾盂输尿管连接处狭窄伴发肾结石者,在取石同时应行肾盂成形术,以解除梗阻,预防结石复发。

(2)肾实质切开取石术:适宜某些较为复杂的肾鹿角形结石、肾内型肾盂结石或因结石分支嵌顿于肾盏内,无法经肾窦内肾盂肾盏切口取出,或肾盂内多发性结石,难以经肾盂切口取出,又不适宜行肾部分切除术者。肾实质切开取石术的手术方法过去一直沿用 Brodel 线的概念,其实这并不是真正的"无血管平面",在这个平面常会遇到肾动脉前支的后分支。Boyce 的无萎缩性肾切开是根据肾段血管分布及其与肾盂肾盏的解剖概念而设计的手术方法。在无血管区行肾切开不会引起肾萎缩,能最大限度地保护肾功能,又能行肾盏整形,纠正肾内异常及改善引流,故这种术式比传统肾切开取石方法为佳。为保护肾功能,常需在阻断肾蒂血管后进行局部降温。鹿角形结石或较大多个分散结石可行肾实质劈开取石,也可行离体肾工作台取石术与髂窝肾移植术。此法虽有取完结石的优点,但手术复杂、创伤大,故应用不多。

(3)肾部分切除术:多用于集中在上、下极肾盏的结石,或存在肾盏狭小,宜切除肾的一极,以及肾先天性异常合并结石者。肾部分切除术具有以下优点:易取净结石,手术并发症少,能去除结石复发的局部因素。

(4)肾盂—肾下盏(经肾实质)切开取石术:适合于肾盂—肾下盏巨大结石,因结石大而又延伸至下盏,单纯肾盂肾窦切开不能取出,需同时经肾下极实质延伸切开才能取出,临床上较为常用。

(5)肾切除术:现在很少应用,仅在肾大量结石伴有严重感染、积脓或患肾功能丧失,或癌变而对侧肾功能正常时采用。

(6)特殊类型的肾结石处理:一侧肾结石、对侧输尿管结石,应先处理有梗阻的输尿管结石;双侧肾结石应先处理梗阻较重的一侧;若双肾结石伴有肾功能不全,宜先行肾功能较好的一侧取石;如病情严重结石难以去除,可先行经膀胱镜输尿管插管肾盂引流或肾造瘘术,必要时手术前后行透析治疗。

二、输尿管结石

输尿管结石是一种常见病,占泌尿系结石的 28.8%,绝大多数来源于肾,包括肾结石或体外震波后结石碎块下落所致。由于尿盐晶体易随尿液排入膀胱,故原发性输尿管结石少见。输尿管结石大多为单个,左右侧发病大致相似,双侧输尿管结石占 2%～6%。临床多见于青壮年,20～40 岁发病最高,男与女发病比为 4.5：1,结石位于输尿管下段最多,占 50%～60%。输尿管结石均能引起上尿路梗阻和扩张积水,并危害患肾,严重时可使肾功能逐渐丧失。

（一）临床表现

输尿管结石和肾结石的症状基本相似。结石的大小与梗阻、血尿和疼痛程度不一定成正比。在输尿管中、上段部位的结石嵌顿阻塞或结石在下移过程中,常引起典型的患肾绞痛和镜下血尿。疼痛可向大腿内侧、睾丸或阴唇放射。常伴有恶心、呕吐,有时血尿为肉眼可见。输尿管膀胱壁间段最为狭小,结石容易停留。由于输尿管下段的肌肉和膀胱三角区相连,并且直接附着于后尿道,故常伴发尿频、尿急和尿痛的特有症状。在不影响尿流通过的大结石,可仅有隐痛,血尿也较轻。在孤立肾的输尿管结石阻塞或双侧输尿管阻塞,或一侧输尿管结石阻塞使对侧发生反射性无尿等情况,都可发生急性无尿,甚至肾功能不全。

（二）诊断

输尿管结石的正确诊断不仅是肯定有无结石,还有确定结石的大小、位置、两侧肾的功能和肾积水的程度、有无感染等。典型的肾绞痛与血尿是诊断的重要线索。在疼痛发作时肋脊区有压痛、叩击痛。女性输尿管下端较大的结石能在阴道穹窿处触及。

90% 以上的输尿管结石在 KUB 平片上可被显示,草酸钙显示效果最佳,但需与腹腔淋巴结钙化、盆腔内静脉石、阑尾内粪石等相鉴别。IVU 主要了解结石的部位和肾功能及有无积水,必要时行大剂量尿路造影及放射性核素肾图检查,均能进一步了解肾功能情况。膀胱镜检查与输尿管插管在结石处受阻,并拍平片显示钙化影在导管的同一平面,即能肯定输尿管结石的诊断。阴性结石用空气对比剂行逆行造影摄片,则可显示结石的存在。另外 CT 及 B型超声检查有助于对 X 线平片不显影的阴性结石的诊断。对于 KUB 平片未能显示结石,IVU 有充盈缺损而不能确诊时,输尿管镜检查可以明确诊断和进行治疗。

（三）治疗

输尿管结石的治疗旨在解除疼痛、去除结石、改善肾功能和预防复发。输尿管结石的治疗包括对症治疗、药物排石治疗、药物溶石治疗、ESWL、PCNL、输尿管镜碎石、腹腔镜取石和开放手术取石等。

1. 对症治疗

主要是控制肾绞痛,在明确诊断后可用阿托品 0.5 mg 与哌替啶 50 mg 肌注,疼痛区也可热敷或行针刺,腰部敏感区可行皮下普鲁卡因封闭(先作皮试)。也可用硝苯地平或吲哚美辛栓剂塞肛。有恶心、呕吐、腹胀者可适当输液。

2. 药物排石治疗

适用于直径<0.6 cm、表面光滑、结石以下无明显梗阻的结石。各种排石冲剂应用方便。近年来,研究表明,口服 α 受体阻滞剂(坦索罗辛)或钙离子通道拮抗剂,有较好的排石作用。坦索罗辛是一种高选择性 α 肾上腺素能受体阻滞剂,使输尿管下段平滑肌松弛,促进输尿管

结石排出,特别是对于输尿管下段结石效果更明显。

3.药物溶石治疗

只有纯尿酸结石才能通过口服溶石药物溶石,而那些含有尿酸铵或尿酸钠的结石则效果差。尿酸结石在行逆行输尿管插管进行诊断及引流治疗时,如插管成功到达结石上方,可在严密观察下用碱性药物局部灌注溶石,较口服溶石药溶石速度更快。

4.ESWL

早期 ESWL 只限于治疗输尿管上段结石。随着治疗经验的积累和碎石机的改进,目前输尿管全长任何部位的结石都可以用 ESWL 治疗。由于输尿管结石在尿路管腔内往往处于相对嵌顿状态,周围缺少一个有利结石粉碎的水环境,与同等大小的肾结石相比,粉碎难度较大,治疗的成功率较低,结石排净率为 53%~97%,再次治疗率 10%~30%。因此,ESWL 治疗输尿管结石通常需要较高的冲击波能量和更多的冲击次数。同时必须加强震波时的定位准确性,有困难者同时行排泄性尿路造影或做膀胱镜逆行插管造影,以协助定位。目前认为,输尿管上段结石宜采用仰卧位加稍向患侧倾斜,这种体位一方面可以减轻脊柱阻挡 X 线而有利于结石的观察与定位,另一方面可使冲击波避开椎体的阻挡而减少衰减,提高碎石效率。中段结石采用侧俯卧位,患侧向上,这种体位可使肠管挤向对侧,减少了肠道气体对冲击波的干扰。下段输尿管结石宜采用斜侧半卧位,对于髂骨翼重叠部位的结石应采用俯卧位,不能俯卧位者可改用坐位或者半坐位,适当提高电压,均可取得一定的成功率。

ESWL 疗效与结石的大小、结石被组织包裹程度及结石成分有关,停留时间过长,或者结构致密的结石(如胱氨酸结石)的碎石效果较差。对于复杂结石(结石过大或包裹很紧)常需多次碎石或者需联合应用 ESWL 和其他微创治疗方式(如输尿管支架或输尿管镜碎石术等)。对直径≤1 cm 的上段输尿管结石首选 ESWL,>1 cm 的结石可选择 ESWL、输尿管镜(URS)和 PCNL 取石/碎石;对中下段输尿管结石可首选输尿管镜碎石术。目前,对于患输尿管结石特别是输尿管下段结石的妊娠妇女,ESWL 是唯一绝对禁忌证。

大多数输尿管结石原位碎石治疗即可获得满意疗效,而有些输尿管结石(如阴性结石、需要协助定位的小结石、体积巨大结石等)需放置输尿管支架管,通过结石或者留置于结石下方行原位碎石,对治疗有一定的帮助;也可以将输尿管结石逆行推入肾盂后再行碎石治疗。

5.输尿管镜取石术

自 20 世纪 80 年代输尿管镜应用于临床以来,输尿管结石的治疗发生了根本性的变化。新型小口径硬性、半硬性和软性输尿管镜的应用,与新型碎石设备如超声碎石、液电碎石、气压弹道碎石和激光碎石的广泛结合,以及输尿管镜直视下套石篮取石等方法的应用,使得整个输尿管结石都能得到高效、微创治疗,极大地提高了输尿管结石微创治疗的成功率。目前认为,半硬性输尿管镜下钬激光碎石术是治疗输尿管结石特别是中、下段输尿管结石首选的治疗方法,具有微创、高效、安全、恢复快等优点。综合文献报道,碎石成功率为 100%,结石排净率为 87%~100%。

输尿管镜下取石或碎石方法的选择,应根据结石的部位、大小、成分(密度)、合并感染情况、可供使用的仪器设备、泌尿外科医生的技术水平和临床经验以及患者本身的条件和意愿等综合考虑。

(1)适应证和禁忌证。

1)目前输尿管镜取石术的适应证包括:①输尿管下段结石;②输尿管中段结石;③ESWL

失败后的输尿管上段结石;④ESWL 或者 PCNL 后形成的"石街";⑤结石并发可疑的尿路上皮肿瘤;⑥透 X 线的输尿管结石,ESWL 定位困难;⑦体型肥胖、坚硬、停留时间长的嵌顿性结石而 ESWL 困难。

2)禁忌证:①不能控制的全身出血性疾病;②严重的心肺功能不全,无法耐受手术;③未控制的泌尿道感染;④严重尿道狭窄,腔内手术无法解决;⑤严重髋关节畸形,截石位困难。

(2)治疗方法。

1)先在直视下将输尿管镜由尿道插入膀胱,然后在安全导丝引导下,向输尿管开口导入输尿管镜。输尿管口是否需要扩张,取决于输尿管镜的粗细和输尿管腔的大小。输尿管硬镜或半硬性输尿管镜均可以在直视下逆行插入上尿路。输尿管软镜需要借助输尿管镜镜鞘或通过接头导入一根安全导丝,在其引导下插入输尿管。对于采用逆行输尿管镜途径困难、梗阻明显的输尿管中上段结石患者,可通过 PCN 通道行顺行输尿管镜取石术。

2)在进境过程中,利用注射器或者液体灌注泵调节灌洗液体的压力和流量,保持手术视野清晰。

3)经输尿管镜窥见结石后,利用碎石设备(如钬激光、气压弹道、超声、液电等)将结石粉碎成 3 mm 以下的碎片。而对于那些小结石以及直径≤5 mm 的碎片也可用套石篮或取石钳直接取出。

4)手术结束时,并非所有患者都需常规放置双 J 管,但遇有下列情况,宜放置双 J 管引流。①较大的嵌顿性结石(>1 cm)。②输尿管黏膜明显水肿或有出血。③输尿管损伤或穿孔。④伴有息肉形成。⑤伴有输尿管狭窄,有/无同时行输尿管狭窄内切开术。⑥较大结石碎石后碎块负荷明显,需待术后排石。⑦碎石不完全或碎石失败,术后需行 ESWL 治疗。⑧伴有明显的上尿路感染。一般放置双 J 管 1~2 周,如同时行输尿管狭窄内切开术,则需放置 4~6 周。

(3)并发症:输尿管镜取石术并发症的发生率与所用的设备、术者的技术水平和患者本身的条件等有明显关系。据报道发生率为 5%~9%,较为严重的并发症发生率为 0.6%~1%。

近期并发症及其处理包括:①感染,应用敏感抗生素积极抗感染治疗;②黏膜下损伤,放置双 J 支架管引流 1~2 周;③假道,放置双 J 支架管引流 4~6 周;④穿孔,为主要的急性并发症之一,小的穿孔可放置双 J 支架管引流 2~4 周,如穿孔严重,应进行手术修补(输尿管端端吻合术等);⑤输尿管黏膜撕脱,为最严重的急性并发症之一,应积极手术重建(自体肾移植、输尿管膀胱吻合术或回肠代输尿管术等)。

输尿管狭窄为主要的远期并发症之一,其发生率为 0.6%~1%。输尿管黏膜损伤、假道形成或者穿孔、输尿管结石嵌顿伴息肉形成、多次 ESWL 致输尿管黏膜破坏等是输尿管狭窄的主要危险因素。远期并发症及其处理如下。①输尿管狭窄:输尿管狭窄内切开或狭窄段切除端端吻合术。②输尿管闭塞:狭窄段切除端端吻合术或输尿管膀胱再植术。③输尿管反流:轻度随访;重度行输尿管膀胱再植术。

6.腹腔镜输尿管取石术

仅用于 ESWL 和输尿管镜碎石、取石治疗失败以及输尿管镜取石或 ESWL 存在禁忌证的情况下,例如存在输尿管狭窄等。手术途径有经腹腔和经后腹腔两种,腹腔镜下的输尿管切开取石可以作为开放手术的另一种选择。

7.开放手术取石术

随着 ESWL、PCNL 及输尿管镜取石术等微创技术的不断应用与发展,使得 95％以上的患者免于开放手术的痛苦,取得满意效果。输尿管结石的开放性手术取石仅用于:ESWL 和输尿管镜碎石、取石治疗失败、严重并发症以及输尿管镜取石或 ESWL 存在禁忌证的情况,例如输尿管严重穿孔、撕脱,存在输尿管狭窄等。手术前 2 小时须拍尿路平片定位。

三、膀胱结石

膀胱结石可分为原发性和继发性两种,主要发生于 5 岁以下的儿童和 60 岁以上的老年人。男性患者的发病率是女性的十几倍。原发性膀胱结石多由营养不良所致,偏远山区除多发于婴幼儿外,已不多见。继发性膀胱结石主要继发于良性前列腺增生或者下尿路梗阻,随着寿命的延长此病也逐渐增多。另外结石容易发生在有尿道狭窄,膀胱憩室、异物以及长期使用引流管和神经源性膀胱功能障碍等。

（一）临床表现

典型的膀胱结石常见于儿童,在排尿时由于结石突然阻塞在膀胱颈部,发生排尿中断,并引起剧烈疼痛,此时患儿常用手握阴茎,蹲坐哭叫,但体位变化又可引起顺利排尿。膀胱黏膜与不光滑的结石摩擦引起出血、感染、黏膜溃疡,偶可发生严重的膀胱溃疡,甚至穿破到阴道、直肠,形成尿漏。结石和炎症长期刺激可诱发膀胱鳞状上皮癌。长期梗阻可造成输尿管与肾盂扩张、积水、肾功能受损。多数患者平时有尿频、尿急、尿痛和终末血尿,常有排尿中断现象。前列腺增生引起的继发性结石,可能仅有排尿困难。大的膀胱结石在直肠指检有时能摸到。

（二）诊断

根据病史、临床表现、B 超和尿路平片容易确诊,但寻找引起梗阻的原因甚为重要。金属探条由尿道插入膀胱内检查,触及结石时有摩擦感和金属声。必要时行膀胱镜检查,除能明确诊断外,还可发现结石的原因。

（三）治疗

膀胱结石治疗原则:①取出结石;②纠正形成结石的原因。治疗方法包括:内腔镜手术、开放手术和 ESWL。经尿道激光碎石术是治疗膀胱结石有效的方法,目前使用较多的是钬激光碎石。钬激光还能同时治疗引起结石的其他疾病,如前列腺增生、尿道狭窄等,且不受结石大小的限制。此外,还可以应用经尿道气压弹道碎石术,但碎石效率差于钬激光碎石术。

如成人的膀胱结石直径在 2 cm 以内,也可采用经尿道碎石钳碎石术,并将碎石块冲洗干净。此法简单有效,可在门诊进行。对于有尿道狭窄和结石直径超过 4 cm 者,如无条件行经尿道钬激光碎石术,也可行耻骨上膀胱切开取石;如有前列腺增生,应同时摘除,以免结石复发。其他也有应用体外冲击波碎石或超声波、微爆破等碎石的报道,但目前应用较少。

婴幼儿有足够的乳制品,即可预防膀胱结石发生。另外,去除诱发因素,如积极治疗尿道狭窄等梗阻疾病,在膀胱手术时不可用不吸收缝线穿入黏膜以免异物形成结石核心。有造瘘导管者应定期更换,并确保通畅。

四、尿道结石

尿道结石较少见,常见于男孩。大多数来自膀胱结石,排出时停留在尿道的前列腺部、球部或舟状窝处,并有发生于尿道狭窄及尿道憩室者。女性尿道结石多发生在尿道憩室内。尿道结石可引起局部疼痛、排尿困难、感染,导致尿道炎,甚至脓肿、溃疡,形成尿道瘘。前尿道结石可扪及结石。尿道探查有摩擦感。X线平片可证实诊断。停留在前尿道不大的结石,可扩大或切开尿道外口,用钳夹法、钩出法或挤压法取石,取石前应先注入润滑剂以利取石。如结石较大,经努力不能移动时,可行尿道切开取石术。后尿道结石主张用探杆将结石推回到膀胱,再按膀胱结石处理,也可在直视下用尿道镜取石或者碎石。有尿道狭窄或憩室并发结石者,在取石的同时应予处理。

第四节 微创泌尿外科

一、经皮肾镜手术

（一）概述

经皮肾镜手术是通过建立从皮肤到肾集合系统的手术通道,放置内镜,进入肾盏、肾盂或扩张的输尿管上段内,对肾盏、肾盂和输尿管上段的疾病进行诊断和治疗的微创外科技术。

经皮肾镜手术的历史可追溯到20世纪40年代,Papel和Brow最早利用内镜从手术肾造口取出残留结石;1955年Goodwin经皮肾穿刺造口成功解除梗阻性肾积水;1976年Fernstrom和Johansson首先应用肾镜通过经皮穿刺扩张的肾造口通道进行肾盂结石取石获得成功,开创了经皮肾镜取石术。1981年Wickham和Kellett将该技术命名为经皮肾镜取石术（PCNL）。

我国北京、广州等地从1984年开始引进经皮肾镜手术。广州的吴开俊、李逊等在1992年总结并提出了将肾穿刺通道仅扩张到Fr14～Fr16的经皮肾微造瘘术,进行经皮肾输尿管肾镜取石术。目前经皮肾镜取石术在有条件的单位已经广泛应用于肾和输尿管上段结石的手术治疗,改变了传统开放手术的治疗方法。

经皮肾镜技术还可用于检查和治疗肾其他疾病,如治疗上尿路狭窄梗阻和引流尿液,有效解决各种梗阻因素引起的肾积水、肾积脓的引流;治疗肾囊肿、上尿路肿瘤、血管瘤,清除真菌菌斑;引流肾周脓肿、血肿、尿性囊肿、淋巴囊肿以及处理肾盏憩室和漏斗部狭窄等疾病。

（二）手术适应证和禁忌证

1. 适应证

（1）所有需开放手术干预的肾结石,包括:单发和多发性结石、鹿角形结石;开放手术残留和复发性结石;有症状的肾小盏结石或憩室内结石;ESWL无法粉碎的结石和ESWL后残留结石。

（2）输尿管上段（L4以上）梗阻程度较重的大结石,长径>1.5 cm。

（3）输尿管上段结石被息肉包裹或嵌顿,ESWL治疗无效,或因输尿管扭曲输尿管镜手术失败者。

（4）特殊患者的肾结石,包括:小儿及肥胖患者的肾结石;肾结石合并UPJ狭窄;孤立肾合并结石梗阻;马蹄肾合并结石梗阻;移植肾合并结石梗阻等。

2. 禁忌证

（1）绝对禁忌证为全身出血性疾病未纠正者。

(2)结石合并同侧肾肿瘤。

(3)严重心脏疾病和肺功能不全,无法耐受该手术者。

(4)未纠正的重度糖尿病和高血压患者。

(5)极度肥胖,腰部皮肾距离超过 20 cm 以上,建立皮肾通道有困难者。

(6)服用阿司匹林、华法林等药物者,需停药 2 周以上,复查凝血功能正常才可以进行手术。

(7)经皮肾进路不能安全建立,如巨脾症。

(8)穿刺困难为相对禁忌证,如盆腔肾易游走;佝偻病脊柱严重后凸畸形不能俯卧者,可以取侧卧或半平卧体位。

(9)妊娠期妇女

(三)术前准备

1.患者准备

(1)检查血、尿常规,检测血小板和出凝血时间,进行尿液细菌培养及药物敏感试验,其他生化检查与开放手术相同,交叉配血,检查心电图、胸片等。

(2)X 线检查,如 KUB、IVU,可了解泌尿系统的形态及分肾功能,包括肾的位置、肾盂肾盏的形态、第 12 肋与肾的关系。了解结石的位置、大小、形态及其与肾盏的位置关系。

(3)B 超检查,重点了解结石位置、大小,肾的结构及积水程度。必要时进行放射性核素肾显像、三维 CT 重组。

(4)控制尿路感染,若尿培养有细菌,选择敏感的抗生素治疗。即使尿培养阴性,手术日也应预防性应用抗生素。

(5)术前 12 小时禁食,4～6 小时前禁水,按需要进行灌肠等。

(6)将术中、术后可能出现大出血、损伤周围器官、严重时需改开放手术甚至肾切除等情况以书面形式告知患者及其家属,并征得知情同意。

2.器械准备

(1)逆行插入输尿管导管所需器械,准备膀胱镜、输尿管导管。

(2)经皮肾穿刺通道形成器械:有经消毒的经皮肾穿刺套装可供建立皮肾微通道(Fr16/Fr18),内有 18G 的穿刺针;0.035/0.032 英寸的斑马导丝或 J 形软头硬金属导丝;聚乙烯筋膜扩张器,一般从 Fr16～Fr18,以 Fr2 递增,配 Fr16/Fr18 可剥开塑料薄鞘。建立皮肾标准通道(Fr24)时,还需金属同轴套迭式扩张器,轴心为 Fr9,以 Fr3 递增至 Fr24;也可以用 Amplatz 扩张器,从 Fr10～Fr30,扩张时需先将一根 Fr8 导管套入导丝,配有硬质的工作鞘。

(3)取石器械:肾镜和输尿管肾镜。镜体的工作通道除进行连续灌洗外,还可配合异物钳、取石钳或活检钳使用,可进行激光、超声、气压弹道等腔内碎石器械或电凝、激光治疗。备各种取石钳、爪钳、套石篮、灌注泵。

(4)冷光源,导光束,电视监视系统,摄像头。

(5)定位系统:X 线 C 臂机和(或)带穿刺探头的 B 超机。

(6)其他物品:造影剂、止血药、利尿药、抗生素、美蓝、导尿管、双 J 管、3 L 袋装生理盐水等。

(四)麻醉与体位

目前经皮肾镜手术通常为一期手术,采用全麻或连续硬膜外麻醉。一般不用腰麻,因为麻醉后患者的体位变化大,使麻醉平面不易控制,若平面过高,加上患者俯卧位,容易呼吸抑制。二期取石术可用连续硬膜外麻醉或局麻加静脉镇痛麻醉。由于术中一般采用俯卧位,因此需要特别注意气道通畅及压力。

术中体位一般采用先截石位,用膀胱镜或输尿管肾镜从患侧输尿管开口进行逆行输尿管插管致导管性人工肾盂积液,还可以注入造影剂显示肾盂肾盏输尿管以利于经皮肾穿刺定位,并留置导尿管。然后,采用平俯卧位,肾区腹部垫一小枕使腰背成低拱形侧凸状,肾向背部固定,也可以垫高患侧腹部30°。

（五）手术途径与步骤

1.定位穿刺

大多在第11肋间腋后线交点皮肤作进针点,穿刺针与患者脊柱几乎垂直、与水平面30°～60°方向进针,按结石所在位置或根据实际情况可作适当变化,向目标肾盏穿刺,从肾盏的穹窿部进入,一般向肾下盏或中盏穿刺,或直接向结石穿刺。穿刺点穿中肾包膜时可见针尾随呼吸摆动,积水肾在穿入时有明显突破感,无积水肾和曾行开放手术肾此感觉不明显。拔出针芯即有尿液排出或注入造影剂可帮助确定穿刺成功,不成功可重新定位再穿。穿刺成功后通过穿刺针引入软头金属硬导丝或斑马导丝,最好能插至输尿管内,若在肾内盘曲,应超过5 cm。退出针鞘前,以小尖刀沿针鞘切开皮肤及筋膜,有手术后瘢痕应向深部切开瘢痕。下盏或上盏结石,多向下盏穿刺,也可以经第11肋间向上盏穿刺。肾盂、输尿管上段和肾中盏结石,或同时需要处理肾盂输尿管狭窄和病变时,以穿刺肾中盏或上盏为宜。鹿角形结石穿中结石时有明显感觉,此时拔出针芯向肾内注入造影剂,使结石周围肾收集系统膨胀,软头金属导丝插入针鞘后,针尖在结石表面轻轻滑动,使导丝从结石表面跨过,盘绕在肾盂肾盏或滑向输尿管,这是关键的一步。

B超定位穿刺时,对患者的肾进行多方位超声显像检查,预选穿刺点及穿刺线路。B超可清楚显示肾积水,对无肾积水的肾结石患者,B超定位穿刺较困难。术前输尿管导管顶端要尽量进入肾盂或靠近肾盂,术中持续向输尿管导管内注水,以制造人工"肾积水"的状态,有利于穿刺成功。对非积水患者采用静脉注射利尿剂的办法使肾盂肾盏发生短暂性扩张,然后进行实时B超引导穿刺,可提高穿刺的成功率。

2.扩张

筋膜扩张管顺导丝扩张,术者一手将导丝稍向后拉直,另一手旋转扩张管向前推进,由Fr8或Fr10开始,以Fr2递增逐步扩张,每次扩张深度应保持相等,避免折曲导丝或推进过深穿破肾盂,其间可以间隙X线透视观察扩张管的深度。可经扩张管放入另一根安全导丝,一般用斑马导丝。最后把Fr16或Fr18扩张管连同相应薄鞘一起旋入肾盂,退出扩张管。也有用带加压气囊的穿刺扩张器将穿刺扩张同步完成,不需要换管扩张,但是材料的费用较高。

用输尿管肾镜观察工作鞘是否在肾盂,小儿或较小的结石通过此微通道利用输尿管镜碎石取石;对于成人的较大肾结石和明显的肾盂积水患者,一般再换金属扩张器扩张至Fr24的标准通道,用肾镜碎石取石,视野范围较大,如用超声碎石,可同时负压吸引吸出粉碎的结石,取石效率较高。对鹿角形结石、多发性结石经一条通道碎石取石操作较慢,结石清除受限制时,可根据实际情况,建立第二条或第三条皮肾通道,进行多通道碎石取石。

3.经皮肾镜检查

单纯经皮肾检查时,宜采用较小的肾镜或输尿管肾镜以减小经皮肾扩张通道。肾镜进入集合系统后,可见到光滑平整、略显白色的肾盂黏膜,黏膜上常可见到纤细的血管。如见到红色易出血的肾实质,说明工作鞘尚未完全进入集合系统,可顺导丝先将镜体向前推入集合系统内,再将工作鞘沿镜体推入集合系统内以压迫肾造瘘处的出血。如镜体沿工作鞘进入后首先见到淡黄色、海绵状发亮的脂肪组织,则说明镜体进入了肾周围脂肪组织,此时可先沿导丝找寻肾穿刺创口处,将肾镜插入到集合系统内,再将工作鞘插入集合系统内;或沿导丝用扩张器再向前扩张直到工作鞘进入到集合系统内。如导丝已脱出到肾周围脂肪组织,此时应停止找寻,重新穿刺建立经皮肾通道。

4.经皮肾碎石取石

经皮肾通道碎石和取石时,术中需保持视野清晰。如血凝块遮蔽视野应采用取石钳取出或负压吸出;如有感染脓液或脓苔,此时一般先做肾造瘘置管引流。因结石合并感染,术中灌注液冲洗会造成肾内压力高,有导致菌血症或毒血症的可能。

5.置双J管及肾造瘘管

结石清除后,肾镜从肾盂进入输尿管,拔除逆行输尿管导管,直视下将斑马导丝顺行送达膀胱,沿斑马导丝顺行放置双J管。再次检查肾盂和各肾盏有无出血,有无集合系统穿孔,有无残留小结石,冲洗、钳取残留小结石及血凝块。必要时,进行X线检查,确认结石清除及双J管位置。放置相应的肾造瘘管,一般肾造瘘管为Fr14。

(六)注意事项

(1)术前要预防性使用抗生素。术中穿刺出尿液后,送尿液细菌培养和行药物敏感试验。

(2)术中注意生理盐水灌注压力要控制在合理范围,操作时要将肾镜经常从皮肾工作通道中退出,生理盐水流出通道要顺畅。

(3)术中调整肾镜的角度,向各个方向进行观察,接近UPJ时可见术前留置的输尿管导管,肾镜能到达肾盂和大部分肾盏,以及到达输尿管上段近L4平面。

(4)调整鞘的深浅与角度稍固定结石,有利于碎石。气压弹道或钬激光碎石时宜从边缘开始,由浅入深,逐层粉碎结石。

(5)利用逆行导管和灌注泵高压脉冲往返灌洗,将细小的碎石从鞘中冲出,稍大的碎石用取石钳取出,这样可加快取石速度和提高结石的取净率。

(6)用超声结合气压弹道的EMS碎石机时,可单用超声或气压弹道碎石,或联合使用,可用负压吸引同时清除结石,既提高碎石效率,又缩短手术时间。

(7)PCNL时间不宜过长,通常控制在60～90分钟为宜。

(七)术后处理

保留肾造瘘管,常夹闭造瘘管30～60分钟,使肾盂有一定压力,减少术后出血。术后摄KUB片复查,一般2～3天拔除肾造瘘管,拔管前作夹管试验,证明无漏尿、无腰胀、体温正常才能拔管,也可从造瘘管注入造影剂观察是否畅通,有无漏尿等。需要再次取石和处理者应保留肾造瘘管。

最近,有文献提出经皮肾镜取石术后不留置双J管和肾造瘘管的无管化经皮肾镜术。一般用于结石体积较小,手术顺利,术中无出血,无集合系统穿孔,不需再次经皮肾取石的患者。

(八)主要并发症

1.术中出血

可暂时封闭通道压迫止血,使用止血药,待10～20分钟后继续手术;如出血未能停止,应终止手术，经工作鞘插入肾造瘘管，夹闭 30～60 分钟，出血一般可自行停止。待 3～5 天后二期取石。只有很少情况下，出血难以控制需介入栓塞止血或开放手术处理。

2. 肾集合系统穿孔和撕裂伤

只要不十分严重，出血不多，可继续取石。术后输尿管置双 J 管和留置肾造瘘管即可。如果损伤较大，出血明显，也应及时终止手术，置造瘘管，夹闭 30～60 分钟，加强止血处理，待出血停止，7～10 天后再次手术。

3. 术中寒战、发抖

除了麻醉药物吸收反应外，要注意在结石合并感染基础上快速灌注冲洗造成肾内压力高，细菌或毒素进入血液，有发生菌血症或毒血症的可能。术前预防性使用抗生素，术中注意灌注液流出顺畅。在薄鞘与镜体本身口径相近时，应适当降低灌注液压力，间隙推出镜体以排水减压。一旦出现寒战，可推注地塞米松 10～20 mg。天气寒冷或冬季，注意将灌注液加温。

4. 邻近器官的损伤

主要指胸膜、肠、肝脾等损伤，虽然出现机会不大，但如不注意，可造成严重后果。第 10 肋间入路应注意气胸的可能，术后常规拍摄胸部 X 线片，如出现气胸可放置闭式引流。经皮肾取石后，水胸的并发症比气胸常见，引流胸腔，使皮肾通道损伤的胸膜自愈，通常胸腔引流管可在 48 小时后取出。术中穿刺定位要准确，入针和扩张宁浅毋深。尽量在腋后线背侧入针以避免腹腔脏器损伤。在穿刺中、上组肾盏时，应在呼气末闭气后入针以减少胸膜损伤的机会。术中注意观察患者全身情况、腹部和呼吸情况，及早发现和处理并发症。如术中发现损伤结肠，可先保守处理，马上输尿管内置管引流，并将肾造瘘管置于结肠内，予以禁食，静脉给予广谱抗生素。3～5 天后作结肠造影，如结肠内壁瘘口已愈合，可将造瘘管拔出到结肠外，2～3 天后再拔除造瘘管。如感染不能控制，腹膜炎扩散，则需行开放手术。

5. 丢失皮肾通道

最好的预防方法是术中留置一安全导丝于通道鞘外，如术中通道鞘滑出，可先试着镜下寻找通道，不能找到时，最好重新造瘘或输尿管内置管 5～7 天后再作二期手术。

6. 尿外渗

多为尿液经皮肾通道渗至肾周围，也可因术中鞘管脱出冲洗液直接流至肾周围。少量尿外渗一般不用处理，可自行吸收。大量须作肾周围引流，术后常规置输尿管内双 J 管，可明显减少尿外渗发生。肾积水严重的病例，术后拔除造瘘管时间太早，可因肾皮质较薄失去收缩功能，瘘口不易闭合而致尿外渗，一般在 7～10 天后拔管。术后 B 超检查，如发现肾周围液性暗区，可穿刺抽液或置引流管。

7. 术后出血

轻微的出血或血尿多是引流管、支架管的刺激或手术碎石损伤黏膜所致，适当的抗炎、止血处理可缓解。如不缓解甚至增加，应注意凝血功能异常或因出血后过多使用止血药物，消耗了凝血因子的缘故，应及时补充红细胞和凝血因子，夹闭造瘘管压迫止血，切忌冲洗。术后突然的较大量出血称为继发或迟发出血，多由于假性动脉瘤或动静脉瘘形成，应及早放射介入，作超选择性肾血管栓塞治疗。

8. 肾盂输尿管连接部狭窄、闭锁

大多为严重损伤输尿管肾盂连接部的远期后果，若术中发现输尿管肾盂连接部有损伤，应放置较大口径或两根双 J 管 8～10 周,拔管后定期复查,必要时 3～6 个月后作腔内切开或气囊扩张。

9. 肾实质损伤

根据术后影像学(CT)和核医学方面的研究,没有并发症的经皮肾取石术对肾实质的损伤较小,瘢痕体积/整个肾实质体积<1%。

二、经输尿管镜手术

1912 年,Hung H. Young 把硬性膀胱镜插入后尿道瓣膜患者扩张的输尿管,开创了输尿管镜检查的先河。1960 年 Hopkins 开发了柱-透镜系统,可以极大地增强光线通过小口径内镜进行传输的能力。1964 年,Victor F. Marshall 把 3 mm 的纤维镜插入远端输尿管,观察输尿管结石。到 20 世纪 70 年代末期,硬性输尿管镜检查成为常规的检查方法。从 20 世纪 80 年代开始,在带有小口径镜鞘的输尿管镜制造方面得到逐步改进,并带有工作通道来插放套石篮、活检钳和激光碎石装置等辅助性器械。随着纤维光学成像束和口径更小的工作器械的开发,现代输尿管镜的直径可达 6.9～9.4Fr,并带有整体化的镜鞘和两个独立的直径2.1～5.4Fr的工作通道。这些带有多个工作通道的小直径的输尿管镜,很容易进入上尿路,对尿路上皮的损伤小,术后疼痛少,在大多数上尿路的诊断性操作和治疗性手术中非常实用。

用作诊断的输尿管镜镜鞘较细,使用 0°、5°、10°或 12°观察镜。治疗用的输尿管镜镜鞘稍粗,有 7～13Fr,长度一般为 46 cm。长度为 35 cm 的短输尿管镜,主要用于输尿管中下段病变的诊治。

(一)适应证

1. 用于检查目的

(1)尿路造影发现上尿路的充盈缺损。

(2)上尿路阴性结石。

(3)不明原因的输尿管狭窄或梗阻。

(4)来源于上尿路的血尿。

(5)用内镜治疗的上尿路上皮恶性肿瘤的随访检查。

2. 用于治疗目的

(1)肾盂和输尿管结石。

(2)上尿路内异物(例如 D-J 管)。

(3)上尿路出血电灼止血。

(4)切除细胞分化好和分期早的局限性上尿路的上皮恶性肿瘤。

(5)输尿管或输尿管—肾盂狭窄的切开或放置记忆合金网状支架。

(二)上尿路血尿的检查

输尿管镜检查困难而有价值,是对引起上尿路血尿的病因进行检查。在输尿管镜检查前,需要完成常规尿检、尿细胞学和细菌学的检查,静脉尿路造影、CT 或 MR 的上尿路成像。膀胱镜观察尿道、前列腺和膀胱的黏膜,如果看到输尿管开口血性液体喷出,应对病变侧输尿管进行输尿管镜检查。完全排空膀胱,使用硬性输尿管镜,谨慎使用导丝,在插入导丝之前,仔细地观察上尿路的尿路上皮非常重要,因为导丝会损伤尿路上皮,看起来就像是黏膜本身的病变。对所发现的任何可见的黏膜病变都要进行活检。对输尿管-肾盂交界和肾盂-肾盏系统观察时,可换用软性输尿管镜,仔细检查每一个肾盏,并且每一个肾盏要检查两次,任何可疑病变都要进行活检。最后留置双 J 管,降低上尿路的压力,有利于输尿管水肿的消退。

（三）上尿路病变的活检

任何上尿路充盈缺损的检查和诊断不可缺少的手段,是使用输尿管镜,它对上尿路可疑病变部位可以进行活检。由于尿液细胞学检查假阴性率接近 80%,因此该方法对诊断分级低的泌尿上皮肿瘤特别有用。为了从病变部位获得组织,要用不同器械来进行活检。这些设备包括 cold-cup 活检钳,输尿管切除镜,套石篮或输尿管镜刷。

（四）cold-cup 活检钳:多点活检技术

上尿路病变的诊断需要有足够组织行病理学检查。笔者推荐使用 cold-cup 活检钳进行多点组织活检。使用这种方法时,首先对输尿管进行输尿管镜检查,以确定病变部位。在咬取病变组织前,不要试图去检查病变以上尿路的病变情况。而且,在首次插入输尿管镜时便要进行活检,以减少由于多次放置内镜而引起的出血和造成视野不清的危险。笔者使用直径为 3Fr 的软 cold-cup 内镜活检钳。活检钳伸出输尿管镜尖端后进入视野,把活检钳张开到最大范围。活检钳张开后,把活检钳轻轻地向输尿管镜的透镜方向拉。然后输尿管镜和活检钳作为一个整体,一起进入到病变部位获取活检组织。取出活检钳中的标本,而输尿管镜留在原位,或者把输尿管镜和活检钳同时一起从输尿管中取出。如果需要反复取出输尿管镜,可使用直径 10Fr 的放置镜鞘。重复上述同样操作步骤 3～6 次,以获取足够的组织行病理学诊断。最后可用 Bugbee 电灼器,或 Nd:YAG 激光对病变的基底部和周围部位行电凝治疗。多点活检技术可为 89% 泌尿上皮肿瘤患者提供组织学诊断,并为 78% 的患者提供准确的组织病理学分级。虽然作为肿瘤分期手段它还不十分准确,但 2/3 的患者出现固有层的浸润。

（五）输尿管肿瘤局部切除术

输尿管肿瘤局部切除术可获取组织行上尿路可疑病灶的病理学检查,并可治疗确诊的上尿路移行细胞肿瘤。用甘氨酸进行冲洗。然而,与经尿道前列腺或膀胱切除术不同,要避免行输尿管的深部切除。切除部位仅限于位于输尿管腔内的肿瘤及其基底部的表浅黏膜。该手术要求进行充分的脊髓麻醉或全身麻醉,同时手法要准确,以避免无意的动作造成薄的输尿管管壁穿孔。笔者建议该手术仅应用于输尿管管壁相对较厚的远段输尿管。在切除输尿管病变过程中,插入切除环时要超过病变部位的最近端部分,然后轻轻地把切除环向后拉,使病变组织进入切除镜的镜鞘内。一旦病变组织进入镜鞘,短暂使用切除电流,以切断肿瘤病变的蒂部。该方法有利于避免输尿管管壁的深部热损伤。重复上述操作,直到整个输尿管管腔内的病变被切除。用电切环对肿瘤的基底残留和周围区域进行电灼治疗,同样要用短暂电流,以防止输尿管壁的热损伤。在这些侵袭性输尿管镜下手术操作完成后,在输尿管内应放置双 J 管。

（六）套石篮

套石篮可用来从上尿路病变部位获取组织,它特别适用于发生于蒂部的病变。可用直径为 3Fr 的螺旋型套石篮来实施这种手术。套石篮首先通过输尿管镜插入到病变部位以上位置。打开套石篮后,病变组织轻轻进入套石篮的导丝内。部分关闭套石篮,使用轻柔的前后方向的力量,在不断继续关闭套石篮的同时,沿病变的基底部用"锯"的动作把病变组织切除。当病变组织完全掉落在套石篮后,把输尿管镜连同套石篮和病变组织一起同时取出。然后重新放入输尿管镜,对病变部位的残留基底部行电灼治疗。

(七)刷洗活检

刷洗活检可用来从可疑病变部位刷脱细胞成分,并用来提高细胞学检查的准确性。通过输尿管镜,把内镜刷子放到病变部位。当用刷子在病变部位上多次擦刷后,取出输尿管镜和刷子。把从刷子上获取的细胞送病理科行细胞学检查。重新放入输尿管镜,用普通生理盐水冲洗病变的周围部位,并收集冲洗液进行细胞学检查。

(八)上尿路异物的取出

有时,需要用输尿管镜从输尿管和肾盂、肾盏中取出异物,这些异物包括输尿管导管、激光纤维、导丝或套石篮等的断端。首先用输尿管镜进行检查,仔细观察异物上有无洞穴、卷状物或附加物等,以便利用它们取出该异物。通过输尿管镜放入三尖齿的内镜抓手,并用它来抓住异物的洞穴或腔道。另外,也可用螺旋状的套石篮或 cold-cup 活检钳来啮合或抓住异物。取出异物后,仔细检查异物滞留部位,查看有无尿路上皮损伤,并放置输尿管导管 24～72小时。

(九)输尿管手术和输尿管镜检查术的并发症

虽然内镜技术的进步使输尿管结石、输尿管梗阻、输尿管狭窄和尿路上皮性肿瘤的诊断和治疗发生了根本性的变化,但进行内镜手术操作时也可能发生输尿管的医源性损伤。可能发生的并发症包括输尿管穿孔、输尿管狭窄、输尿管假道形成、气囊扩张器破裂、输尿管撕脱、出血和脓毒血症等。据报道,输尿管镜检查手术的并发症的发生率为 2%～20%。

1.输尿管穿孔或输尿管假道形成

可发生在导丝或输尿管导管插入时,特别是当有输尿管梗阻(如结石)或输尿管弯曲时,以及既往有输尿管手术史和输尿管解剖结构发生改变的患者。如果导丝或输尿管导管在插入过程中遇到阻力,要行逆行性肾盂造影摄片检查,以显示输尿管的解剖结构。一旦确定梗阻来源,要采取纠正性措施。输尿管穿孔也可发生在输尿管镜下手术操作时,如进行输尿管的活检、切除、电灼、碎石治疗,或仅仅由于冲洗液使集合系统过度膨胀等,都可引起输尿管穿孔。

2.输尿管狭窄

输尿管的穿孔、电灼伤、损伤或输尿管黏膜受到刺激后,都会造成输尿管狭窄。输尿管穿孔(4.6%)和输尿管狭窄(1.4%)通常由于大口径的输尿管镜检查(大于 10Fr)所引起。随着小口径输尿管镜和软输尿管镜的出现,及临时性的输尿管导管的使用,输尿管穿孔和输尿管狭窄形成的发生率有所下降(分别为 1.7% 和 0.7%)。然而,一旦输尿管狭窄持续存在,便需要用内镜检查方法确定病变的部位和程度。如果输尿管的狭窄段较短,可行气囊扩张治疗或内镜下切开治疗,并进行密切随访。如果输尿管的狭窄段较长,或伴有明显的输尿管周围组织纤维化,可考虑做开放性的输尿管修复手术,切除输尿管的狭窄段后,根据输尿管的狭窄部位不同,可进行基本的输尿管-输尿管吻合术、腰大肌套卷术,或 Boari 瓣修补术。也可用肠道-输尿管替代术,或自体肾移植术,来治疗输尿管的长段狭窄。

3.气囊扩张器的破裂

气囊破裂可发生在使用过大的压力使气囊快速充盈,或使用的压力超过生产商推荐的压力。气囊破裂会引起输尿管的膀胱壁内段破裂,造影剂和尿液外渗及出血。为防止这种并发症,建议使用带有压力表的 LeVeen 注射器,它可使气囊逐渐充盈,并可在持续压力监控下进行输尿管的缓慢扩张。

4.导丝断裂

通常发生在使用大功率的接触性碎石装置如钬激光。当同导丝直接接触时,钬激光很容易切断导丝。避免导丝和钬激光的直接接触可防止此类并发症。如果导丝已经切断,可使用前面描述的方法,通过输尿管镜把残留在输尿管内的导丝断段取出。

5.输尿管撕脱伤

是输尿管镜检查术最严重的并发症,并不常见(0.6%)。它通常发生在输尿管的近端1/3,并且在事先没有进行碎石术时,便用套石篮取大的结石,这时带有部分输尿管结构的结石会被一起取出。用套石篮取石前,对大的结石行碎石处理可防止上述并发症。如果由于出血而使视野变得模糊不清,术者可先放置输尿管导管,经过一段时间的愈合后,进行输尿管检查和碎石术。如果已经发生输尿管撕脱伤,必须首先进行经皮肾造瘘手术,以进行输尿管近段的引流。确切的输尿管重建术包括用腰大肌套卷方法实施的输尿管再植术,可用或不用Boari瓣,或进行部分肠道-输尿管替代术。

大部分输尿管镜下手术操作的并发症是可以避免的。最重要的是术前要仔细挑选符合适应证的患者,并进行充分的术前准备。熟悉和掌握各种专用的内镜和辅助器械的使用也是至关重要的。在没有X线监视和安全导丝保持输尿管通路的情况下,不要进行任何的手术操作。要用轻柔而不是急促的动作来进行手术操作,并且在任何时候都要保持视野的清晰。如果结石未完全粉碎,或由于出血妨碍了视野的清晰,建议最好先放置双J管,准备进行二期手术,而不要坚持手术而导致输尿管的误伤。

综上所述,输尿管镜进入上尿路以进行各种输尿管异常和病变的诊断和治疗是可行的。微型的硬输尿管镜和可转向的软输尿管镜的应用,使得输尿管镜手术成为一项安全而有效的诊疗手段。同时,术前仔细挑选患者,进行充分的术前准备,熟悉各种器械和操作技术,有助于减少输尿管镜手术的并发症。

三、经膀胱镜手术

(一)概述

1.膀胱镜的发展

膀胱镜的发明要追溯到19世纪初,德国Phlip Bozzini制成世界上第一台用蜡烛照明的膀胱镜,但是由于烛火照明的有限性,观察效果不尽如人意。1853年Desormeaux等采用中央带孔的反射镜将光线反射入膀胱,虽大幅提高了照明效果,但仍不能够摆脱体外光源的限制。1876年Max Nitze将铂丝装在膀胱镜前端,通电后可发光,从而将光源由体外移入膀胱腔内,解决了膀胱镜的照明问题。1879年Joset Leiter在Nitze技术基础上,在镜体接物镜前加上直角三棱镜,使光线经棱镜的90°反射后沿膀胱镜的长轴传入观察者的眼睛,得以窥视整个膀胱,解决了管状视野的限制,称为Nitze-Leiter膀胱镜,并以该年作为膀胱镜问世的年代。在此后的100年里,随着其他相关检查及手术设备的发明,使膀胱镜更加完善。1908年经尿道碎石器及取异物钳问世,1909年Hugh采用"冷打孔技术"经尿道将梗阻的前列腺切出一个通道,1909年Edwin Beer提出在水中使用单极电刀,成功切除膀胱肿瘤,开创了电极外科时代。1911年Young发明了电凝器,1925年Kenneth Walker研制了绝缘鞘,改善电凝止血效果,减少尿道内损伤,1926年Stem研制了同时有电切与电凝功能的环状袢电切刀,这一重大发展产生了腔内电切技术,使经尿道前列腺切除、膀胱肿瘤切除成为现实。1939年Nesbit设计成功单手操作的切除镜,1975 年 Lglesias 设计出可连续灌洗的切除镜。此外,随着纤维光学的不断发展,具有"冷光源"之称的光导纤维应用于内镜,使膀胱镜的照明系统发生了根本性的变化。

2.膀胱镜的种类与相关设备

(1)硬性膀胱尿道镜:由镜鞘、观察镜、闭孔器、操作件及其附件构成。

1)镜鞘:镜鞘呈管状,根据不同功能管径可呈圆形或椭圆形,一般有 8～26Fr 的不同型号,16～26Fr 常用于成人。镜鞘可通过观察镜和操作件,有进水及放水两个通道。

2)观察镜:观察镜有物镜及目镜片,中间再辅以微柱状透镜,有广角镜作用,以扩大视野。镜体内光导纤维一端在镜端处以向腔内照明,另一端由镜体末端近目镜处连冷光源接头。观察镜有 0°、30°、70°等不同型号,0°镜主要用于观察尿道,30°或 70°镜主要用于膀胱腔内观察。

3)闭孔器:闭孔器置于镜鞘内,闭合镜鞘前端开口,便于尿道内插放而不损伤黏膜。不同管径的镜鞘有与其相配的闭孔器,成人常用的型号为 17～23F。

4)操作件及附件:主要由镜桥与转向器构成,镜桥连于鞘和观察镜之间,转向器是通过两根金属丝将前端舌状调节片与末端调节杆相连共同组成,可调节输尿管导管、活检钳等方向便于操作。附件主要有活检钳、异物钳、橡皮帽等。

(2)软性膀胱尿道镜:由镜体、操作把手、光导纤维及冷光源构成,其前端可受操作把手的控制而向不同方向转动,以观察膀胱内不同部位。优点主要有管径小,检查创伤小,患者痛苦小。缺点在于只有一个操作通道,只能进行检查,而且由于管径较细,膀胱内出血明显时,影响观察。

(3)电切镜:其构造与硬性膀胱尿道镜基本相同,也有镜鞘、观察镜、闭孔器、操作件及电切环等构成。主要用于前列腺和膀胱肿瘤的切除。

1)镜鞘:镜鞘有多种型号,一般国内常用 24Fr,由于切除过程有较强的电流通过,镜鞘尖端均附有耐高温的绝缘材料。

2)观察镜:同硬性膀胱镜,根据手术的不同需要选择不同视角的观察镜。

3)闭孔器:同硬性膀胱镜,有些闭孔器近尖端处可有活动关节,可稍向背侧弯曲以便插入膀胱。

4)操作件:操作件是控制电切环进行切割的装置,期间有切割电源插头和祥状电极插孔。根据操作方式不同可分为主动式和被动式,若祥状电极与切除手柄运动方向一致则为主动式;方向相反即为被动式。

5)电切环:主要有电切和电凝两种功能,而且有环形、球形、滚筒形、针形等多种类型,可根据不同需要进行选择。

6)等离子体双极汽化电极:Gyrus 公司等推出了等离子双极切割系统,等离子体双极汽化电极的工作电极和回路电极均位于电切环内,不需使用负极板,而且用生理盐水作为冲洗液,可有效防止前列腺电切综合征的发生。

(4)尿道内切开镜:包括镜鞘、观察镜及操作件及切开刀。其镜鞘及观察镜与前述相同,操作件则除可插入输尿管导管外尚有切开刀,刀片有半圆形、沟形等多种形状,术者可根据习惯及尿道狭窄程度选择合适的刀片。

目前,膀胱镜已广泛应用于泌尿系统下尿路疾病的检查与治疗,本节主要介绍经膀胱镜的几种手术。

（二）经尿道前列腺切除术

前列腺增生症是老年男性的常见病,多发病。前列腺电切技术问世后,渐渐成为前列腺增生症的主流治疗方式。我国从 20 世纪 80 年代初也逐渐开始采用经尿道前列腺切除术。近年来,随着高科技的发展和电切设备的更新,在经尿道前列腺电切术基础上,前列腺增生的腔镜治疗有了进一步发展,如经尿道前列腺汽化切除术,激光切除术等。

无论哪一种方式,其手术适应证与开放性手术基本相同。①反复尿潴留(至少在一次拔管后不能排尿或两次尿潴留)。②反复血尿。③反复泌尿系感染。④膀胱结石。⑤继发性上尿路积水(伴或不伴肾功能损害)。⑥前列腺增生患者合并膀胱大憩室、腹股沟疝、严重的痔疮或脱肛,临床判断不解除下尿路梗阻,难以达到治疗效果者。⑦中/重度前列腺增生患者,下尿路症状已明显影响患者的生活质量,尤其是药物治疗效果不佳或拒绝接受药物治疗的患者。

手术禁忌证:①严重的泌尿生殖系感染;②尿道和阴茎病变,凡有尿道狭窄、小阴茎、小尿道及有阴茎痛性勃起史的患者均不宜行尿道前列腺切除手术;③肢体畸形,不能采用截石位者;④严重的全身其他器官疾病。

手术并发症:①出血;②经尿道电切综合征(TURS);③膀胱颈挛缩;④尿失禁;⑤尿道外口狭窄;⑥膀胱破裂;⑦其他并发症,如膀胱刺激症、术后勃起功能障碍、逆向射精和附睾炎等。

1. 经尿道前列腺电切术(TURP)

目前,TURP 在国内县级以上医院已广泛开展,其成功率达 85%～90%,是治疗前列腺增生的金标准。其原理是通过高频电流产生的电切割和电凝作用来切割前列腺和在切割过程中的止血。一般切割电流功率 120～150 W,电凝功率 50～70 W。至于切割方法主要有 Nesbit 法、Mikner 法、改良的 Silber 法、分段分区切除法以及前列腺腔内剜除术。无论哪种方法,在电切过程中术者应熟悉切除深度的判别,避免切穿包膜,并且估计精阜与膀胱颈的距离,注意辨认外括约肌,以免损伤。此法主要适用于治疗前列腺体积在 80 mL 以下的前列腺增生患者,但技术熟练的术者可适当放宽对前列腺体积的限制。

2. 经尿道前列腺汽化切除术(TUVP)

TUVP 是在传统的 TURP 基础上发展起来的一种新技术,是将传统高频电刀与新型汽化电极相结合,利用其产生的热能使增生腺体汽化,从而达到切除前列腺的目的。一般汽化时使用的纯切割功率设在 220～270 W,凝固止血的功率设在 60～80 W。临床使用的主要有柱状滚轮汽化电极和铲状汽化切割环,它是通过汽化电极使被接触的增生组织快速升温汽化,同时产生 2～3 mm 的凝固层,保证了最大限度地减少术中出血和液体的吸收。因此相对 TURP,TUVP 通过铲状汽化切割环的应用,既可以汽化组织,减少创面出血,又可以像 TURP 一样切割组织,同时保证操作视野清晰,水分吸收少,不易发生 TUR 综合征,从而适用于更大的前列腺增生、时间更长的手术。但是 TUVP 的缺点在于切割创面粗糙,解剖层次欠清晰,对前列腺尖部切除困难,而且术后由于变性坏死组织的存在患者会伴有较长时间的尿路刺激症状。

3. 经尿道前列腺等离子体双极汽化电切术

1998 年英国 Gyrus 公司将一种全新的等离子体技术(Plasmakenitic 技术)用于前列腺切除,它不同于传统单极 TURP 和单极 TUVP,由于它由一工作电极和一回路电极组成,故称之经尿道前列腺双极汽化(TUBVP)或等离子体汽化(PKVP)。其基本原理是高频电流通过两个电极时激发导体介质(生理盐水)形成动态等离子体,等离子体中的高电离颗粒作用于组织产生电汽化及电凝效果。其特点是:①等离子体双极汽化电切的工作电极和回路电极均位于电切环内,不需使用负极板,避免了电流通过人体对心电活动的影响,提高了手术安全性;②高频电流只在局部形成回路,并不通过人体,切割时表面温度 40~70℃,所以热穿透不深,能有效防止闭孔神经反射,大幅减少前列腺包膜外的勃起神经损伤;③用生理盐水作为冲洗液,可防止 TUR 综合征的发生;④手术时凝固层的厚度 0.5~1.0 mm,切割的同时止血效果好,减少了术后变性坏死组织引起的尿路刺激症状。因此 PKVP 术中出血少,节省了止血所需时间,是一种治疗重度前列腺增生的安全有效的新方法。但 PKVP 使用的电切镜外鞘较粗,很容易发生术后尿道外口狭窄,而且虽然 PKVP 发生电切综合征概率很小,但对于＞100 g 的前列腺由于切割时间太长,冲洗液过多进入血液循环,会加重心脏负担。

4.经尿道前列腺激光切除术

应用激光技术治疗前列腺增生始于 20 世纪 90 年代,近年来随着激光技术的不断发展,激光治疗前列腺增生以其安全、简单、无出血等优点已广泛应用于临床。目前认为有效用于 BPH 治疗的主要激光技术有钬激光、绿激光、铥激光等,激光治疗前列腺增生是利用热能进行凝固、坏死、汽化,达到使组织逐渐脱落或汽化、切割的目的。这里主要介绍经尿道钬激光前列腺切除术和经尿道铥激光前列腺切除术。

(1)经尿道钬激光前列腺切除术:钬激光是一种固态的脉冲激光,波长为 2140 nm,为不见光,位于近光谱的红外区。钬激光极易被组织中的水吸收并引起组织的快速汽化,它的组织穿透深度不足 0.5 mm,因此其既可以无血地汽化和切割前列腺,又可以封闭组织表面血管以止血和防止液体吸收。目前钬激光治疗前列腺增生主要有两种术式。①钬激光前列腺切除术(HoLRP),它类似于 TURP,是把前列腺中叶和侧叶切割成小块,从外科包膜上脱落,并从膀胱中冲出。②钬激光前列腺剜除术(HoLEP),它类似于开放性前列腺摘除术,激光光纤就像前列腺开放手术中医生的示指一样,将增生的前列腺从外科包膜上完全剜除。有研究表明,同 TURP 相比,留置尿管、住院和护理时间短,出血等并发症少。近来,国外有报道应用钬激光前列腺剜除术治疗前列腺重量达 100~200 g 的患者,收到良好的临床效果。但是,当前列腺体积较大时,切除的前列腺组织块较大,需要一个较长的粉碎过程。

(2)经尿道铥激光前列腺切除术:铥激光是一种新型的手术激光,2004 年开始应用于临床,其物理特性与钬激光、绿激光等不同,铥激光光纤可以提供连续波和脉冲波两种方式。脉冲波模式的优势在于其精确的切割,目前主要用于治疗膀胱颈挛缩和尿道狭窄等疾病。切除前列腺主要应用连续波模式,优势在于高效切割和显著的止血凝固作用。其中心波长在 1.75~2.22 μm,与高温中组织水分对激光的吸收峰 1.92 μm 非常接近,手术时组织吸收的激光相对较多。因此,一方面使手术效率高、切除快,另一方面术中仅产生较小的热损伤,从而减少了术后瘢痕和狭窄形成。国内有学者设计了铥激光前列腺剥橘式切除术,这一术式将前列腺切割成若干组织瓣,然后从精阜的近侧沿外科包膜画弧向内推进切割。切割过程中,前列腺组织被汽化,小的前列腺切除组织很容易取出。手术将铥激光连续波的高效切割和快速汽化完美结合,手术时间短,安全性高,充分体现了铥激光的优势。

(三)经尿道膀胱肿瘤电切术

膀胱肿瘤 90%以上为移行细胞癌,大部分为分化好或较好的尿路上皮肿瘤,临床上把原位癌 Tis、T_a 期、T_1 期肿瘤称为浅表性膀胱癌。经尿道膀胱肿瘤电切术(TURBT)联合膀胱灌注化疗仍然被认为是治疗浅表性膀胱癌的金标准。

TURBT 的适应证为恶性肿瘤病理分级 G_1、G_2，以及低分期的膀胱癌即浅表性膀胱癌；膀胱内非上皮肿瘤，如单发且体积较小也可行 TURBT，但应密切随访。对单发有蒂，基底局限，肿瘤较小的浅表性肿瘤可作为首选；对有蒂且基底浸润不深的较大肿瘤，多发且较小，分布区域广泛的浅表性移行细胞肿瘤可作为次选；分化不好(G_3 级)或浸润膀胱深肌层以外(T_3 期以上)的移行细胞癌及鳞癌、腺癌均较易发生膀胱壁内血管、淋巴管浸润或转移，不宜应用 TURBT 治疗。但对部分浸润性膀胱癌的高龄患者或全身情况不佳不能行开放性手术的患者，为了改善症状，也可以采用 TURBT 作为一种姑息性治疗。TURBT 最常见的并发症是膀胱出血、膀胱穿孔及闭孔神经反射。术后定期辅助膀胱灌注化疗，以杀死残留的肿瘤细胞，降低复发率，延长复发间隔时间，防止肿瘤进展。而且在预防复发的治疗期间需每 3 个月复查 1 次膀胱镜，以后的随访应根据肿瘤的复发与进展的危险程度决定。

(四)经尿道腺性膀胱炎电切术

腺性膀胱炎是一种黏膜增生性病变，发病原因可能与膀胱慢性炎症、结石、梗阻等诱发因素刺激有关。其临床表现无特征性，主要表现为尿频、尿急、尿痛、排尿困难和镜下血尿或肉眼血尿，诊断依赖于膀胱镜检及活检。膀胱镜检具有以下的特点：①病变主要位于膀胱三角区及颈部；②病变呈多中心，常常散在、成片或成簇存在；③具有多形态性，乳头样、分叶状、滤泡样混合存在，肿物顶端接近透明状，无血管长入。

经尿道腺性膀胱炎电切术联合膀胱灌注化疗是治疗腺性膀胱炎的首选方法。

电切时，适度充盈膀胱，以黏膜皱褶平展为度，电切范围超过肉眼可见范围 1～2 cm，深达浅肌层，病变严重者可至深肌层。当病灶位于输尿管周围时，输尿管管口多数窥视不清，因此特别注意勿伤及输尿管膀胱壁内段的肌层，并尽量不要用电凝，以免术后狭窄、反流的发生。

(五)经尿道膀胱颈梗阻电切术

女性膀胱颈梗阻是指机械性或功能性因素引起膀胱颈部缩窄而发生梗阻。女性膀胱颈部梗阻的病因主要为膀胱内括约肌痉挛和膀胱颈部纤维挛缩或平滑肌增生。膀胱内括约肌痉挛属功能性病变，多见于年龄较轻、病程较短的患者，可能由于膀胱炎症的刺激，导致膀胱超敏、功能失调，而发生内括约肌痉挛，产生梗阻症状。而长期慢性炎症刺激使膀胱颈部纤维挛缩或膀胱颈部平滑肌的增生肥厚、排列紊乱，引起膀胱出口梗阻则为机械性梗阻。男性发生膀胱颈梗阻多由于膀胱、前列腺、尿道手术后黏膜下炎性细胞浸润，纤维性组织增生形成瘢痕挛缩所致。膀胱颈梗阻的诊断主要依靠膀胱镜检和尿流率检测。

对于膀胱颈梗阻的患者先可行保守治疗，若效果不佳，应积极行经尿道膀胱颈梗阻电切术。电切时，对于环形狭窄者一般在膀胱颈的 5 点和 7 点处用钩状电极作沟形切开，破坏部分膀胱括约肌；对于膀胱颈高抬者于 6 点处切除抬高的膀胱颈后唇，切除深度达肌层。术后膀胱颈部开口基本与膀胱三角区在同一层面则达到电切目的。手术的主要并发症是膀胱穿孔、尿瘘和尿失禁的发生，因此，电切术要注意切除深度，一见到浆膜外脂肪组织，立即中止切割。对于女性患者，由于尿道较短，电切时一定要辨清尿道外括约肌平面位置，避免切除组织过多而直接损伤外括约肌。

(六)经尿道膀胱结石碎石术

膀胱结石是泌尿外科常见病、多发病。随着腔内碎石技术的发展和广泛应用，使许多膀胱结石的患者摆脱了开放手术的痛苦,目前经尿道大力碎石钳碎石、气压弹道碎石、钬激光碎石在临床上已广泛用于治疗膀胱结石。

1. 机械碎石

机械碎石即经尿道大力碎石钳碎石,包括盲目碎石术和直视碎石术,目前盲目碎石术基本上已被废弃,碎石多在内镜直视下操作。大力碎石钳碎石术的适应证主要针对直径<2 cm的结石,且无尿道狭窄的病例。因大力碎石钳较一般的电切镜鞘粗且碎石钳前端弯度较大,因此术中能将大力碎石钳或膀胱镜鞘安全顺利通过尿道置入膀胱是碎石能否成功的前提。术中务必使膀胱足够充盈,操作要轻柔,看清后准确地夹住结石,夹住结石后要翻转钳子并使之悬于膀胱腔,确定膀胱黏膜没有被夹住,然后将结石钳碎。当膀胱内小梁小室较多结构紊乱时,操作需更有耐心,以防膀胱穿孔。

2. 气压弹道碎石

经尿道气压弹道碎石术是一种新型的腔内碎石技术,该技术于20世纪90年代由瑞士研制成功。其原理是将压缩气体产生的能量作用于碎石装置手柄内的弹丸,使之高速运动撞击手柄上的治疗探针,从而粉碎结石。对于直径在4~5 cm的膀胱结石可以应用此法。由于碎石过程基本无热能产生,也无任何有害波产生,因此经尿道气压弹道碎石术是一种安全有效的碎石方法。

3. 激光碎石

目前用于治疗结石的激光多为钬激光,随着钬激光碎石在上尿路结石中的广泛应用,其在膀胱结石的治疗中也得到了推广。钬激光波长为2140nm,以脉冲式发射,其组织穿透深度不足0.5 mm,而且钬激光方向性好,95%的能量被周围水介质和结石吸收,确保了操作的精确性、安全性。在适应证的选择上,可适用体积较小的结石,对于直径在4~5 cm的膀胱结石,同样可以应用,但碎石时间较长,且会损耗较多光纤。碎石的效果与结石成分无关,关键在于能量设定,一般能量设定在15 W左右。

(七)尿道内切开术治疗尿道狭窄

尿道狭窄是泌尿外科的常见病,多见于男性,常由外伤、手术后瘢痕增生、炎症、先天性等因素引起。既往开放性手术因暴露困难,创伤大,术后引起感染、尿瘘、再狭窄及勃起功能障碍等缺点而逐渐被尿道内切开术所取代。尿道内切开术主要适用于各种原因引起的尿道狭窄,狭窄长度一般在3 cm以内,尤其是经尿道扩张失败或疗效不佳者。手术成败的关键在于术前通过尿道逆行造影和尿道排泄性造影,充分了解狭窄段部位、长度、程度。手术中应充分切开狭窄环,彻底切除瘢痕。由于前后尿道解剖结构的不同,前尿道狭窄重点切开5~7点,以免损伤阴茎海绵体;后尿道狭窄重点切开11~1点,以免损伤直肠。由于尿道狭窄多为环状且易复发,因此,宜采用放射状多位点切开。通过狭窄段后,膀胱尿道镜即可进入膀胱。术后定期扩张尿道是防止再狭窄的重要措施。

目前,尿道内切开术因其创伤小、并发症少、恢复快、疗效好、方便、可重复等特点,被认为是治疗尿道狭窄的首选方法。尿道内切开多采用冷刀、电切、汽化电切、钬激光等,各有优缺点。尽管冷刀对组织无热损伤,但目前其形状、切割方式等性能均达不到要求,且冷刀没有止血作用,当切开瘢痕组织出血时,将导致手术视野模糊,影响手术顺利进行。而电切及汽化电切能充分切除瘢痕组织,但热损伤大,切割精确度不高,易损伤尿道及正常组织。有报道认为钬激光可以精确汽化切除尿道狭窄瘢痕组织,出血少,安全性高,且周围正常组织热损伤很小,创面很快上皮化,不易复发收缩狭窄,被认为是安全、有效且创伤最小的手术方式。

四、腹腔镜泌尿外科手术

20世纪80年代以来腹腔镜技术在外科领域的应用有突破性进展。1987年法国医师Phillipe Mouret采用腹腔镜切除病变胆囊获得成功,次年Francois Dubeis也用腹腔镜进行胆囊切除,并首先发表论文,引起外科界很大的震动。它代表微创外科技术的一个全新的概念,既保留了传统外科技术中的基本操作,包括显露、分离、结扎、切除、缝合等,又具有内镜外科的特点和优点,即通过仪器设备间接而远距离操作,创伤小,术后恢复快。因而,该项技术从一种辅助的检查方法转变为外科治疗手段,很快为外科医师所接受,并以前所未有的速度在世界各地开展起来。1989年美国医师Winfield等报道腹腔镜手术的动物实验,并开展了精索内静脉结扎术。1990年美国医师Clayman完成了首例腹腔镜肾切除。1993年印度医师Gaur首先发明一种充气的气球,经后腹部皮肤小切口置入腹膜后,充气撑开腹膜后间隙,使之有足够的空间进行腹腔镜操作。经后腹途径的腹腔镜手术给泌尿外科医师带来更大方便,因为泌尿系统器官多为腹膜后脏器,手术更直接,显露更好,而且可以避免许多经腹腔途径的并发症。我国自1992年起,在北京医科大学泌尿外科研究所、上海医科大学附属中山医院泌尿外科相继开展腹腔镜泌尿外科手术,至今不但用于切除术,而且用于重建手术,如肾囊肿去顶、肾切除、肾上腺切除、输尿管切开取石、精索内静脉高位结扎、盆腔淋巴结清扫、肾盂成形术、前列腺癌根治切除、肾癌根治切除、保留肾单位手术、活体供肾切取以及全膀胱切除等。其中有些手术已逐步替代传统的手术方式。

(一)设备和基本器械

腹腔镜手术设备是由腹腔镜($0°$、$12°$)、冷光源系统、电视显像系统、CO_2气腹机、高频电刀装置、灌洗吸引电动泵等组成。基本器械有气腹针、各种型号套管、微型剪、抓钳、电凝钩、电铲、施夹钳及钛夹,Hem-O-lock钳及Hem-O-lock持针钳、灌洗吸引管,以及超声刀、双极电凝或Ligasure("结扎速")等。此外还有些特殊的器械如手助装置Lap Disc。

(二)适应证与禁忌证

1.适应证

与开放性手术基本相同。

2.禁忌证

有腹部或腰部手术史、肠粘连、腹腔感染、腹膜炎病史、机械性肠梗阻、严重心血管疾病及肺疾病、出凝血功能障碍以及过度肥胖的患者。

(三)术前准备

(1)向患者及其家属说明疾病和手术情况,做到知情同意,并签署知情同意书。所有患者都应有中转开放手术的心理准备,而医生也应按照腹腔镜和开放两种手术的要求,为患者做好术前准备。

(2)对患者做必要的术前常规检查,了解能否耐受麻醉和手术。

(3)手术者必须熟悉所使用的腹腔镜手术设备和器械的基本构造、功能和相互之间的联系,并例行检查和试运转。

(4)器械消毒采用密闭烘气方法,导管消毒采用煮沸法。

(5)患者采用全身麻醉,气管插管对术中呼吸管理尤为重要。

(6)患者的体位按手术进路,经腹腔取仰卧位,经后腹腔取侧卧位。

(四)手术途径和气腹建立

手术途径有两种,经腹腔和经后腹腔途径。选择何种手术途径根据疾病的病情需要以及手术者最熟悉的进路决定。

1.经腹腔途径

通常选择脐下 1 cm 处为第一个穿刺点,作 1 cm 长皮肤切口。手术者以右手拇指、示指夹持气腹针,经皮肤切口垂直插入提起的腹壁,针头先后刺破筋膜、腹膜后进入腹腔。采用含有生理盐水的注射器连接于气腹针上,打开气腹针阀门,注射器内的生理盐水在重力作用下自然流入腹腔,可判断气腹针位置是否合适。有的手术者直接制作一个小切口进入腹腔,但必须固定套管,以免漏气。连接 CO_2 气腹机后,开始建立气腹。必须注意,充气初用低流量(1~2 L/min),以后逐渐加大流量达 2.5 L/min,腹腔内压力不宜高于 15 mmHg。当气腹总容量 CO_2 达 4 L 时可取出气腹针,置入第 1 支 11 mm 套管针,腹腔镜由此套管置入腹腔。

2.经后腹腔途径

通常选择髂嵴上 2 cm 于腋后线交接处为第一个穿刺点,作 1 cm 长皮肤切口,此处浅层为腹外科肌筋膜,深层为腹内斜肌与腹横肌汇合的筋膜。将气腹针垂直插入,有突破两道阻力感,遂以含生理盐水注射器连接于气腹针上,打开阀门。同样,如生理盐水自然流下则表示此处为一潜在间隙(腹膜后间隙),接着灌注 CO_2。开始以 1~2 L/min 充气,加大流量可达 2.5 L/min,压力控制在 15 mmHg 之内。当发现腰部渐渐膨胀,拍打有击鼓声,则停止充气,拔出气腹针,并由此置入第一支 11 mm 套管,不宜插入过深,只要套管不易滑出即可。腹腔镜经此套管置入后腹腔,可以发现一堆疏松的脂肪,再运用镜头逐步顶探四周的环境,渐渐可见一空间,但很小。初步认定将要观察的部位,调整好套管的位置,取出腹腔镜。应用自制的带气(水)囊的导管经套管放进后腹腔镜中,水囊内注入 200~300 mL 的生理盐水,并放置3~5 min。通过此步骤,可使后腹膜间隙进一步扩展,根据手术部位决定向上或向下扩展。同时由于水囊的压迫使受损的微小血管止血。

无论是经腹腔途径,还是经后腹腔途径,建立气腹后再置入腹腔镜,此时视野变得宽广而明亮,可清晰辨别解剖部位。根据各类手术需要,决定置入其余套管的位置,使用 5 mm 或 11 mm 套管。

(五)麻醉和体位

1.麻醉

全身麻醉是腹腔镜手术的最佳选择。无论采用哪一种维持麻醉的方法,均需气管内插管,这对腹腔镜手术尤其重要。有利于术中的呼吸管理。麻醉前要检查患者,若发现患者有心肺疾患,应作心肺功能检查,有肺功能不全者不应接受腹腔镜手术。麻醉医师需要充分了解腹腔镜手术的需要,认识患者术中、术后可能发生的生理变化,并制定周全的麻醉计划。由于 CO_2 气体的作用可导致血流动力学及呼吸功能的某些变化,此类麻醉有较大的危险性。麻醉过程中,除遵守一般麻醉的常规外,还需考虑腹腔镜手术的特殊性,术中除进行常规的心率、血压、呼吸监护外,还要检测气道压、CO_2 分压(PCO_2)和 O_2 分压(PO_2)、呼吸末血 CO_2 浓度($ETCO_2$)/和脉搏氧饱和度(SpO_2)。

2.体位

可采取仰卧位和侧卧位。仰卧位适合于经腹腔途径的手术如精索内静脉高位结扎、盆腔淋巴结清扫、前列腺癌根治切除、全膀胱切除等,以及经腹肾囊肿去顶减压、肾癌根治切除等。侧卧位适合于经后腹腔镜途径的手术如肾囊肿去顶、肾切除、输尿管切开取石、肾上腺切除等。

（六）并发症及其防治

（1）与腹腔镜手术有关的并发症。由于建立气腹而产生皮下气肿、腹膜外气肿、大网膜气肿、过度性气腹（压力>30 mmHg）、气栓。

（2）气腹针、套管针插入时误伤血管、内脏。

（3）手术操作不慎造成血管损伤出血、灼伤（电凝或激光）、组织器官损伤、异物等。

（4）手术后出血、感染、大网膜、肠道脱垂或形成疝、深静脉血栓、肩部疼痛等。

上述并发症的发生,常见的原因与不完善的气腹相关。充分的气腹对于提供清晰的解剖与手术视野是极为重要的。因此,手术过程中必须保持适当的气腹,气腹压力维持在15 mmHg左右。此外,手术者的熟练程度与手术并发症的发生有很大关系,所以手术者需要专门的腹腔镜技术训练。起初可以在模拟操作箱进行腹腔镜的观察,使用各种器械,对模拟物施行牵拉、抓钳、切割、传递、分离、止血、缝合、打结等。在进入临床操作前,用实验动物（如猪）进行手术操作训练,进一步熟悉和掌握各种器械的性能,掌握腹腔镜下手术的技巧。

五、体外冲击波碎石治疗上尿路结石

（一）概述

20世纪80年代初,德国科学家和医学家宣告了一项人类医学史上举世瞩目的发明,这就是体外冲击波碎石（ESWL）。最早由德国慕尼黑的 Dr. Chaussy 等将此项技术用于临床,并获得治疗肾结石成功。1984年德国 Dornier 公司正式向世界推出 HM3 型体外冲击波碎石机。1985年我国北京、上海相继研制成功国产的碎石机,并应用于临床。国内由北京医科大学泌尿外科研究所、上海医科大学附属中山医院泌尿外科分别报道临床治疗的良好效果。20多年的发展,这项新技术已遍及全球,在国内也被许多基层医疗机构应用。临床实践证明,采用 ESWL 可以治疗大多数的上尿路结石,它是一种无痛、无创伤的非侵入性治疗,只要适应证掌握正确,治疗技术运用恰当,目前仍是治疗泌尿系结石的首选方法。

体外冲击波碎石机由两个基本的组成部分即冲击波源和定位系统,前者是粉碎结石的核心技术,后者用于确定人体内结石的位置。冲击波源主要有3种:液电冲击波源、电磁脉冲波源和压电晶体脉冲超声波源,其他如激光冲击波源、微爆炸冲击波源等。定位系统的方式有X线电视监控系统、B超显像诊断仪,或两者兼有。耦合方式不再采用最初时期的水槽式,而用水囊、水枕头或水盆,并与治疗床融合一体。新近的设备实现了多功能,除了 ESWL 外,还可以行泌尿系影像诊断以及各种腔内碎石、取石如 PCNL。

以液电冲击波源为例,工作基本原理:在一个半椭球形的金属反射体里,焦点（f_1）固定一个同轴结构的放电电极。当电极产生高电压（10～30 kV）、大电流（10～20 kA）脉冲放电时,在放电中心将由于放电弧道的急性膨胀而形成高能冲击波,从放电中心向外传播。当冲击波遇到半椭球反射面时,将被反射并聚焦到该半椭球体的另一个焦点（f_2）上,这时它可以出现10～100 MPa 的高压力。如果人体内的结石调整到这个位置,将随着一次次放电产生的冲击,逐步粉碎结石。

结石的粉碎被认为因冲击波产生压力效应和张力效应所致。人体组织密度与水接近,冲击波在水和人体中传播,不会使人体受到明显损害,而结石密度与水、人体组织密度相差悬殊,能吸收大量的冲击波能量,使结石内部出现相当大的伸拉内应力。如果冲击波的压力强度超过结石的抗压强度,就会在结石入射表面附近出现裂解而破碎,这是压力效应。当冲击波传播到结石对侧界面时,冲击波反射回来,由压力波转变为张力波,使出波面处于应力状态。有研究报道显示,张力波可以引起空化效应,这可能是结石粉碎的内在动力。

(二)适应证

第 22 届世界泌尿外科学术会议对 ESWL 的适应证作出规范,具体如下。

(1)肾盏肾盂结石<(2~3) cm,具有正常肾功能及泌尿功能,单侧 ESWL。

(2)结石>(2~3) cm,坚硬或只有一侧肾功能时,ESWL 配合腔内治疗技术。

(3)结石(3~4) cm,硬性结石伴肾盂扩张时,应用腔内治疗技术。

(4)结石>4 cm,已影响肾功能,应用 ESWL 或腔内治疗技术。

Chaussy 等指出,70%左右的非选择泌尿系结石的患者适合于单一的 ESWL 治疗,其中包括单发和多发性肾结石,总的结石大小<2.5 cm;位于髂嵴上和盆腔入口以下的选择性输尿管结石,及不伴有肾集合系统扩张的部分鹿角形结石。10%~15%为完全性鹿角形结石,有梗阻,需 ESWL 配合经皮肾镜治疗。10%为选择性输尿管结石,需输尿管插管注入造影剂帮助定位(B 超定位除外)。5%以下仍需施行开放性手术。

(三)禁忌证

1.全身性疾病

①未治疗的出血性疾病。②心、肺、肝、肾等有严重器质性病变。③年老体弱,全身情况很差。④严重高血压、肾动脉硬化。⑤孕妇。

2.技术性困难

①过于肥胖体型者。②肾的位置过高者。③结石 X 线定位不清或 B 超定位有困难者。

3.泌尿系狭窄或梗阻

结石以下部位有尿路梗阻如肾盏颈部狭窄、肾盂输尿管连接处(UPJ)狭窄、输尿管任何部位狭窄、前列腺增生症需要治疗者。

(四)治疗

1.患者准备

ESWL 除不需要配血外,要与手术取石同样准备。

(1)血、尿常规和尿培养,了解有无血液病,有无全身或尿路感染存在。

(2)血压、心电图、胸片和肝肾功能检查,了解心、肺、肝、肾等重要脏器的功能,以排除可能存在的禁忌证。

(3)摄 X 线片包括尿路平片(KUB)、静脉尿路造影(IVU),必要时还需作逆行尿路造影或 CT,了解患者分肾功能及结石以下有无梗阻。

(4)对输尿管结石患者,治疗前晚服轻泻剂(如番泻叶)作肠道准备。

(5)针对有泌尿系感染、高血压、心律失常等可以治疗前适当用药。

2.碎石治疗

采用仰卧位或俯卧位,一般无须麻醉。依不同碎石机的工作程序进行操作,通常治疗时间为 60 分钟。影响冲击波碎石的因素颇多,如患者的年龄、胖瘦,以及结石的性质、大小、部位等,不同的情况需要不同的冲击能量,所选择的工作电压和冲击波数也应不同。目前国内的碎石治疗中心多数采用国产的碎石机，一般的工作电压为 12～15 kV，单次治疗冲击 1000～2000 次，超过此范围时应谨慎。有的患者治疗时还需辅助其他的措施，如腹部压迫、插入输尿管导管或双"J"形管，安置经皮肾穿刺造瘘管等。

临床上常见有些肾结石大而复杂，呈鹿角形，往往单独采用某一方法包括开放性手术都难以解决问题。最近有人提出一种所谓的"三明治"治疗方法，即先采用经皮肾镜气压弹道或超声碎石术将结石的主体粉碎，尽可能把碎石颗粒冲洗干净，但仍保留手术时使用的隧道，然后用 ESWL 将剩余的结石击碎，待其自行排出，最后再用经皮肾镜从原保留的隧道取出尚未排出的碎石。

3. 碎石后治疗

碎石颗粒大小一般可以达到 2～3 mm，大多数都能随尿液自行排出体外，如辅以排石治疗，则效果更佳。以下治疗措施可单独或联合应用。

（1）利尿：它是排石的主要措施，首选为水利尿，既方便又有效。每 24 小时内尿量为基准，保持排出尿量达 2500 mL 左右。饮水量应分布于不同时间段，包括夜间饮水，且夜间至少有 1 次排尿，以免夜间尿液容易浓缩而形成结石。饮水的种类以普通饮用水为主，约占饮水量的 1/2，其余可以选用汤水或饮料，但原汁的可乐、茶或牛奶等不宜过于浓郁。大量饮水有困难者，应予以静脉补液，每日 1500～2000 mL。必要时还可应用利尿药物，如呋塞米，但用药前必须补足液体量。

（2）解痉药：它可以使输尿管平滑肌处于松弛扩张状态，以利于碎石颗粒排出体外。常用药有阿托品、山莨菪碱、硝苯地平、黄体酮等。

（3）体位姿势：肾结石碎石后，一般应向健侧侧卧，以利结石排出，但较大的结石，一次粉碎较多的颗粒，患者应向患侧侧卧，使碎石颗粒缓慢排出，以避免形成"石街"。肾下盏结石颗粒则需经常作倒立姿势，以促使碎石颗粒排出。其他还可以采用跳跃运动（如跳绳）、叩击腰背部等促使排石方法。市场上供应的按摩振荡器也可以使用。

（4）抗菌药：碎石后应常规口服抗菌药 2～3 天，若静脉补液，可以加入适当的抗生素，对感染性结石患者尤应重视。

（5）止痛剂：一般不需要使用止痛药物，少数主诉疼痛者，可以酌情给予止痛剂。

（6）观察随访：碎石后患者应注意尿色改变以及有无血尿、结石颗粒排出。采用滤网收集碎石颗粒，估计排出颗粒多少，分析结石成分，以指导进一步治疗，预防尿石症。通常在碎石后 2 周复查 KUB 或进行 B 超检查，了解结石粉碎程度、碎石颗粒位置和排石情况，并决定下一步治疗方案。

（五）并发症

1. 出血

碎石后，多数患者出现暂时性肉眼血尿，一般无须特殊处理。有肾周围血肿形成的报道，虽属少见，但应引起重视，处理以保守治疗为主，必要时需输血，并严密观察。

2. 发热

多见于感染性结石患者，往往碎石后因结石内细菌播散而引起尿路感染、菌血症，处理以静脉补液加入抗生素为主，辅以加强患者的营养。

3. 肾绞痛

由于结石碎片或颗粒排出所致，处理常用静脉补液、解痉药。

4."石街"形成

由于碎石不完全或碎石颗粒过多积聚造成输尿管梗阻,形如"石街";患者可有腰痛或不适,梗阻合并感染等。若"石街"形成而无感染和梗阻体征时,可以等待观察,无需采取特殊措施,多数患者的碎石颗粒可自行排出;当有梗阻体征时,则需要辅以其他措施,如输尿管镜或输尿管套石篮取石、腹腔镜输尿管取石等。

5.脏器损伤

ESWL治疗肾结石后,有的患者出现近期肾形态改变如肾被膜下血肿、肾周围积液、肾皮髓质区别消失等;有的患者引起皮肤、肺、肠、胰等损伤,这些并发症虽属个别,但仍须注意。预防方法是严格控制过高的冲击波能量和准确而良好的结石定位。

6.高血压

动物实验和临床回顾性研究发现,体内冲击波碎石后远期并发高血压的问题引人注目。其产生的机制即所谓的Page现象:碎石后造成肾周或肾内出血,久之受损部位纤维化,压迫肾引起肾内间质压力增高,降低肾血流灌注量,激发肾产生更多的肾素,导致肾性高血压。据报道,其发生率为7%~8%。

参考文献

[1]张睿,孙启孟,侯海涛,等.精编临床外科学[M].长春:吉林科学技术出版社,2017.

[2]李智勇,司保红,杨栋.外科学[M].延吉:延边大学出版社,2017.

[3]刘玉村,朱正纲.外科学.普通外科分册[M].北京:人民卫生出版社,2015.

[4]张延龄,吴肇汉.实用外科学[M].北京:人民卫生出版社,2016.

[5]李向毅.胰管结石的诊断与治疗:附25例报告[J].肝胆外科杂志,2014(6):440-442.

[6]尹文.新编创伤外科急救学[M].北京:军事医学科学出版社,2014.

[7]李开宗,岳树强.普通外科医师培训手册[M].北京:人民军医出版社,2015.

[8]陈萌,刘东婷,李晓荣,等.外科疾病诊疗与并发症防治[M].长春:吉林大学出版社,2019.

[9]钟才能,程慧新,方军,等.现代外科临床诊疗精要[M].长春:吉林科学技术出版社,2018.

[10]宋建梅,鲁杰,李清春,等.临床普通外科学[M].长春:吉林科学技术出版社,2018.

[11]陆信仰,焦新胜,艾斯卡尔·沙比提,等.外科疾病诊断与手术操作[M].长春:吉林科学技术出版社,2018.

[12]吴金涛,何铁英,赵英兵,等.外科学[M].长春:吉林大学出版社,2017.

[13]曹靖惠,艾孜孜·阿不都热依木,田根东,等.临床外科学基础与手术技巧[M].长春:吉林大学出版社,2017.

[14]张睿,苗壮,王永鹏,等.临床外科学理论与手术指导[M].长春:吉林大学出版社,2017.

[15]任雷,赵忠伟,王熙宸,等.临床外科疾病处置与并发症防治[M].长春:吉林科学技术出版社,2016.

[16]张新明,李思源,钟才能,等.普通外科手术与并发症防治[M].长春:吉林大学出版社,2019.

[17]王兆斌,薛勇,赵学俊,等.血管内微导管介入治疗与夹闭手术治疗脑动脉瘤的效果比较[J].临床医学研究与实践,2020(24):40-41+44.

[18]黄健赟.中国泌尿外科和男科疾病诊断治疗指南[M].北京:科学出版社,2020.

[19]李立,李寅,谷驰,等.脑血管重建术在颅内复杂动脉瘤治疗中的应用[J].中华神经外科杂志,2019(11):1084-1088.

[20]张道广.现代颅脑外伤与急救[M].汕头:汕头大学出版社,2019.

[21]李单青.临床路径释义　胸外科分册2018版[M].北京:中国协和医科大学出版社,2018.

[22]周梅峰,翁黎明.超声引导下穿刺抽脓并置管引流肝脓肿的疗效观察[J].肝脏,2018

(5):430-432.

[23]许顺.中国医科大学附属第一医院胸外科疾病病例精解[M].北京:科学技术文献出版社,2019.

[24]李海东,徐安安,王波,等.经脐单孔腹腔镜胆囊切除术治疗慢性胆囊炎合并胆囊结石[J].中华肝胆外科杂志,2019(10):733-736.

[25]任建军.胆胰外科常见术式优化操作经验与技巧[M].北京:人民卫生出版社,2020.